西医临床医师"三基"训练

模拟试卷

主　编　杜建玲

中国健康传媒集团
中国医药科技出版社

内 容 提 要

　　本书为西医临床医师"三基"训练模拟试卷,共精选 20 套高度仿真试卷,并配有答案和解析。其所设题目数量、题型比例分配、难易程度、考核知识点构架均严格模拟真题,题目考点覆盖面广,出题角度多样,具有很好的针对性;答案编排便于查找,解析全面答疑解惑,利于考生身临其境,有效备考。

　　本书适用于医务人员在医院实习、入职考试、晋升考核中使用。

图书在版编目(CIP)数据

西医临床医师"三基"训练模拟试卷/杜建玲主编 . —北京:中国医药科技出版社,2024.5
ISBN 978 - 7 - 5214 - 4172 - 7

Ⅰ.①西… Ⅱ.①杜… Ⅲ.①临床医学 - 资格考试 - 习题集 Ⅳ.①R4 - 44

中国国家版本馆 CIP 数据核字(2023)第 204110 号

美术编辑　陈君杞
责任编辑　高延芳
版式设计　友全图文

出版　**中国健康传媒集团** │ 中国医药科技出版社
地址　北京市海淀区文慧园北路甲 22 号
邮编　100082
电话　发行:010 - 62227427　邮购:010 - 62236938
网址　www. cmstp. com
规格　787×1092 mm $\frac{1}{16}$
印张　17
字数　360 千字
版次　2024 年 5 月第 1 版
印次　2024 年 5 月第 1 次印刷
印刷　北京京华铭诚工贸有限公司
经销　全国各地新华书店
书号　ISBN 978 - 7 - 5214 - 4172 - 7
定价　**39.00 元**

获取新书信息、投稿、为图书纠错,请扫码联系我们。

编委会

前　言

　　"三基"即基本理论、基本知识、基本技能。根据卫健委要求，"三基"培训为全员培训，各级医疗卫生人员均应参加，"三基"考核必须人人达标。每位医疗卫生技术人员都建立有"三基"培训档案，考核成绩将与执业注册资格挂钩，不合格者不予执业资格注册及复注。临床三基作为最基本的知识和技能，是临床医师合理开展医疗活动的基础，同时也是医师定期考核工作的重要指标。三基考试对于医院来说比较重要，每年至少进行 1 次理论考试，结果与医务人员岗位竞聘、评先评优、职称晋升等进行挂钩，还可进一步激发医务人员学习积极性、主动性，提高医疗质量。因此，对考生要求也比较严格。对考生来说，拥有一本使用价值高的参考资料对提高考生的应试能力至关重要。

　　"三基"基本内容主要包括医师、护士、医技、药师和医院管理五大科目。考试主要是包括基本理论、基本知识以及基本技能等，题型包括选择题、填空题、判断题、名词解释、简答题等。

　　本书为西医临床医师"三基"训练模拟试卷，根据不同掌握要求进行梳理，化繁为简、重点突出，由 20 套模拟试卷组成，其所设题目数量、题型比例分配、难易程度、考核知识点构架均严格模拟真题，适合备战演练。

　　本书适用于医务人员在医院实习、入职、晋升考核中使用。

　　由于编者经验和学识有限，书中难免出现不足之处，恳请广大读者与专家批评指正，以便我们不断改正和完善。

编　者

题型说明

一、选择题（40 题，每题 1 分，共 40 分。其中，A 型题 20 题、B 型题 10 题、C 型题 5 题、X 型题 5 题）。

（一）A 型题：每道试题由 1 个题干和 5 个备选答案组成，题干在前，选项在后。选项 A、B、C、D、E 中只有 1 个为正确答案，其余均为干扰选项。

例：细胞组织在绝对不应期时其兴奋性表现为

A. 零

B. 大于正常

C. 小于正常

D. 正常

E. 无限大

【答案】A

【解析】组织细胞接受刺激而兴奋时的一个较短时间内，兴奋性下降至零，此时无论受到多大强度的刺激，均不能产生动作电位，其阈值为无限大，这一任何刺激都不能产生动作电位的时期，即为绝对不应期。

（二）B 型题：以下提供若干组试题，每组试题共用试题前列出的 A、B、C、D、E 5 个备选答案，从中选择 1 个与试题关系最密切的答案。每个备选答案可能被选择 1 次、多次或不被选择。

例：（1~2 题共用备选答案）

A. 中枢神经系统抑制

B. 水、电解质紊乱

C. A 和 B 均有

D. 多汗、口渴、头晕、无力

E. 恶心、呕吐

1. 蛇咬伤常见

【答案】A

【解析】蛇咬伤时，蛇毒毒素可以通过咬伤部位进入人体，可能引起中枢神经系统的抑制作用。出现嗜睡、昏迷或其他神经系统功能的异常。其他选项中的水、电解质紊乱，多汗、口渴、头晕、无力，恶心、呕吐在蛇咬伤中不是常见的症状。需要注意的是，蛇咬伤的症状和严重程度可能因蛇的种类、毒性以及咬伤部位等因素而有所不同。

2. 溺水常见

【答案】C

【解析】溺水时，水进入呼吸道导致窒息和缺氧，可能引起中枢神经系统的抑制。此外，溺水还会导致体内水分和电解质的紊乱，包括血液中的钠、钾、氯等电解质的失衡。因此，溺水患者可能同时出现中枢神经系统抑制和水、电解质紊乱的症状。

（三）C 型题：以下提供若干组试题，每组试题共用试题前列出的 A、B、C、D 4 个备选答案，从中选择 1 个与试题关系最密切的答案。每个备选答案可能被选择 1 次、多次或不被选择。

例：（1~2 题共用备选答案）

A. 长期医嘱单

B. 临时医嘱单

C. 两者均要

D. 两者均不要

1. 一糖尿病患者常规胰岛素治疗，医嘱应记录在

【答案】A

【解析】一糖尿病患者常规胰岛素治

疗，医嘱应记录在长期医嘱单。这是因为胰岛素治疗通常是长期维持的治疗方案，需要持续执行，而不是临时性的医疗措施。通过在长期医嘱单上记录胰岛素治疗的医嘱，可以确保医务人员能够持续监控患者的胰岛素用量和治疗方案，并按时给予胰岛素注射。长期医嘱单还可以记录其他长期执行的医疗措施和用药方案，以便医务人员能够准确执行。

2. 一患者因心慌、胸闷复查心电图，医嘱应记录在

【答案】B

【解析】一患者由于心慌、胸闷复查心电图，医嘱应记录在临时医嘱单上。这是因为复查心电图是一项临时性的医疗措施，通常不需要长期执行。临时医嘱单是用于记录短期内需要执行的医疗措施或药物治疗的单子。

（四）X 型题：每道试题由 1 个题干和 5 个备选答案组成，题干在前，选项在后。选项 A、B、C、D、E 中至少有 2 个正确答案。

例：慢性颅内压增高者，其头颅 X 线片可表现为

A. 鞍背骨质稀疏

B. 颅骨骨缝分离

C. 指状压迹增多

D. 蝶鞍扩大

E. 颅骨骨质增生

【答案】ABCD

【解析】慢性颅内压增高者，其头颅 X 线片可表现为颅骨骨缝分离、鞍背骨质稀疏、指状压迹增多和蝶鞍扩大。这些改变是由于颅内压增高对颅骨和颅内结构的影响所引起的。颅骨骨缝分离是指颅骨之间的缝隙变宽，这是为了缓解颅内压力而发生的适应性改变。鞍背骨质稀疏是指垂体鞍部的骨质变薄，也是颅内压增高的表现之一。指状压迹是指颅内压增高对颅骨内侧的压迫所造成的突起状压痕，常见于颅骨内板，也是颅内压增高的表现之一。蝶鞍扩大是指垂体鞍部的大小增加，这是由于颅内压增高对垂体鞍部的推压引起的。颅骨骨质增生在慢性颅内压增高中并不常见，因此不包括在内。

二、填空题（15 题，每题 1 分，共 15 分）。

例：胆囊手术中寻找胆囊动脉的标志是_____。

【答案】胆囊三角。

【解析】胆囊手术中寻找胆囊动脉的标志是胆囊三角，也称为胆囊底三角区。胆囊三角是指位于胆囊底部与肝脏之间的三角形区域，边界由肝的下缘、胆囊底和胆总管组成。在胆囊手术中，胆囊动脉位于胆囊三角内，准确地定位和结扎胆囊动脉非常重要，目的是避免术中出血和胆总管损伤的风险。

三、判断题（10 题，每题 1 分，共 10 分）。

例：产后出血多发生在 24h 内。

【答案】√

【解析】产后出血指的是分娩后子宫内膜剥脱后的出血情况。一般来说，产后出血在产后的前 24 小时内是最常见的，称为早期产后出血。这个时期多由于子宫收缩不足或子宫收缩功能异常而导致大量出血。

四、名词解释（5 题，每题 2 分，共 10 分）。

例：漏斗胸

【解析】漏斗胸：是指胸骨中下部向后凹陷畸形，常以胸骨剑突根部为最深处，同时附着于凹陷部胸骨两侧的肋软骨亦随之下陷弯曲，构成畸形的两侧壁，呈漏斗状。

五、简答题（10 题，每题 2.5 分，共 25 分）。

例：简述肾周围脓肿的治疗原则。

【解析】肾周围脓肿的治疗原则：（1）在早期肾周围脓肿尚未形成之前，应及时使用适当的抗生素进行治疗，并进行局部理疗。（2）一旦脓肿形成，应该进行切开引流治疗，或者在 B 超的指引下进行置管引流，同时联合有效的抗菌药物治疗。（3）对于肾周围脓肿若是由尿路结石引起的脓肾，或是由感染的肾积水引起的，若该侧肾功能严重受损，考虑进行肾切除术；至于切开引流术和肾切除术是同时进行，还是分为两个阶段进行，应根据病情作出决定。

目 录
CONTENTS

模拟试卷（一）

一、选择题（40题，每题1分，共40分。其中，A型题20题、B型题10题、C型题5题、X型题5题）。

A型题

1. 呼吸道最狭窄处为
   - A. 鼻后孔
   - B. 鼻前孔
   - C. 前庭裂
   - D. 声门裂
   - E. 喉口

2. 根据形态和部位，人体可分为
   - A. 头颈、躯干、上肢和下肢
   - B. 头、颈、躯干和四肢
   - C. 细胞、组织、器官和系统
   - D. 头颈、胸腹、腰背和四肢
   - E. 头、颈、腹部和四肢

3. 细胞组织在绝对不应期时其兴奋性表现为
   - A. 零
   - B. 大于正常
   - C. 小于正常
   - D. 正常
   - E. 无限大

4. 以下关于同工酶的叙述，说法正确的是
   - A. 同工酶是结构相同而存在部位不同的一组酶
   - B. 同工酶是催化相同反应的所有酶
   - C. 同工酶是催化可逆反应的一种酶
   - D. 同工酶是指具有不同分子形式却能催化相同化学反应的一组酶
   - E. 以上都不是

5. 从动脉抽取血样后，如不与大气隔绝，以下哪一项指标测定结果将会受影响
   - A. BB
   - B. AB
   - C. BE
   - D. SD
   - E. BD

6. 以下不属于糖皮质激素的不良反应的是
   - A. 骨质疏松症
   - B. 向心性肥胖
   - C. 类肾上腺皮质功能亢进
   - D. 过度杀菌导致细菌失调
   - E. 诱发或加重感染

7. 细菌的代谢产物内毒素的主要化学成分为
   - A. 磷脂
   - B. 脂多糖
   - C. 蛋白质
   - D. 多聚糖
   - F. 核糖体

8. 经典激活途径暴露的结合点为
   - A. Clq
   - B. IgG
   - C. IgM
   - D. IL－2
   - E. B因子

9. 以下哪项不是医学道德的基本原则
   - A. 尊重原则
   - B. 不伤害原则
   - C. 公正原则
   - D. 克己原则
   - E. 有利原则

10. 气管内管插管后行胸部X线片检查显示气管内管前端，以什么位置为最佳
    - A. 第7颈椎处
    - B. 第5颈椎处
    - C. 第2胸椎处
    - D. 第4胸椎处
    - E. 第5胸椎处

11. 当患者病情危重救治无望，若有关方面提出"安乐死"要求时，应采取的正确态度是
    - A. 配偶提出要求，可予以同意
    - B. 患者直接要求或立有遗嘱，予以同意

    C. 不予同意

    D. 经医院领导批准后，可同意执行

    E. 有两名医师签字证明救治无望时，可实行安乐死

12. 休克的根本原因为

    A. 血压下降

    B. 心排出量下降

    C. 中心静脉压下降

    D. 有效循环血量下降

    E. 微循环障碍

13. 大肠埃希菌感染时的脓液特点是

    A. 脓液稀薄，淡红色，量多

    B. 脓液稠厚，色黄，不臭

    C. 脓液稠，有粪臭味

    D. 脓液淡绿色，有甜腥臭味

    E. 脓液具有恶臭味

14. 急性胆囊炎术中发现胆囊内有多发绿豆大小的结石时，宜

    A. 胆囊切除术

    B. 胆囊造口术

    C. 胆总管T型管引流术

    D. 括约肌切开术

    E. 胆囊切除、胆总管探查、T型管引流术

15. 急性枕骨大孔疝与小脑幕裂孔疝最主要的区别是

    A. 剧烈头痛

    B. 呼吸骤停发生较早

    C. 意识障碍发生较早

    D. 频繁呕吐

    E. Cushing反应

16. 患者，女，52岁。遭遇车祸致左季肋部撞伤脾破裂。血压80/60mmHg（10.6/8kPa），神志尚清楚，脉搏120次/分，表情淡漠，口渴，面色苍白。估计出血量达

    A. 400~500mL

    B. 600~700mL

    C. 800~1600mL

    D. 1700~2400mL

    E. >2400mL

17. 缩窄性心包炎最常见的临床表现为

    A. 纳差、恶心

    B. 出汗、尿少

    C. 活动后心悸气促

    D. 颜面浮肿

    E. 颈静脉怒张、肝大、腹水

18. 目前最常用的治疗前列腺增生的手术方式为

    A. 耻骨后前列腺摘除术

    B. 耻骨上经膀胱前列腺摘除术

    C. 经会阴前列腺切除术

    D. 经尿道前列腺电切术

    E. 前列腺激光切除术

19. 进行骨折复位，正确的操作是

    A. 将远端骨折段对准近侧骨折段所指的方向

    B. 应在肢体的中立位进行复位

    C. 将近侧骨折段对准远侧骨折段所指的方向

    D. 应在肢体的功能位进行复位

    E. 原则上应以反折、回旋的手法进行复位

20. 诊断中度慢性阻塞性肺疾病（COPD），FEV_1占预计值的百分比为

    A. $FEV_1 \geq 80\%$

    B. $50\% \leq FEV_1 < 80\%$

    C. $30\% \leq FEV_1 < 50\%$

    D. $FEV_1 < 30\%$

    E. $FEV_1 < 20\%$

B型题

（21~25题共用备选答案）

    A. 过清音或浊音 B. 鼓音

    C. 实音或浊音   D. 水泡音

E. 哮鸣音

21. 大叶性肺炎叩诊可呈

22. 气胸时叩诊可呈

23. 急性肺水肿时可闻及

24. 肺气肿时叩诊可呈

25. 哮喘时可闻及

（26～28 题共用备选答案）

    A. 葡萄球菌

    B. 大肠埃希菌

    C. 呼吸道合胞病毒

    D. 柯萨奇病毒

    E. 腺病毒

26. 小儿病毒性肺炎最常见的致病菌为

27. 小儿肺炎部分脓胸最常见的致病菌为

28. 疱疹性咽峡炎最常见的致病菌为

（29～30 题共用备选答案）

    A. 中枢神经系统抑制

    B. 水、电解质紊乱

    C. A 和 B 均有

    D. 多汗、口渴、头晕、无力

    E. 恶心、呕吐

29. 蛇咬伤常见

30. 溺水常见

C 型题

（31～32 题共用备选答案）

    A. 长期医嘱单   B. 临时医嘱单

    C. 两者均要   D. 两者均不要

31. 一糖尿病患者常规胰岛素治疗，医嘱应记录在

32. 一患者因心慌、胸闷复查心电图，医嘱应记录在

（33～35 题共用备选答案）

    A. 软产道损伤   B. 胎盘残留

    C. 宫缩乏力   D. 凝血功能障碍

33. 胎儿娩出后出现阴道多量流血，色暗红的为

34. 胎儿娩出后持续性阴道流血，血不凝的为

35. 胎儿娩出后立即出现的阴道流血，色鲜红的为

X 型题

36. 休克代偿期的表现为

    A. 烦躁不安、口渴

    B. 心率加快

    C. 血压正常或稍高

    D. 脉压增大，超过 30mmHg

    E. 尿量正常或减少，比重增高

37. 慢性颅内压增高者，其头颅 X 线片可表现为

    A. 鞍背骨质稀疏

    B. 颅骨骨缝分离

    C. 指状压迹增多

    D. 蝶鞍扩大

    E. 颅骨骨质增生

38. 以下属于确诊肺癌的依据是

    A. 咳嗽、痰中带血

    B. 胸部 X 线平片

    C. 胸部 CT 检查

    D. 痰细胞学检查

    E. 纤维支气管镜检查及活检

39. 双胎妊娠剖宫产的指征包括

    A. 脐带脱垂   B. 异常胎先露

    C. 胎膜早破   D. 宫颈痉挛

    E. 先兆子痫

40. 苯丙酮尿症患儿的特征性临床表现有

    A. 智能发育落后

    B. 惊厥

    C. 尿和汗液有鼠尿臭味

    D. 肌张力增高

    E. 毛色变浅

二、填空题（15 题，每题 1 分，共 15 分）。

1. OT 试验阳性说明人体对_____有免疫力。

2. 甲型流感最容易发生变异的部位是_____、_____。

3. 胆囊手术中寻找胆囊动脉的标志是_____。

4. 血栓的形成条件有_____、_____和_____。

5. 出血性脑血管病的"三偏"征指_____、_____、_____。

6. 根除幽门螺杆菌的三联疗法方案是_____，四联疗法是_____，复查是否根除幽门螺杆菌应在结束治疗后至少_____，且_____，否则会出现假阴性。

7. 主动脉狭窄三联征是_____、_____、_____。

8. 对于肾病综合征，糖皮质激素的使用原则为_____、_____、_____。

9. 血友病 A 是_____缺乏或减少，血友病 B 是_____缺乏或减少。

10. 类风湿关节炎的药物治疗常用_____、_____、_____、_____。

11. 酸中毒时，钾离子浓度_____；碱中毒时，钾离子浓度_____。

12. 腹部损伤时常见的受损脏器依次为_____、_____、_____、_____等。

13. 脑疝可分为三种类型：_____、_____和_____。

14. 甲状腺的主要功能是_____、_____和_____甲状腺素。

15. 早期妊娠的临床表现主要有_____、_____、_____、_____等。

三、判断题 (10题，每题1分，共10分)。

1. 小儿失钾最重要的原因是经肾失钾。

2. 产后出血多发生在24h内。

3. 甲地孕酮、炔诺酮及炔雌醇是口服避孕药。

4. 对于新生儿缺血缺氧性脑病，控制惊厥首选苯巴比妥。

5. 苯丙酮尿症患儿喂食应用低苯丙氨酸的奶粉，可以辅以果蔬、淀粉等蛋白低的食物。

6. 先天性甲状腺功能减退症的患儿一旦确诊，则终生必须服用甲状腺制剂。

7. 甲型肝炎主要经胃肠道以外途径传播，大部分患者呈慢性感染，并可发展为肝硬化和肝细胞癌。

8. 挤压伤是指人体肌肉丰富的部位，如四肢、躯干，受重物长时间压榨或挤压后所造成的损伤。

9. 吗啡抑制呼吸中枢对 CO_2 的敏感性，使呼吸由浅快变深慢。

10. 任何情况下，医师都不得下达口头医嘱。

四、名词解释 (5题，每题2分，共10分)。

1. 血浆半衰期

2. 基础代谢率

3. 漏斗胸

4. TURP 综合征

5. 骨折延迟愈合

五、简答题 (10题，每题2.5分，共25分)。

1. 阐述应激导致原发性高血压的机制。

2. 简述单纯性甲状腺肿施行甲状腺大部分切除术的指征。

3. 阐述动脉瘤的分级标准。

4. 维持子宫正常位置的韧带都有哪些？

5. 检查申请单的书写规范有哪些？

6. 胆囊结石的临床表现都有哪些？

7. 简述肾周围脓肿的治疗原则。

8. 骨筋膜室综合征的临床表现有哪些？

9. 急性胎儿窘迫的处理措施有哪些？

10. 人工主动免疫与人工被动免疫的主要区别。

模拟试卷（二）

一、选择题（40 题，每题 1 分，共 40 分。其中，A 型题 20 题、B 型题 10 题、C 型题 5 题、X 型题 5 题）。

A 型题

1. 以下选项中，红骨髓不存在于
   A. 椎骨内　　　　　B. 胸骨内
   C. 髂骨内　　　　　D. 肩胛骨内
   E. 成人胫骨内

2. CO_2 使呼吸加深加快的原因为
   A. 刺激下丘脑感受器
   B. 刺激甲状腺激素分泌增多
   C. 刺激颈动脉窦和主动脉弓感受器
   D. 刺激外周延髓感受器
   E. 刺激中枢化学感受器

3. 关于 DNA 热变性时的描述，说法错误的为
   A. 水解成为核苷酸
   B. DNA 热变性是可逆的
   C. 溶液黏度下降
   D. 在 260nm 波长处的吸光度增加
   E. T_m 值与 C–C 对的百分含量有关

4. 关于质粒的描述，错误的为
   A. 质粒分为两种，相容性和不相容性
   B. 可自行丢失或人工处理清除
   C. 是染色体以外的遗传物质，可以自主复制
   D. 质粒丢失后细菌即死亡
   E. 质粒能在细菌间转移

5. 以下有淋巴组织的结构是
   A. 丝状乳头　　　　B. 菌状乳头
   C. 叶状乳头　　　　D. 轮状乳头
   E. 舌扁桃体

6. 以下结构中，不通过肾门的是

A. 肾动脉　　　　　B. 肾静脉
C. 肾盂　　　　　　D. 输尿管
E. 淋巴管

7. 在人体生理功能调控中，控制部分的活动随受控部分的反馈信息而减弱，这样的调控方式称为
   A. 自身调节　　　　B. 正反馈调节
   C. 反射调节　　　　D. 负反馈调节
   E. 前馈调节

8. 发现心肌缺血、诊断心绞痛最常见的检查方法为
   A. 冠状动脉造影
   B. 心电图
   C. 放射性核素
   D. 二维超声心动图
   E. 磁共振

9. AG 增高提示体内发生
   A. 高血氯性代谢性酸中毒
   B. 正常血氯性代谢性酸中毒
   C. 呼吸性酸中毒
   D. 代谢性碱中毒
   E. 呼吸性碱中毒

10. 氯沙坦抗高血压的作用机制为
    A. 抑制血管紧张素 I 转换酶
    B. 抑制血浆肾素活性
    C. 竞争性拮抗醛固酮的作用
    D. 减少血管紧张素 I 的生成
    E. 阻断血管紧张素 II 受体

11. 关于氟烷麻醉引起血压下降原因的叙述，说法正确的是
    A. 直接扩张血管平滑肌
    B. 对心肌无明显抑制作用，对心排血量影响甚微

C. 有神经节阻滞作用，收缩血管

D. 抑制压力感受器的敏感性

E. 兴奋交感神经中枢

12. 患者，男，45 岁。右上腹胀痛进行性加重 2 个月，黄疸 1 个月。体检示腹平软，无压痛，未触及包块。巩膜黄染明显。影像学检查首选

A. ERCP B. B 超

C. CT D. X 线

E. MRI

13. 疝囊内容物仅能部分回纳入腹腔，肠壁无血循环障碍的腹外疝是

A. 可复性疝 B. 难复性疝

C. 易复性疝 D. 嵌顿性疝

E. 绞窄性疝

14. 患者，男，37 岁。呕血 1 次，柏油样大便 3d。既往有上腹饥饿痛史，夜间痛醒，呕血后腹痛消失。诊断应考虑为

A. 胃癌

B. 胃、十二指肠溃疡

C. 门静脉高压

D. 肝胆疾病

E. 出血性胃炎

15. 关于肝癌的淋巴转移，最常见的是

A. 腹腔后淋巴结

B. 主动脉旁淋巴结

C. 锁骨上淋巴结

D. 肝门淋巴结

E. 胰周淋巴结

16. 颅内最常见的脑肿瘤类型为

A. 胶质瘤 B. 垂体瘤

C. 转移瘤 D. 听神经瘤

E. 胚胎残余性肿瘤

17. 较早出现食管阻塞的食管癌的病理类型常是以下哪种

A. 溃疡型 B. 缩窄型

C. 蕈伞型 D. 髓质型

E. 癌侵及周围组织

18. 二尖瓣狭窄右室负荷加大时心电图可见

A. PV_1 双相波

B. 右束支传导阻滞或右室肥大

C. P 波增宽 >0.11s

D. RV_5 >2.5mV

E. 左束支传导阻滞

19. 以下哪项是溶栓治疗的绝对禁忌证

A. 10 天内的胃肠道出血

B. 大手术、分娩、器官活检 3 周后

C. 高血压（收缩压 >160mmHg，舒张压 >100mmHg）

D. 近期曾行心肺复苏

E. 活动性内出血和近期自发性颅内出血

20. 对于危重患者及病情突变者，病程记录应多长时间一次

A. 12h B. 24h

C. 36h D. 48h

E. 每天或随时记录

B 型题

（21~25 题共用备选答案）

A. 小脑蚓部 B. 桥小脑角区

C. 小脑半球 D. 鞍上区

E. 颅底的嗅沟、鞍区及斜坡上部

21. 颅咽管瘤好发于

22. 脑膜瘤好发于

23. 神经鞘瘤好发于

24. 髓母细胞瘤好发于

25. 血管网状细胞瘤好发于

（26~27 题共用备选答案）

A. 36.0℃ ~37℃

B. 36.3℃ ~37.2℃

C. 36.5℃ ~37.7℃

D. 35.8℃ ~37.2℃

E. 36.0℃ ~37.2℃

26. 肛温的正常值为

27. 口腔温度的正常值为

（28 ~30 题共用备选答案）

A. 毛细胞型

B. 小淋巴细胞型

C. 组织细胞型

D. 免疫母细胞型

E. 弥漫性大细胞型

28. 低度恶性的非霍奇金淋巴瘤为

29. 高度恶性的非霍奇金淋巴瘤为

30. 中度恶性的非霍奇金淋巴瘤为

C 型题

（31 ~33 题共用备选答案）

A. 淡黄色　　　B. 淡红色

C. 白色　　　　D. 淡绿色

31. 急诊处方用纸为

32. 第二类精神药品处方用纸为

33. 儿科处方用纸为

（34 ~35 题共用备选答案）

A. 低热、合并难以纠正的缺铁性贫血及大便隐血阳性

B. 上腹部不适

C. 两者均有

D. 两者均无

34. 右半结肠癌可出现

35. 慢性溃疡性结肠炎可出现

X 型题

36. 膀胱镜检查常见的并发症有

A. 尿道损伤　　B. 血尿

C. 发热　　　　D. 直肠损伤

E. 排尿困难

37. 引起性病的病原体包括

A. 梅毒螺旋体　B. HIV

C. HBV　　　　D. 淋病奈瑟菌

E. 衣原体

38. 以下属于慢性肺源性心脏病常见的辅助检查征象的有

A. X 线片示肺动脉段弧形突出或其高度≥3mm

B. 中央动脉扩张，外周血管纤细，形成"残根"征

C. 心电图检查表现为电轴右偏、极度顺钟向转位、$RV_1 + SV_5 \geq 1.05mV$

D. 右心室流出道内径（≥30mm）增大，右心室内径（≥20mm）增宽

E. 右心室前壁及室间壁的厚度增加，左、右心室内径比值<2

39. 以下属于甲状腺功能亢进症诊断标准的有

A. 高代谢症状

B. 高代谢体征

C. 甲状腺肿大

D. 血清 FT_4 增高，TSH 减低

E. 甲状腺毒症

40. 雌激素的生理作用包括

A. 促使子宫发育

B. 使子宫内膜增生

C. 刺激卵泡发育

D. 促进输卵管发育

E. 使阴道上皮细胞增生和角化

二、填空题（15 题，每题 1 分，共 15 分）。

1. 椎骨由_____和_____两部分组成，两者之间围成的孔称为_____。

2. 影响静脉回心血量的因素有_____、_____、_____、_____、_____。

3. 左主支气管较_____、走行较_____；右主支气管较_____，走行较_____。

4. 心包是包于心及大血管根部的_____，可分为_____和_____。

5. 动作电位在同一细胞沿膜传导的特点

是_____、_____、_____。

6. 临床上通常用_____、_____、_____等部位的温度来代表体温。

7. 动脉血 $PaCO_2$ 的正常值是_____，平均值是_____。

8. 阿司匹林解热、镇痛、抗炎的作用机制是抑制_____酶减少_____合成。

9. 非特异性感染的常见临床表现是红、肿、_____、_____和_____。

10. 酒窝征是癌肿侵犯乳腺_____；橘皮征是癌细胞侵犯_____，致使_____障碍。

11. 进展期胃癌按 Borrmann 分型法可分为_____、_____、_____、_____4型。

12. 颅内压增高的"三主征"是_____、_____和_____。

13. 室间隔缺损常可分为_____、_____和_____三大类型。

14. _____、_____和_____是导致羊水栓塞发生的基本条件。

15. Ⅰ型超敏反应主要检测血清中_____和_____，为临床提供实验室诊断资料。

三、判断题（10题，每题1分，共10分）。

1. 蛛网膜下腔出血并非是一种疾病，而是某些疾病的临床表现，其中70%~80%属于外科治疗范畴。

2. 非淋菌性尿道炎的病原体以沙眼衣原体和支原体为主。

3. 开放性骨折处理必须做到：第一，控制感染；第二，复位骨折并促进愈合；第三，修复软组织损伤。

4. 骨肉瘤最常见的转移部位是肝。

5. 手术区皮肤消毒范围要包括手术切口周围25cm。

6. 当迅速失血超过全身总血量的15%时，即可出现休克。

7. 左锁骨上淋巴结发现转移性癌灶时，原发病灶一定来自胃肠道。

8. 脊柱具有支持躯干、保护内脏、保护脊髓的功能。

9. 吸入烟雾和毒气可引起急性呼吸窘迫综合征。

10. 吗啡和阿司匹林均可镇痛，前者作用部位在中枢，后者作用部位主要在外周。

四、名词解释（5题，每题2分，共10分）。

1. 心理应激
2. 休克指数
3. 肿瘤免疫
4. 创伤性关节炎
5. 产褥期抑郁症

五、简答题（10题，每题2.5分，共25分）。

1. 简述锌缺乏症的临床表现。
2. 简述脑脊液的产生部位及循环途径。
3. 简述代谢性酸中毒与呼吸性酸中毒治疗原则的不同。
4. 阿托品的主要药理作用和常见副作用是什么？
5. 试述血液的生理功能。
6. 简述休克时引起心脏功能障碍的原因。
7. 试述补体的生物学活性。
8. 简述呼吸性碱中毒的病因、临床表现和治疗原则。
9. 简述预防性应用抗生素的原则。
10. 肝硬化腹水形成的原因。

模拟试卷（三）

一、选择题（40题，每题1分，共40分。其中，A型题20题、B型题10题、C型题5题、X型题5题）。

A型题

1. 正常成年女性的平均红细胞数值是
   A. $3 \times 10^{12}/L$ B. $4.2 \times 10^{12}/L$
   C. $5.4 \times 10^{12}/L$ D. $6.2 \times 10^{12}/L$
   E. $6.8 \times 10^{12}/L$

2. 迷走神经兴奋时导致
   A. 胃肠平滑肌活动减弱，消化腺分泌增加
   B. 胃肠平滑肌活动增强，消化腺分泌增加
   C. 胃肠平滑肌活动增强，消化腺分泌减少
   D. 胃肠平滑肌活动减弱，消化腺分泌减少
   E. 胃肠平滑肌活动不明显，消化腺分泌增加

3. 有关近端小管重吸收的叙述，错误的是
   A. 85%的 HCO_3^- 被重吸收
   B. 67%的 Na^+、Cl^-、K^+ 和水被重吸收
   C. 全部葡萄糖、氨基酸被重吸收
   D. 重吸收的关键动力是 Na^+ 泵
   E. 水的重吸收与 Na^+ 泵的活动无关

4. 患者，女，65岁。有青光眼病史3年。以下说法错误的为
   A. 若该患者为有机磷中毒，可以用碘解磷定治疗
   B. 若该患者出现胃肠道平滑肌痉挛，可以使用阿托品解除痉挛
   C. 该患者可以使用毛果芸香碱治疗青光眼
   D. 若该患者出现重症肌无力可以使用新斯的明
   E. 若该患者出现虹膜睫状体炎，可以使用毛果芸香碱治疗

5. 以下哪一种细胞产生和释放内生致热原最多
   A. 中性粒细胞 B. 肿瘤细胞
   C. 单核细胞 D. 神经胶质细胞
   E. 朗格汉斯细胞

6. 对于腹腔内实质脏器破裂出血的诊断，临床上可采用多种辅助检查手段。以下说法错误的是
   A. CT检查 B. 超声波检查
   C. 腹腔穿刺 D. 腹部摄片
   E. 腹腔灌注试验

7. 病理生理学的主要研究方法为
   A. 动物实验 B. 疾病调查
   C. 病例讨论 D. 病史分析
   E. 尸体解剖

8. 黄韧带连于两个相邻的
   A. 棘突之间 B. 横突之间
   C. 椎弓之间 D. 椎体之间
   E. 椎弓板之间

9. 临床上判断脑压最好的方法为观察患者
   A. 意识程度 B. 瞳孔大小
   C. 血压高低 D. 心率
   E. 以上均是

10. 线粒体外的 $NADH + H^+$ 经苹果酸穿梭进入线粒体后氧化磷酸化，能得到的最大磷氧比值约为
    A. 4 B. 5

C. 2　　　　　　D. 3

E. 1

11. 磺胺类药物的作用机制为

A. 抑制细菌 DNA 回旋酶，干扰 DNA 复制

B. 与 PABA 竞争性抑制二氢叶酸还原酶

C. 与 PABA 竞争性抑制二氢叶酸合成酶

D. 抑制细菌细胞壁的合成

E. 抑制拓扑异构酶Ⅱ

12. 初次注入大量抗毒素的马血清所导致血清病的发病机理属于

A. Ⅰ型变态反应　　B. Ⅱ型变态反应

C. Ⅲ型变态反应　　D. Ⅳ型变态反应

E. Ⅴ型变态反应

13. 血氧容量正常、动脉血氧分压以及血氧含量正常，静脉血氧分压与血氧含量高于正常见于以下

A. 失血性休克　　B. 呼吸衰竭

C. 心力衰竭　　　D. 亚硝酸盐中毒

E. CO 中毒

14. 医师在抢救急危患者时下达的口头医嘱，应在抢救结束后多长时间内补记医嘱

A. 2h　　　　　　B. 4h

C. 6h　　　　　　D. 8h

E. 10h

15. 以下关于体表标志的说法，错误的为

A. 肩胛下角平第 7 肋骨水平或第 7 肋间隙，或相当于第 8 胸椎水平

B. 胸骨角（Louis 角）指胸骨柄与胸骨体的连接处，平第 2 前肋骨

C. C_6 棘突是最明显的棘突，用于计数椎体

D. 肋脊角是第 12 肋与脊柱的成角，其内为肾脏和输尿管起始部分

E. 腋窝和锁骨上窝是触诊浅表淋巴结的重要部位

16. 目前，支气管扩张首选的检查为

A. 胸片　　　　　B. 支气管造影

C. 高分辨 CT　　　D. 纤维支气管镜

E. 痰液检查

17. 腹主动脉瘤术后 1d，患者神志不清，BP 60/40mmHg，HR 120/分，肢体温冷，血气分析示"代谢性酸中毒"。应先考虑

A. 腹腔感染　　　B. 脑血管意外

C. 肺部感染　　　D. 腹腔内出血

E. 急性血管栓塞

18. ER 阳性的乳腺癌患者可以选用哪种药物行针对性治疗

A. 三尖杉酯碱　　B. 维 A 酸

C. 他莫昔芬　　　D. 四氢叶酸钙

E. 雌二醇

19. 患者，女，28 岁。停经 50 天伴恶心、呕吐，B 超确诊为妊娠。此时应选择最佳的终止妊娠的方法为

A. 静脉滴注缩宫素

B. 药物流产

C. 人工流产吸宫术

D. 人工流产钳刮术

E. 引产

20. 关于新生儿溶血行换血治疗，换血量一般为患儿血量的多少倍

A. 1　　　　　　B. 2

C. 3　　　　　　D. 4

E. 5

B 型题

（21～25 题共用备选答案）

A. 排尿突然中断

B. 无痛性血尿

C. 发热、腰痛、膀胱刺激征

D. 间歇性肉眼血尿

E. 高血压、多饮、多尿、肌无力

21. 原发性醛固酮增多症的主要症状为

22. 急性肾盂肾炎的主要症状为

23. 膀胱肿瘤的主要症状为

24. 肾癌的主要症状为

25. 膀胱结石的主要症状为

(26~28 题共用备选答案)

    A. 副作用   B. 耐受性

    C. 停药反应   D. 毒性反应

    E. 药物依赖性

26. 药物在治疗剂量下出现的与治疗无关的不适反应称为

27. 机体对药物敏感性下降的现象为

28. 哌替啶有

(29~30 题共用备选答案)

    A. β-干扰素

    B. 重组人促红细胞生成素（EPO）

    C. α-干扰素

    D. 抗肿瘤坏死因子-α（TNF-α）

    E. NK 细胞

29. 治疗贫血的为

30. 与类风湿关节炎有关的致病因子为

C 型题

(31~32 题共用备选答案)

    A. 雌激素   B. 孕激素

    C. 两者均有   D. 两者均无

31. 排卵前卵泡分泌

32. 使子宫内膜呈增生期变化的是

(33~35 题共用备选答案)

    A. 氨苄西林   B. 羧苄西林

    C. 两者均是   D. 两者均否

33. 对伤寒、副伤寒有效的是

34. 主要用于铜绿假单胞菌感染的是

35. 主要用于耐药金黄色葡萄球菌感染的是

X 型题

36. 水痘并发脑炎时应进行的主要处理措施有

A. 吸氧   B. 止惊

C. 降低颅内压   D. 保护脑细胞

E. 降温

37. 三日疟发病的特点包括

    A. 隔两日热发作

    B. 三日疟肾病，以非洲患儿为多

    C. 疟原虫可在骨髓内存活数十年而复发

    D. 无症状的虫血症较多见，成为输血方面的重要问题

    E. 临床表现与感染的轻重、病程、患者的免疫状态以及虫卵沉积的部位等有关

38. 蛛网膜下腔麻醉的适应证包括

    A. 盆腔手术   B. 下腹部手术

    C. 上肢手术   D. 下肢手术

    E. 肛门及会阴部手术

39. 根据移植用器官的供者和受者关系，器官移植可分为

    A. 同质移植   B. 自体移植

    C. 同种移植   D. 人造器官移植

    E. 异种移植

40. 以下不属于医疗事故的情形的是

    A. 在紧急情况下为抢救垂危患者生命而采取紧急医学措施造成的不良后果

    B. 在医疗活动中由于患者病情异常或者患者体质特殊而发生的医疗意外

    C. 无过错输血感染造成的不良后果

    D. 因患方原因延误诊疗导致的不良后果

    E. 因不可抗力造成的不良后果

二、填空题 (15 题，每题 1 分，共 15 分)。

1. 望诊呼吸时应注意呼吸的类型、_____、_____、_____、_____。

2. 外科感染病程在 3 周以内者称

3. 休克的治疗原则是_____、_____、_____和_____。

4. 急性呼吸窘迫综合征（ARDS）的临床表现以进行性呼吸困难和_____为特征。

5. 急性枕骨大孔疝的临床特点是_____。

6. 早期食管癌的诊断一定要根据患者_____、_____检查、_____造影及_____检查的结果综合分析，再确定诊断。

7. Colles 骨折指桡骨远端距腕关节_____ cm 以内骨折，且骨折远端向_____移位，可见的特殊畸形为_____和_____。

8. 治疗真菌性肺炎常用的药物有_____、_____、_____。

9. 关于食管静脉曲张破裂出血的内镜治疗，目前主要采用的方法是_____、_____。

10. 难产的常见原因是_____、_____及_____。

11. 脊髓灰质炎患者的隔离期为_____。

12. 冠状病毒仅感染_____，可引起人和动物_____和_____疾病。

13. 全身麻醉按时间进程分为_____、_____和_____。

14. 临床心理评估的主要方法有_____、_____和_____ 3 种。

15. 脑底动脉环两侧由_____、_____、_____和_____连接。

三、判断题（10 题，每题 1 分，共 10 分）。

1. 腓总神经损伤后产生的主要症状是足不能背屈、外翻。

2. 流行性乙型脑炎、狂犬病、钩端螺旋体病均为自然疫源性疾病。

3. 现代人工生殖技术"试管婴儿"在我国是合法的。

4. 非法行医情节严重者可构成犯罪，并受刑事处罚。

5. 休克患者应取头低脚高体位，以尽可能保证脑部供血。

6. 非特异性感染又称为化脓性感染。

7. 胃和十二指肠溃疡并发出血均需外科治疗。

8. CT 诊断颅内肿瘤完全是依靠直接征象来判断的。

9. 会阴指阴道与肛门间的软组织，包括皮肤、肌肉及筋膜。

10. 肝肺综合征是指慢性肝炎和肝硬化患者可出现气促、呼吸困难、肺水肿、间质性肺炎、胸腔积液和低氧血症等病理和功能改变。

四、名词解释（5 题，每题 2 分，共 10 分）。

1. ED_{50}
2. 抗体
3. 医疗过失
4. 橘皮征
5. 脑疝

五、简答题（10 题，每题 2.5 分，共 25 分）。

1. 简述食管的临床解剖学分段。
2. 试述臀大肌注射法的两种定位法。
3. 简述颅内肿瘤的主要临床表现。
4. 胸部外伤后的哪几种情况，需考虑行急诊开胸探查术？
5. 膀胱破裂如何确定？
6. 影响骨折愈合的因素有哪些？
7. 简述股骨颈骨折的临床分型和治疗原则。
8. 试述腺垂体功能减退症的治疗。
9. 肾盂肾炎的抗感染用药原则有哪些？
10. 阐述支气管扩张症的治疗。

模拟试卷（四）

一、选择题（40题，每题1分，共40分。其中，A型题20题、B型题10题、C型题5题、X型题5题）。

A型题

1. 铁剂治疗缺铁性贫血时，在血红蛋白恢复正常后至少持续
   A. 1~2个月　　　B. 2~5个月
   C. 3~5个月　　　D. 3~6个月
   E. 7~9个月

2. 腹主动脉的不成对分支有
   A. 腰动脉
   B. 肾动脉
   C. 肾上腺中动脉
   D. 肠系膜下动脉
   E. 睾丸动脉

3. 某人的红细胞与B型血的血清不凝集，其血清同B型血的红细胞也不凝集，此人血型为
   A. A型　　　　　B. B型
   C. O型　　　　　D. AB型
   E. Rh型

4. 通过鸟氨酸循环合成尿素时，其中一个氨来源于
   A. 丙氨酸的氧化脱氨基作用
   B. 甘氨酸
   C. 氨基甲酰磷酸
   D. 瓜氨酸
   E. 天冬氨酸

5. 降压时停药容易导致停药综合征的α受体激动剂为
   A. 酚妥拉明　　　B. 肾上腺素
   C. 可乐定　　　　D. 哌唑嗪
   E. 普萘洛尔

6. 患者，男，56岁。经抗原抗体检查，得知是"大三阳"，以下能出现在化验单上的数据是
   A. HBeAg（+）、HBsAg（+）、抗HBe（+）
   B. HBeAg（+）、HBsAg（+）、抗HBc IgM（+）
   C. HBeAg（+）、HBsAg（+）、抗HBc IgG（+）
   D. HBeAg（+）、抗HBe（+）、抗HBc IgG（+）
   E. HBeAg（+）、抗HBe（+）、抗HBc IgM（+）

7. 某孕妇为Rh⁻，第一胎分娩Rh⁺胎儿，为防止再次妊娠的Rh⁺胎儿产生溶血症，应给Rh⁻母亲注射
   A. 抗Rh因子抗体　　B. Rh抗原
   C. 免疫增强剂　　　　D. 免疫抑制剂
   E. 以上都不是

8. 患者的预防接种史应记录于入院记录中的哪一部分
   A. 现病史　　　　B. 主诉
   C. 既往史　　　　D. 家族史
   E. 个人史

9. 红细胞血型所涉及的特异物质类型为
   A. 红细胞膜上受体
   B. 红细胞膜上凝集素
   C. 血浆中凝集原
   D. 红细胞膜上凝集原
   E. 血浆中凝集素

10. 甲状腺癌根治术不会导致
    A. 磷的排泄减少
    B. 血钙过多
    C. 手足抽搐

D. 血钙过少

E. 任何症状

11. 关于纤维支气管镜检，以下说法不正确的是

    A. 术前应做 X 线胸片检查

    B. 术前应禁食 4~6 小时

    C. 术前均应做肺通气功能检查及血气分析

    D. 术前半小时注射阿托品及苯巴比妥

    E. 术后应禁食 2 小时

12. 血压下降在休克中的意义为

    A. 是休克最常见的临床表现

    B. 是诊断休克的唯一依据

    C. 是估计休克程度的主要指标

    D. 是组织细胞缺氧的主要指标

    E. 是休克最早的临床表现

13. 关于毒血症的说法，正确的是

    A. 细菌进入体内，产生毒素，导致全身中毒症状严重者

    B. 细菌仅在一个毛囊内产生的化脓性感染

    C. 局部病灶内化脓的细菌栓子间歇地进入血液循环，并在身体其他处的器官或组织内产生转移性脓肿者

    D. 大量细菌毒素进入血液循环，产生全身中毒症状

    E. 少量的细菌间歇侵入血液循环内，而又被人体防御系统所消灭，不引起全身中毒反应者

14. 以下治疗肿瘤的药物中，哪一种是细胞周期非特异性药物

    A. 阿糖胞苷

    B. 氮芥

    C. 三苯氧胺

    D. 长春新碱

    E. 甲羟孕酮

15. 患者，男，47 岁。因十二指肠溃疡大出血住院，6 小时内已输血 600mL，测血压 80/40mmHg、脉率 120 次/分，肠鸣音活跃。此时宜

    A. 输血 + 去甲肾上腺素

    B. 输血 + 甲氧明静脉滴注

    C. 输血 + 冰盐水灌洗胃

    D. 输血 + 三腔二囊管压迫止血

    E. 输血 + 急诊胃大部切除术

16. 患者从高空坠落，以左枕部着地后出现进行性意识障碍、右侧瞳孔逐渐散大。诊断上应首先考虑为

    A. 左侧顶枕部急性硬膜下血肿

    B. 右侧顶枕部急性硬膜下血肿

    C. 右侧额颞极挫伤伴急性硬膜下血肿

    D. 左侧额颞极挫伤伴急性硬膜下血肿

    E. 右侧颅后窝小脑血肿

17. 保存断肢最好的方法是

    A. 用消毒液浸泡

    B. 泡于冰水中

    C. 用抗生素溶液浸泡

    D. 干燥冷藏

    E. 冷冻

18. 老年人烧伤易发生休克和急性肾衰竭，且心功能差，输液时应注意维持尿量在

    A. 10~20mL/h   B. 20~30mL/h

    C. 30~40mL/h   D. 40~50mL/h

    E. 50mL/h 以上

19. 严重的 II 型呼吸衰竭患者，不能吸入高浓度氧，主要是因为

    A. 增加 CO_2 的排出

    B. 缺氧不是主要因素

    C. 兴奋呼吸中枢，促使 CO_2 排出过快，诱发呼吸性碱中毒

    D. 诱发代谢性碱中毒

E. 避免引起氧中毒

20. 正常止血过程取决于下列哪个因素
    A. 皮肤的完整性及凝血因素正常
    B. 血小板质和量及血管壁正常
    C. 血小板质和量、血管壁及凝血因素正常
    D. 血小板质和量正常，凝血因素正常
    E. 凝血因素正常，骨髓正常，血小板质和量正常

B 型题

（21～24 题共用备选答案）
    A. 封闭伤口
    B. 胸膜腔闭式引流术
    C. 剑突下开窗术
    D. 粗针头作胸膜腔穿刺
    E. 宽胶布固定胸壁

21. 张力性气胸的急救处理采用
22. 开放性气胸的急救处理采用
23. 严重的闭合性气胸的处理采用
24. 心脏压塞的处理采用

（25～26 题共用备选答案）
    A. Na^+ 及 K^+ 外流
    B. Na^+ 外流
    C. Ca^{2+} 内流及 K^+ 外流
    D. Mg^{2+} 外流
    E. K^+ 外流

25. 平台期的形成机制为
26. 静息电位的产生机制为

（27～30 题共用备选答案）
    A. tRNA   B. mRNA
    C. rRNA   D. 45S - rRNA
    E. hnRNA

27. 参与剪接体形成的是
28. 三级结构的倒 "L" 形为
29. 参与大、小亚基构成的是
30. 转录时形成空泡状结构的是

C 型题

（31～32 题共用备选答案）
    A. 催乳素
    B. 血清绒毛膜促性腺激素
    C. 两者均是
    D. 两者均不是

31. 随妊娠进展及胎盘增大，分泌量持续增加，孕末期达高峰的是
32. 由胎盘产生，但在妊娠后期不随胎盘量增多而分泌增多的是

（33～35 题共用备选答案）
    A. 依地酸二钠钙
    B. 二巯基丁二酸钠
    C. 两者均可
    D. 两者均否

33. 治疗铅中毒常用的解毒药是
34. 治疗苯中毒常用的解毒药是
35. 治疗杀虫脒的解毒药是

X 型题

36. 有关生长激素缺乏性侏儒症的描述，正确的有
    A. 成年后多保持童年体形和外貌
    B. 生长速度极为缓慢
    C. 智力发育一般不正常
    D. 成年身高一般不超过 130 cm
    E. 青春期性器官仍不发育或明显延迟发育

37. 有关正常妊娠的描述，说法正确的有
    A. 孕妇自觉胎动多在第 18～20 周
    B. 早孕反应多出现在妊娠 6 周前后
    C. Doppler 在停经 10 周即可听到胎心
    D. 胎心在妊娠 18 周可以用听诊器听到
    F. 免疫学妊娠试验于妊娠第 8～10 周阳性率最高

38. 有关小儿神经精神发育的说法，正确的有
    A. 1 岁时能弯腰拾东西

B. 18 个月能表示大小便

C. 9 个月能模仿成人的动作

D. 2 岁能双脚跳

E. 3 岁能穿脱简单衣服

39. 白细胞分类计数在传染病诊断中的正确描述为

A. 白细胞数显著增多常见于流脑、败血症、猩红热

B. 伤寒、副伤寒与布氏菌病的白细胞数正常或减少

C. 患流感、登革热、病毒性肝炎时白细胞数常减少或正常

D. 寄生虫感染时嗜酸性粒细胞增多

E. 嗜酸性粒细胞减少见于伤寒、流脑

40. 明显缺氧但未见发绀，可能的原因包括

A. 合并 CO_2 潴留

B. 重度贫血

C. 合并呼吸性酸中毒

D. CO 中毒

E. 氰化物中毒

二、填空题（15 题，每题 1 分，共 15 分）。

1. 心交感神经兴奋时，其末梢释放的递质是 _____，可使心输出量_____。

2. 常见的致病性真菌包括 _____、_____和_____。

3. 胆道镜检查主要的并发症有：_____、_____、_____、_____。

4. 医嘱分为 _____、_____和_____。

5. 胸部重要的体表标志包括_____、_____、_____。

6. 消化性溃疡常见的并发症有_____、_____、_____、_____。

7. 原发性肾小球病的临床表现有 _____、_____、_____、_____和_____。

8. 糖尿病基本临床表现为"三多一少"，即 _____、_____、_____和_____。

9. 系统性红斑狼疮的特征性病理改变是 _____和_____。

10. 乳腺癌的病理分型分为 _____、_____、_____和_____。

11. 胰头癌最常见的临床表现有 _____、_____和_____。

12. 腰椎间盘突出症的分型为_____、_____、_____、_____。

13. 胎儿的附属物包括 _____、_____、_____和_____。

14. 新生儿寒冷损伤综合征的治疗原则是 _____、_____、_____和_____。

15. 流行性出血热的"三痛"是指 _____、_____、_____。

三、判断题（10 题，每题 1 分，共 10 分）。

1. 2 岁以下婴幼儿，为避免损伤坐骨神经，不宜选用后臀注射，宜选用臀中肌或臀小肌。

2. 目前世界上 HIV 传播的首要途径是血液传播。

3. 缺铁性贫血时血红蛋白降低比红细胞降低明显，巨幼红细胞贫血则相反。

4. 结核性脑膜炎脑脊液中的多核白细胞仅见于早期病例。

5. 唐氏综合征最突出、最严重的临床表现是智能发育落后。

6. 葡萄胎是一种良性滋养细胞疾病，绒毛膜癌是高度恶性的滋养细胞肿瘤。

7. 阑尾炎患者在保守治疗期间，可以使用哌替啶、吗啡等止痛药物，以减轻痛苦。

8. 支气管哮喘的治疗药物有 β_2 受体激动

剂、抗胆碱药物、茶碱类、糖皮质激素。

9. 阿托品与去氧肾上腺素均可用于扩瞳，但前者可升高眼压，后者对眼压无明显影响。

10. 突触间的传递是双向的。

四、名词解释（5题，每题2分，共10分）。

1. TI

2. 抑郁症

3. 有效循环血量

4. 颅内压增高

5. 脂肪栓塞综合征

五、简答题（10题，每题2.5分，共25分）。

1. 宫内节育器的禁忌证。

2. 简述颅底骨折的临床表现。

3. 简述清创缝合术的术后处理。

4. 是否所有缺氧患者都有发绀？为什么？

5. 治疗癫痫应如何选择药物？

6. 乳头湿疹样乳腺癌的特点有哪些？

7. 简述处理水、电解质及酸碱失衡的基本原则。

8. 烧伤延迟复苏的补液特点是什么？

9. 腹股沟斜疝和直疝的鉴别要点有哪些？

10. 原发性肝癌的临床表现有哪些？

模拟试卷（五）

一、选择题（40 题，每题 1 分，共 40 分。其中，A 型题 20 题、B 型题 10 题、C 型题 5 题、X 型题 5 题）。

A 型题

1. 根据现行的《医疗事故处理条例》，把医疗事故分为
   A. 三级　　　　　　B. 五级
   C. 四级　　　　　　D. 六级
   E. 三级

2. 当一个人意识到病情严重，感到死亡的威胁时，典型的反应为
   A. 感到异常愤怒
   B. 感到抑郁
   C. 感到震惊并否认疾病
   D. 接受事实
   E. 寻找解决办法

3. 锁骨下静脉穿刺部位常选择在锁骨中点下缘
   A. 0.5cm 处　　　　B. 1cm 处
   C. 1.5cm 处　　　　D. 2cm 处
   E. 2.5cm 处

4. 哪个阶段儿童对住院诊治的心理反应最为强烈
   A. 半岁以前　　　　B. 半岁至 4 岁
   C. 4~6 岁　　　　　D. 7~10 岁
   E. 10~14 岁

5. 以下有关精索的描述，错误的为
   A. 精索呈圆索状结构，有三层被膜
   B. 精索内容物有输精管、睾丸动脉、蔓状静脉丛
   C. 精索由腹股沟管深环开始
   D. 精索被膜从内到外分别是精索内筋膜、提睾肌、精索外筋膜
   E. 精索内容物有提睾肌、蔓状静脉

丛、输精管

6. 关于心动周期的叙述，错误的为
   A. 如心率为 75 次/分，心动周期历时 0.8s
   B. 是指心脏机械活动周期
   C. 房缩期为 0.1s，室缩期为 0.3s，全心舒张期为 0.4s
   D. 心率增快，心动周期缩短
   E. 心动周期缩短时，收缩期与舒张期均等缩短

7. 酶的竞争性抑制作用具有的动力学效应为
   A. K_m 值不变，V_{max} 不变
   B. K_m 值降低，V_{max} 不变
   C. K_m 值降低，V_{max} 降低
   D. K_m 值增大，V_{max} 不变
   E. K_m 值不变，V_{max} 增大

8. 以下关于香豆素类药物的抗凝血作用，描述正确的为
   A. 仅在体内有效
   B. 注射给药是常规的抗凝治疗方式
   C. 体内、体外均有强大的抗凝作用
   D. 仅在体外有效，静脉注射硫酸鱼精蛋白可防止自发性出血
   E. 中毒的特效解毒剂是维生素 C

9. 鉴定致病性葡萄球菌的重要指标为
   A. 肠毒素　　　　　B. 杀白细胞素
   C. 表皮溶解毒素　　D. 血浆凝固酶
   E. 内毒素

10. 先天性丙种球蛋白缺乏症患者反复持久的细菌感染常发生的时期为
    A. 新生儿期　　　　B. 出生半年内
    C. 1~2 岁　　　　　D. 学龄期

E. 青少年期

11. 正常儿童颅缝闭合时间为出生后
    A. 6 个月内　　　B. 7 ~ 10 个月
    C. 6 ~ 18 个月　　D. 9 ~ 16 个月
    E. 18 个月后

12. 以下为慢性阻塞性肺病重要的辅助检查是
    A. 肺功能检查
    B. 胸部 X 线检查
    C. 胸部 CT 检查
    D. 血气检查
    E. 超声检查

13. 患者，男，46 岁。患有高血压，用药半年左右出现刺激性干咳。那么该患者可能服用的药物为
    A. 倍他乐克　　　B. 硝苯地平
    C. 氢氯噻嗪　　　D. 开富特
    E. 苯磺酸氨氯地平

14. 以下不属于 ^{131}I 治疗适应证的为
    A. 成人 Graves 甲亢伴甲状腺肿大 Ⅱ 度以上
    B. 甲状腺毒症心脏病或甲亢伴其他病因的心脏病
    C. 甲亢手术后复发
    D. 年龄 <20 岁
    E. 甲亢合并白细胞和（或）血小板减少或全血细胞减少

15. 以下有关甲状腺功能亢进症的说法，错误的为
    A. 可有心悸、出汗等表现
    B. 甲状腺肿大，性情急躁
    C. 基础代谢率增高
    D. 腺体坚硬如石
    E. 合并心悸、乏力不适

16. 患儿，男，6 岁。出现腹痛且有肿块、血便以及面色苍白，伴有呕吐和果酱样便。腹部检查提示肿块位于脐右上方，右下腹触诊有空虚感。钡剂灌肠行 X 线检查，可见钡影呈"杯口状"。该患者最可能的诊断为
    A. 肠梗阻　　　B. 阿米巴虫感染
    C. 急性阑尾炎　　D. 疟疾
    E. 肠套叠

17. 开放性气胸的首要处理措施为
    A. 剖胸探查
    B. 立即变开放为闭合
    C. 清创缝合
    D. 抽气减压
    E. 抗感染

18. 当子宫内膜的腺上皮内出现糖原小泡时，此时相当于内膜周期的
    A. 增生晚期　　　B. 增生早期
    C. 排卵期　　　　D. 分泌早期
    E. 分泌晚期

19. 发育正常的男婴，通常每天应给予 8% 糖牛奶为 600ml，对该男婴还应补充的水分量为
    A. 100ml　　　　B. 200ml
    C. 300ml　　　　D. 400ml
    E. 500ml

20. 猩红热是由哪种细菌引起的
    A. 大肠埃希菌
    B. 金黄色葡萄球菌
    C. 嗜血杆菌
    D. 分枝杆菌
    E. A 组链球菌

B 型题
(21 ~ 24 题共用备选答案)
    A. 房间隔缺损
    B. 室间隔缺损
    C. 动脉导管未闭
    D. 肺动脉口狭窄
    E. 法洛四联症

21. 自行闭合的可见于

22. 差异性发绀可见于

23. 喜蹲踞可见于

24. 周围性发绀可见于

(25～28题共用备选答案)

    A. 血行转移   B. 直接蔓延

    C. 淋巴转移   D. 种植性转移

    E. 胃肠道管腔内转移

25. 鼻咽癌转移到颈部多属于

26. 直肠癌转移到肝属于

27. 克鲁根勃瘤（Krukenberg tumor）的发生属于

28. 胃癌转移到盆腔属于

(29～30题共用备选答案)

    A. 反流、误吸   B. 呼吸道梗阻

    C. 喉痉挛   D. 二氧化碳潴留

    E. 肺部并发症

29. 在全身麻醉时，若通气不足可导致

30. 对于饱食后的急症患者，行全身麻醉时可能发生

C型题

(31～32题共用备选答案)

    A. 麦角新碱   B. 缩宫素

    C. 两者均可   D. 两者均不行

31. 若胎盘娩出时出血较多，应肌内注射

32. 预防产后出血，如在胎儿前肩娩出时，应静脉注射

(33～35题共用备选答案)

    A. 心前区疼痛

    B. 发热、白细胞增高

    C. 两者均有

    D. 两者均无

33. 急性心肌梗死表现为

34. 变异型心绞痛表现为

35. 室性心动过速表现为

X型题

36. 儿科特殊病史应包括

    A. 喂养史   B. 生产史

    C. 生长发育史   D. 预防接种史

    E. 生活史

37. 以下属于低血容量性休克主要特点的是

    A. 低血压

    B. 中心静脉压降低

    C. 每搏输出量增加

    D. 外周阻力增高

    E. 心动过速

38. 破伤风患者较常见的并发症有

    A. 角弓反张   B. 酸中毒

    C. 窒息   D. 高热

    E. 循环衰竭

39. 脑疝的病因包括

    A. 颅脑外伤

    B. 颅内肿瘤

    C. 颅内感染性疾病如脑脓肿

    D. 颅内寄生虫病及其他肉芽肿性病变

    E. 颅内压增高患者不适当的腰穿放液

40. 严重烧伤患者全身应用抗生素的原则是

    A. 发生脓毒症时，创面局部宜应用广谱抗生素

    B. 出现脓毒症早期表现时，无须等待血培养结果，考虑经验性用药

    C. 必须采取经验用药

    D. 抗生素联合应用过程中，应注意防止发生真菌感染

    E. 创面分泌物培养阳性后方可应用抗生素

二、填空题（15题，每题1分，共15分）。

1. 脑电图在癫痫诊断中的价值有_____、_____、_____、_____。

2. 碱中毒时血浆游离Ca^{2+}浓度_____，

神经肌肉兴奋性_____，患者可出现_____。

3. 膈肌的三个裂孔的名称分别为_____、_____和_____。

4. 微循环的三条通路分别是_____、_____、_____。

5. 酮体包括_____、_____、_____。

6. 心房颤动首选_____，窦性心动过速宜选用_____。

7. 流行性乙型脑炎病毒的核酸类型是_____。

8. 尿道损伤的分类为_____、_____和_____。

9. 动脉粥样硬化的危险因素有_____、_____、_____。

10. MDS 分为 5 型，分别是_____、_____、_____、_____和_____。

11. 嗜铬细胞瘤的主要表现为_____和_____的改变。

12. 外科手术按照手术的时限性分为_____、_____和_____。

13. 肠梗阻根据发病机制可分为_____、_____、_____。

14. 子宫壁由三层组织构成，由内向外依次是_____、_____、_____。

15. 生长发育的一般规律是_____、_____、_____、_____和_____。

三、判断题 (10 题，每题 1 分，共 10 分)。

1. 在我国医院分级管理中，医院共分为三级九等。

2. 自闭症是一种心理障碍性疾病。

3. 生长是指细胞、组织、器官的分化与功能的成熟。

4. 紧急避孕药是临时补救措施，不能代替常规避孕方法。

5. 急性痢疾反复发作或迁延不愈病程超过 2 个月以上者为慢性痢疾。

6. 麻疹前驱期最有诊断价值的体征是口腔麻疹黏膜斑。

7. 侵蚀性葡萄胎均是继发于良性葡萄胎。

8. 急性血源性骨髓炎最常见的致病菌是乙型链球菌。

9. 急性梗阻性化脓性胆管炎的治疗原则是立即解除胆道梗阻并引流。当胆管内压降低后，患者情况常能暂时改善，有利于争取时间继续进一步治疗。

10. 正常人体血浆渗透压为 290 ~ 310mmol/L。

四、名词解释 (5 题，每题 2 分，共 10 分)。

1. 超敏反应

2. 意识障碍

3. 开放伤

4. 条件性感染

5. 烧伤休克

五、简答题 (10 题，每题 2.5 分，共 25 分)。

1. 环甲膜穿刺时如何确定进针位置?

2. 简述原发性肝癌的临床表现。

3. 试述人工流产的并发症。

4. 试述基本心肺复苏（BLS）与高级心血管生命支持（ACLS）的步骤和要点。

5. 烧伤面积的计算方法是什么?

6. 试述原发性高血压的分型。

7. 简述预防接种的禁忌证。

8. 简述艾滋病医护人员的防护要点。

9. 试述正确的新冠肺炎防护手段。

10. 简述传染性非典型肺炎的症状和体征。

模拟试卷（六）

一、选择题（40题，每题1分，共40分。其中，A型题20题、B型题10题、C型题5题、X型题5题）。

A型题

1. 机体发热时常会出现
   A. 低渗性脱水   B. 等渗性脱水
   C. 高渗性脱水   D. 水中毒
   E. 水肿

2. 关于纤维支气管镜检查，以下说法不正确的是
   A. 可发现叶、段支气管腔阻塞
   B. 可直接窥视1~4级支气管内肿块
   C. 可进行选择性支气管造影
   D. 可直接窥视肺野浸润性病灶
   E. 可进行肺浸润性病灶或肺外周肿块的活检

3. 以下哪项属于严重医疗差错
   A. 输液时给某成人患者多输了100mL生理盐水
   B. 在未做皮试的情况下给患者注射了青霉素，但未引起不良反应
   C. 护士给患者多服了3片维生素C
   D. 医师误将甲患者的止咳药给乙患者服用
   E. 医务人员不慎丢失了患者做尿常规化验的标本

4. 最常出现的应激情绪反应是
   A. 恐惧   B. 抑郁
   C. 焦虑   D. 愤怒
   E. 等待

5. 代谢性酸中毒最明显的表现为
   A. 心率加快，血压偏低
   B. 呼吸深快，呼出气带有酮味
   C. 疲乏、眩晕

D. 腱反射减弱或消失
   E. 以上都不是

6. 甲状旁腺功能亢进症可伴有
   A. 血钙升高、血磷降低
   B. 血钙降低、血磷升高
   C. 血钙、血磷都升高
   D. 血钙、血磷都降低
   E. 血钙、血磷均无异常

7. 患者，男，52岁。有泌尿系感染史，近期出现腹痛、恶心、呕吐、体温升高等，近期检查诊断为腹膜炎。腹膜炎的标志性体征为
   A. 肠鸣音亢进   B. 脉搏加速
   C. 反跳痛   D. 脱水严重
   E. 腹胀

8. 夏柯三联征包括
   A. 疼痛、发热、黄疸
   B. 疼痛、发热、抽搐
   C. 寒战、发热、黄疸
   D. 疼痛、贫血、黄疸
   E. 发热、黄疸、休克

9. 血栓闭塞性脉管炎（Buerger病）发生最重要的因素为
   A. 吸烟
   B. 前列腺素失调
   C. 寒冷的工作环境
   D. 遗传基因异常
   E. 自身免疫功能紊乱

10. 急性颅内压增高时，应立即使用的首选药物为
    A. 甘露醇   B. 葡萄糖
    C. 甘油   D. 地西泮
    E. 激素

11. 对于泌尿系统感染者，使用抗菌药物原则上应持续到症状消失，尿细菌培养转阴后

    A. 4 周　　　　　B. 5 周

    C. 2 周　　　　　D. 1 周

    E. 3 周

12. 肘关节后脱位与伸直型肱骨髁上骨折的临床鉴别要点为

    A. 肘关节反常活动

    B. 局部肿胀

    C. 肘部畸形

    D. 肘后三角关系改变

    E. 合并神经损伤

13. 有关妊娠期子宫的变化，说法错误的为

    A. 妊娠 10 周子宫底出盆腔

    B. 妊娠 12～14 周后子宫有不规则的无痛性收缩

    C. 妊娠后期大多数子宫向右旋

    D. 妊娠中期开始，子宫峡部伸展变长，逐渐形成子宫下段

    E. 子宫的血流量在妊娠后期受体位影响

14. 氢氟酸烧伤创面疼痛时可用哪种小剂量的制剂进行镇痛治疗

    A. 钾　　　　　B. 钠

    C. 钙　　　　　D. 硫

    E. 氯

15. 关于妊娠期糖尿病的诊断，错误的为

    A. 服糖后 1h≥10.0mmol/L

    B. 空腹血糖≥5.1mmol/L

    C. 服糖后 2h≥8.5mmol/L

    D. 多食、多饮、多尿

    E. 多胎妊娠

16. 人工流产术后 10 天仍有较多阴道流血，首先应考虑

    A. 子宫穿孔

    B. 吸宫不全

    C. 子宫复旧不全

    D. 宫颈癌

    E. 子宫内膜炎

17. 治疗暴发性流脑时，辅助应用糖皮质激素的目的为

    A. 增强机体的防御能力

    B. 增强抗菌药的杀菌作用

    C. 直接抑制病原菌生长繁殖

    D. 直接中和细菌内毒素

    E. 增强机体对有害刺激的耐受力

18. 水痘通常在发热后多长时间开始出疹

    A. 6h　　　　　B. 12h

    C. 24h　　　　D. 36h

    E. 48h

19. 患者，男，46 岁。患有"风心病"，全身水肿，胸部 X 线显示心右缘呈弧形扩大，临床诊断为三尖瓣关闭不全。请分析可能是

    A. 右心房和左心房扩大

    B. 右心室和上腔静脉扩大

    C. 右心房和肺动脉扩大

    D. 右心房扩大

    E. 左心房、右心房和右心室扩大

20. 氨基糖苷类抗生素不具有的不良反应为

    A. 肾毒性　　　　B. 过敏反应

    C. 耳毒性　　　　D. 肝毒性

    E. 神经肌肉阻断作用

B 型题

(21～25 题共用备选答案)

    A. 常蔓延数个椎体，晚期增生明显，骨性融合成块

    B. 常累及多数椎骨，同时伴有双骶髂关节病变；晚期韧带钙化呈竹节样

    C. 累及单个椎体，椎间隙正常，常

有椎弓根破坏

    D. 骨质增生及间隙变窄，椎体边缘硬化，无骨质破坏

    E. 椎体破坏，可有死骨，椎体压缩呈楔形，椎间隙变窄

21. 化脓性脊柱炎的表现为

22. 脊柱肿瘤的表现为

23. 脊柱骨关节炎的表现为

24. 脊柱结核的表现为

25. 强直性脊柱炎的表现为

（26～27题共用备选答案）

    A. 肺炎链球菌

    B. 金黄色葡萄球菌

    C. 腺病毒

    D. 呼吸道合胞病毒

    E. 肺炎支原体

26. 毛细支气管炎的主要病原体是

27. 细菌性肺炎最常见的病原菌是

（28～30题共用备选答案）

    A. 卡马西平   B. 地西泮

    C. 硫酸镁   D. 氯丙嗪

    E. 吗啡

28. 口服难吸收，静脉注射能抗惊厥的为

29. 能用于心源性哮喘的为

30. 癫痫持续状态首选

C 型题

（31～32题共用备选答案）

    A. 种植转移   B. 淋巴转移

    C. 血行转移   D. 直接浸润

31. 绒毛膜癌的主要转移方式为

32. 宫颈癌的主要转移方式为

（33～35题共用备选答案）

    A. 第8肋   B. 第10肋

    C. 第7肋   D. 第11肋

33. 锁骨中线胸膜下界投影为

34. 腋中线肺下界投影为

35. 腋中线胸膜下界体表投影为

X 型题

36. 以下细菌对青霉素敏感的有

    A. 革兰阳性球菌

    B. 革兰阳性杆菌

    C. 革兰阴性球菌

    D. 革兰阴性杆菌

    E. 螺旋体

37. 胆固醇可转化为

    A. 胆汁酸   B. 三酰甘油

    C. 维生素 D_3 D. 类固醇激素

    E. 乙酰辅酶 A

38. 下列属于Ⅲ型变态反应性疾病的为

    A. 链球菌感染后引起的肾小球肾炎

    B. 血小板减少性紫癜

    C. 血清病

    D. 类风湿关节炎

    E. 甲状腺功能亢进症

39. 检查乳房包块时主要查包块的

    A. 硬度   B. 外形

    C. 有无压痛   D. 大小

    E. 活动度

40. 维生素 D 缺乏性佝偻病的诊断金标准有

    A. 血生化检查

    B. 骨骼 X 线检查

    C. 临床表现

    D. 体格检查

    E. 骨密度

二、填空题（15题，每题1分，共15分）。

1. 确定异常神经支配的检查方法是_____。

2. 蛋白质－能量营养不良的临床分型是_____、_____和_____。

3. 免疫球蛋白有_____、_____、_____和_____。

4. 猩红热的治疗首选_____治疗，过敏者可选用_____或_____。

5. 糖尿病患者择期行手术，应控制血糖 _____，尿糖低于 _____，尿酮体 _____。

6. 新生儿阿普加评分法是以新生儿出生后 1 分钟内的 _____、_____、_____、_____ 和 _____ 5 项体征为依据。

7. 妊娠期糖尿病典型的三大症状是 _____、_____、_____。

8. 宫颈癌的转移途径包括 _____、_____、_____。

9. 髋关节后脱位的典型表现为患肢 _____、_____、_____。

10. 先天性脑积水分为 _____ 和 _____。

11. 解剖学上将 _____、_____ 和 _____ 三者构成的三角形区域称为胆囊三角。

12. 急性乳腺炎的病因是 _____ 和 _____。

13. _____ 是诊断心肌梗死的敏感指标。

14. 修补或加强腹股沟管后壁常用的方法有 4 种：_____、_____、_____、_____。

15. 支气管哮喘患者行肺功能检查的主要内容有 _____、_____、_____。

三、判断题（10 题，每题 1 分，共 10 分）。

1. 医院评审的审批权限规定：全国二、三级医院由国家卫计委统一审批发证。

2. 婴儿对护理没有心理反应，纯属被动接受。

3. 正常人做腹部体格检查时可触及胰腺。

4. 结核菌素试验阳性表示患者没有感染过结核分枝杆菌及卡介苗接种成功。

5. 1mol 葡萄糖经糖酵解过程可在体内产生 3mol ATP。

6. 第一秒用力呼气容积占预计值百分比是评估 COPD 严重程度的良好指标。

7. 变异型心绞痛首选硝酸甘油和钙通道阻滞剂。

8. 重度二尖瓣狭窄是指瓣口面积 $< 1.5m^2$。

9. 婴儿、面部皮肤、口腔、肛门、外生殖器等部位可用 0.5% 碘伏溶液涂擦消毒。

10. 法洛四联症是右室漏斗部或圆锥发育不全所致的一种具有特征性肺动脉狭窄和室间隔缺损的心脏畸形。

四、名词解释（5 题，每题 2 分，共 10 分）。

1. 首次病程记录

2. 淋巴结检查

3. 休克

4. 肠源性感染

5. 免疫逃逸

五、简答题（10 题，每题 2.5 分，共 25 分）。

1. 结肠镜检查可能出现哪些并发症及如何处理？

2. 简述移动性浊音的叩诊方法。

3. 简述脑死亡的判断标准。

4. 简述病历书写的基本要求。

5. 甲胎蛋白的临床意义是什么？

6. 试述再生障碍性贫血的诊断标准。

7. 试述低钾血症的治疗原则、补钾的方法及注意事项。

8. 试述腹膜炎的临床表现。

9. 试述颅内肿瘤的临床表现。

10. 试述开放性气胸的急救处理。

模拟试卷（七）

一、选择题（40题，每题1分，共40分。其中，A型题20题、B型题10题、C型题5题、X型题5题）。

A型题

1. 医疗质量要素中的首要因素是
   A. 规章制度　　　B. 医院规模
   C. 先进设备　　　D. 人员结构
   E. 医院文化

2. 诊断心房颤动最重要的心电图证据是
   A. Q-R间期不规则
   B. P波消失
   C. 出现异常的P波
   D. QRS波群形态不一致
   E. 心室率快

3. 哪一类水、电解质紊乱最容易引起低血容量性休克
   A. 低渗性脱水　　　B. 等渗性脱水
   C. 高渗性脱水　　　D. 水中毒
   E. 低钾血症

4. 输卵管结扎术常在哪个部位进行
   A. 子宫部　　　B. 壶腹部
   C. 峡部　　　　D. 漏斗部
   E. 上述四部均可

5. 人体安静状态下，动脉血和静脉血含氧量差值最大的是
   A. 肾脏　　　B. 脑
   C. 心脏　　　D. 骨骼肌
   E. 肝脏

6. 糖酵解的第一个关键酶是
   A. 铁硫蛋白
   B. 丙酮酸激酶
   C. FAD
   D. 己糖激酶

E. 6-磷酸果糖激酶-1

7. 破伤风的主要致病因素为
   A. 荚膜
   B. 内毒素
   C. 鞭毛
   D. 破伤风痉挛毒素
   E. 破伤风类毒素

8. 人或动物体内代表个体特异性的能引起强烈而迅速排斥反应的抗原系统称为
   A. 移植抗原
   B. 组织相容性抗原
   C. 白细胞抗原
   D. 主要组织相容性抗原系统
   E. 主要组织相容性复合体

9. 患者，女。身高165cm，体重54kg，根据体重指数其属于
   A. 正常　　　B. 消瘦
   C. 肥胖　　　D. 无法计算
   E. 中度偏瘦

10. 慢性支气管炎的临床分型为
    A. 单纯型、喘息型、混合型
    B. 急性型、慢性迁延型
    C. 单纯型、喘息型
    D. 急性型、慢性型、迁延型
    E. 急性型、慢性型、反复发作型

11. 诊断室速最有力的心电图证据为
    A. 心率为140~200次/分
    B. 节律整齐或轻度不齐
    C. 出现心室夺获或室性融合波
    D. QRS波群增宽>0.12s
    E. R-R间期>P-P间期（房室分离）

12. 不需要治疗的无症状性细菌尿的情况为
    A. 曾出现有症状感染者
    B. 学龄前儿童
    C. 妊娠期无症状性菌尿
    D. 成年男性
    E. 肾移植、尿路梗阻及其他尿路有复杂情况者

13. 不属于骨髓增生异常综合征（MDS）分型的为
    A. 难治性贫血
    B. 红白血病
    C. 难治性贫血伴原始细胞增多
    D. 环形铁粒幼细胞性难治性贫血
    E. 难治性贫血伴原始细胞增多转变型

14. 诊断 SLE 的标记性抗体为
    A. ANA
    B. 抗 RNP 抗体
    C. 抗 SSB 抗体
    D. 抗 dsDNA 抗体
    E. 抗 rRNP 抗体

15. 有关甲状腺危象的处理，说法错误的是
    A. 紧急时用 10% 碘化钠 5～10ml 静脉滴注
    B. 应用镇静药
    C. 静脉滴注氢化可的松
    D. 常规使用毛花苷丙 0.4mg，静脉推注
    E. 吸氧、降温

16. 年轻女性患者有分界不清的乳房肿块，月经来潮时有明显疼痛，提示
    A. 乳腺炎
    B. 乳腺癌
    C. 乳腺纤维腺病
    D. 乳管内乳头状瘤
    E. Paget 病

17. 绞窄性肠梗阻的腹痛特点为
    A. 阵发性绞痛
    B. 持续性剧痛
    C. 持续性钝痛
    D. 阵发性隐痛
    E. 放射性腹痛

18. 患者，女，37 岁。因右上腹疼痛 1 天来诊。查体：巩膜黄染，体温 39℃，右上腹压痛，轻度肌紧张，B 超见胆管轻度扩张，胆管内有结石，如果不及时治疗，最容易出现
    A. 胆原性肝脓肿
    B. 胆道出血
    C. 胆囊穿孔
    D. 胆管炎性狭窄
    E. 休克

19. 处理下肢大隐静脉曲张的根本办法为
    A. 硬化剂注射和压迫疗法
    B. 穿弹力袜或用弹力绷带
    C. 高位结扎和抽剥大隐静脉并结扎功能不全的交通静脉
    D. 内科药物治疗
    E. 仅行静脉瓣膜修复术

20. 急性脓胸行穿刺抽脓时，首次量不宜超过 600ml，以后每次抽脓量不宜超过
    A. 500ml   B. 800ml
    C. 1000ml   D. 1200ml
    E. 1500ml

B 型题
(21～25 题共用备选答案)
    A. 骨折延迟愈合
    B. 血管损伤
    C. 骨筋膜室综合征
    D. 神经损伤
    E. 关节僵硬

21. 胫骨干下 1/3 骨折可引起

22. 胫骨干中 1/3 骨折可引起

23. 股骨干下段骨折可引起

24. 腓骨头、颈骨折可引起

25. 胫骨干上 1/3 骨折可引起

（26 ~ 27 题共用备选答案）

    A. 奇脉　　　　B. 水冲脉

    C. 脉搏短绌　　D. 交替脉

    E. 重脉

26. 动静脉瘘的脉搏是

27. 原发性高血压心功能不全的脉搏是

（28 ~ 30 题共用备选答案）

    A. 夜盲症　　　　B. 脚气病

    C. 佝偻病　　　　D. 口角炎

    E. 癞皮病

28. 维生素 PP 严重缺乏可出现

29. 维生素 A 严重缺乏可出现

30. 维生素 B_1 严重缺乏可出现

C 型题

（31 ~ 32 题共用备选答案）

    A. 结核性脑膜炎

    B. 细菌性脑膜炎

    C. 病毒性脑膜炎

    D. 以上均不是

31. 脑脊液检查示白细胞数多为 $100 \times 10^6/L$，以淋巴细胞为主，糖减少，提示

32. 脑脊液检查示白细胞数多为 $5 \times 10^6/L$，以淋巴细胞为主，糖增多，提示

（33 ~ 35 题共用备选答案）

    A. 鳞屑性睑缘炎

    B. 溃疡性睑缘炎

    C. 眦部睑缘炎

    D. 以上均不是

33. 主要由莫 - 阿双杆菌感染引起的眼部疾病为

34. 主要由睑缘皮脂溢出引起的眼部疾病为

35. 主要由金黄色葡萄球菌感染引起的眼部疾病为

X 型题

36. 以下属于骨折早期并发症的是

    A. 休克

    B. 脂肪栓塞综合征

    C. 重要内脏器官损伤

    D. 重要血管损伤

    E. 骨筋膜室综合征

37. 以下为早期妊娠的辅助诊断方法的是

    A. B 超检查

    B. 妊娠试验

    C. 宫颈黏液检查

    D. 基础体温测定

    E. 黄体酮试验

38. 子宫破裂常见的原因有

    A. 胎先露部下降受阻

    B. 子宫瘢痕

    C. 子宫收缩剂使用不当

    D. 手术创伤

    E. 血压升高

39. 出生后 3 个月应接种的疫苗有

    A. 卡介苗

    B. 脊髓灰质炎疫苗

    C. 乙肝疫苗

    D. 百白破疫苗

    E. 麻疹疫苗

40. 下列关于日本血吸虫生活史的描述，正确的为

    A. 有一个中间宿主

    B. 在肠系膜下静脉中寄生产卵

    C. 有二个中间宿主

    D. 受染的家畜是终宿主

    E. 人是终宿主

二、填空题（15 题，每题 1 分，共 15 分）。

1. 肛瘘的分类方法有很多，按瘘管位置高低可分为_____、_____ 2 种。

2. 根据病因，休克可分为 _____、_____、_____、_____

和_____。

3. 麻醉方法分为_____、_____和_____。

4. 按病原学分类，肝炎目前有_____、_____、_____、_____和_____。

5. 猩红热患者的临床进展一般分为_____、_____、_____。

6. 新生儿窒息的 Apgar 评分内容包括_____、_____、_____、_____和_____。

7. 经腹腔镜输卵管绝育术的禁忌证主要有_____、_____、_____等。

8. 急性盆腔炎的诊断依据是_____、_____、_____。

9. 葡萄胎分为_____和_____两类。

10. 法洛四联症的四种主要解剖畸形是_____、_____、_____、_____。

11. 颅内压增高是_____、_____、_____、_____和_____等所共有的征象。

12. 肠套叠的三大典型症状是_____、_____和_____。

13. 糖尿病的急性严重代谢紊乱主要有_____和_____。

14. 肾病综合征是指各种原因所致的_____、_____、_____和_____的临床综合征。

15. 感染性心内膜炎最常受累的部位是_____。

三、判断题（10 题，每题 1 分，共 10 分）。

1. 手术同意书不具有合同的功效。

2. 支持性心理疗法为目前我国医疗和护理工作中使用很广的一种概念。

3. "负氮平衡"现象是严重创伤后必然发生的代谢变化。

4. 低渗性脱水的血清钠低于 130mmol/L。

5. 颅内压升高持续超过 200mmH$_2$O 时可诊断为颅内压增高。

6. 细菌培养用的尿标本应取中段尿。

7. Colles 骨折远端的典型移位是向桡侧及背侧移位。

8. 烧伤休克延迟复苏是指由于通信、交通或医疗条件等的限制，一些大面积深度烧伤患者伤后不能得到及时、有效的复苏治疗，入院时已发生明显休克，此时才开始给予液体复苏治疗。

9. 阻塞性睡眠呼吸暂停综合征患者发生呼吸暂停时，呼吸动力亦消失。

10. 肥胖型 2 型糖尿病初发者首选二甲双胍类或噻唑烷二酮类口服降血糖药。

四、名词解释（5 题，每题 2 分，共 10 分）。

1. 免疫重建

2. 糖皮质激素的撤药症候群

3. 巧克力囊肿

4. 新冠肺炎抗体检测

5. 呼吸困难

五、简答题（10 题，每题 2.5 分，共 25 分）。

1. 简述肾区的部位及其临床意义。

2. 简述术后胆道镜检查的适用范围。

3. 简述青霉素过敏试验的注意事项。

4. 试述大肠埃希菌在医学上的意义。

5. 什么是特异性感染？

6. 试述休克的基本概念。

7. 试述闭合性创伤与开放性创伤的主要区别。

8. 试述结肠手术前的准备要点。

9. 试述重症胰腺炎的早期并发症。

10. 简述小儿药物代谢的特点。

模拟试卷（八）

A 型题

1. 在护患关系建立的初始期，护士的主要任务为
   A. 解决患者所出现的健康问题
   B. 确定患者的主要健康问题
   C. 建立信任感和确认患者的需要
   D. 鼓励患者参与护理活动
   E. 制订护理计划

2. 诊断急性心肌梗死最重要的心电图表现为
   A. 病理性 Q 波或 QS 波
   B. T 波倒置
   C. ST 段弓背向上型上移
   D. 对应导联 ST 段下移
   E. 多发室性期前收缩

3. 无菌手术切口感染率的要求标准是
   A. <2%   B. <3%
   C. <4%   D. <5%
   E. <6%

4. DIC 最主要的病理特征为
   A. 纤溶过程亢进
   B. 凝血功能障碍
   C. 大量微血栓形成
   D. 凝血物质大量消耗
   E. 溶血性贫血

5. 外源性凝血系统的作用起始于
   A. 第Ⅶ因子被激活
   B. 凝血酶的形成
   C. 血小板第Ⅲ因子的释放
   D. 组织受伤释放组织因子Ⅲ
   E. 第Ⅹ因子被激活

6. 主要发生在线粒体内的生化过程为
   A. 胆固醇的生物合成
   B. 糖酵解
   C. 脂肪酸的 β - 氧化
   D. 三酰甘油的分解
   E. 脂肪酸的 ω - 氧化

7. 患者，男，36 岁。患有腰椎间盘突出，若手术时进行全身麻醉，医生在麻醉前给予阿托品的目的为
   A. 收缩血管，减少麻醉药的用量
   B. 预防心血管并发症
   C. 镇静、抗惊厥
   D. 减少呼吸道腺体分泌
   E. 预防胃肠痉挛

8. 甲型流感病毒最容易发生变异的为
   A. 抗原表面血凝素（HA）和神经氨酸（NA）
   B. 染色体
   C. 质粒
   D. 核糖核蛋白
   E. 基质蛋白（MP）和脂蛋白（P）

9. 诱导免疫耐受形成的最佳时期为
   A. 老年期   B. 幼年期
   C. 青年期   D. 胚胎期
   E. 成年期

10. 关于痰液在各种肺部疾病中的表现，错误的为
    A. 肺炎链球菌肺炎患者咳铁锈色痰
    B. 支气管扩张症患者咳大量脓痰
    C. 慢性支气管炎患者咳白色泡沫样痰
    D. 肺炎克雷伯菌肺炎患者咳砖红色泡沫样痰
    E. 肺炎支原体肺炎患者咳少许黏液、脓性、血性痰

11. 以下哪项不是肝硬化腹水形成的原因
    A. 白蛋白减少
    B. 肾脏有效血容量不足
    C. 门静脉压力升高
    D. 抗利尿激素分泌增加
    E. 肝动脉灌注不足

12. 主动脉 - 冠状动脉旁路移植手术的取材是
    A. 大隐静脉
    B. 胃网膜右动脉
    C. 乳内动脉
    D. 桡动脉
    E. 足背动脉

13. 霍奇金淋巴瘤的典型病理特征为
    A. R-S 细胞   B. B 细胞
    C. T 细胞   D. 巨噬细胞
    E. 嗜酸性粒细胞

14. 对处于妊娠初期的甲亢患者而言，手术治疗时期为妊娠
    A. 1~3 个月   B. 3~5 个月
    C. 4~6 个月   D. 5~7 个月
    E. 任何时候

15. 下列有关乳房的检查，错误的为
    A. 检查时以手指掌面而不是指尖作扣诊
    B. 触痛提示炎症或囊性乳腺病
    C. 一个硬的无痛性不规则结节可怀疑是乳腺癌
    D. 多发性结节提示囊性乳腺病
    E. 乳头内陷表示有病变

16. 对于幽门梗阻的患者，术前减轻胃黏膜水肿的措施为
    A. 禁食
    B. 纠正水、电解质及酸碱失衡
    C. 营养支持
    D. 温盐水洗胃
    E. 胃肠减压

17. 慢性肺心病肺动脉高压形成的最主要原因为
    A. 肺气肿压迫及肺壁破坏使肺毛细血管床减少
    B. 血液黏度增加
    C. 肺小动脉炎
    D. 缺氧引起肺小动脉痉挛
    E. 血容量增加

18. 下列关于胎膜早破对产妇及胎儿的影响，说法错误的为
    A. 宫内感染   B. 延迟产程
    C. 缩短产程   D. 脐带脱垂
    E. 增加产褥率

19. 产妇发生羊水栓塞时，首先应进行的是
    A. 纠正呼吸及循环衰竭
    B. 纠正多器官损伤
    C. 纠正 DIC
    D. 全子宫切除
    E. 解除肺动脉高压

20. 新生儿病理性黄疸的典型特征为
    A. 黄疸退而复现
    B. 足月儿在 14 天内消退
    C. 出生后 2~5 天出现黄疸
    D. 早产儿 3~4 周消退
    E. 血清胆红素水平 <12mg/dl

B 型题
(21~24 题共用备选答案)
    A. 子宫圆韧带
    B. 子宫阔韧带
    C. 子宫主韧带
    D. 子宫骶韧带
    E. 骶结节韧带

21. 维持子宫处于前倾位置的为

22. 使宫底保持前倾位置的为

23. 限制子宫向两侧倾斜的为

24. 固定宫颈位置、防止子宫下垂的为

(25 ~ 26 题共用备选答案)

A. 葡萄球菌

B. β 溶血性链球菌

C. 大肠埃希菌

D. 厌氧性链球菌

E. 淋球菌

25. 产生内毒素，易发生菌血症而致感染性休克的是

26. 致病性最强，可产生多种毒性物质，导致严重败血症的是

(27 ~ 30 题共用备选答案)

A. 出血性梗死   B. 贫血性梗死

C. 心肌梗死   D. 凝固性坏死

E. 液化性坏死

27. 脑组织坏死属于

28. 肾梗死时肾组织坏死为

29. 肠扭转可引起

30. 冠状动脉分支完全阻塞引起

C 型题

(31 ~ 33 题共用备选答案)

A. 甘露醇脱水

B. 过度换气

C. 脑室外引流

D. 去骨瓣减压术

31. 颅内血肿并发小脑幕切迹疝时最为有效的治疗方法是

32. 能有效减轻因脑水肿引起的颅内压增高的治疗方法是

33. 对于脑积水引起的急性颅内压增加，最为有效的治疗方法是

(34 ~ 35 题共用备选答案)

A. 气管   B. 食管

C. 两者均是   D. 两者均否

34. 在第 10 胸椎水平通过膈肌的是

35. 通过胸廓上口的是

X 型题

36. 以下属于心脏骤停临床表现的是

A. 突然意识丧失常伴抽搐

B. 呼吸短促、呈叹息样，随即停止

C. 苍白或发绀明显，二便失禁

D. 颈动脉、股动脉搏动消失

E. 心电图示无脉电活动，即心电静止

37. 维生素 D 缺乏性手足搐搦症的典型表现为

A. 惊厥   B. 发热

C. 手足抽搐   D. 喉痉挛

E. 头颅软化

38. 以下可以治疗支气管扩张症的药物为

A. 息斯敏（阿司咪唑）

B. 地塞米松

C. 沙丁胺醇

D. 舒利迭

E. 喘康速（特布他林）

39. 在流脑休克型的治疗中，可采取的措施为

A. 采用大剂量青霉素、氯霉素控制感染

B. 积极用脱水剂预防脑疝

C. 纠正酸中毒

D. 及时治疗 DIC

E. 积极扩容治疗

40. 具有抗幽门螺杆菌作用的药物为

A. 哌仑西平

B. 阿莫西林克拉维酸钾

C. 奥美拉唑

D. 甲硝唑

E. 枸橼酸铋钾

二、填空题（15 题，每题 1 分，共 15 分）。

1. 胃肠的神经支配包括 _____ 和 _____ 两大部分。两者相互协调，共同调节胃肠功能。

2. 病程记录一般 _____ 记录一次，危重患者及病情突变者，应 _____ 或 _____。

3. 溶栓治疗的绝对禁忌证是 _____，

常用的溶栓药物有 _____、_____、_____。

4. 肠易激综合征的临床分型可分为 _____、_____ 和 _____。

5. 贫血按血红蛋白浓度分贫血 _____、_____、_____ 和 _____。

6. 按照休克的发展过程，可分为 _____ 和 _____。

7. Reynolds 五联征是指 _____、_____、_____、_____ 和 _____。

8. 人体内血浆和体液中的钙有如下 3 种形式 _____、_____、_____。

9. 发生羊水栓塞时，为了解除肺动脉高压而首选的药物是 _____。

10. 常用的支气管扩张剂为 _____、_____ 和 _____。

11. 新生儿溶血的临床表现：_____、_____、_____、_____ 和 _____。

12. 绒毛膜癌的用药原则是 _____、_____。

13. 新生儿基础热能消耗为 _____，每日共需热量为 _____。

14. 流行过程的基本条件包括 _____、_____、_____。

15. 先兆临产主要包括 _____、_____ 和 _____。

三、判断题（10 题，每题 1 分，共 10 分）。

1. 对于确实患有严重遗传性疾病的人，可以强制实施绝育。

2. 酶的最适温度是酶的特征性常数。

3. 耐药性是指机体对药物的抵抗力降低的现象。

4. 铁剂可以治疗小细胞低色素性贫血，口服叶酸可以治疗再生障碍性贫血。

5. 强直性脊柱炎的发病原因尚不清楚，但基因和环境也可影响疾病的发展。

6. 乳头湿疹样乳腺癌较少见，恶性程度高，发展快。

7. 视乳头水肿是诊断颅内压增高的客观依据。

8. 由于雌激素能促进骨中钙质沉着，临床上可用雌激素治疗更年期及老年期骨质疏松。

9. 黄疸消退延迟或退而复现是病理性黄疸的重要特征。

10. 鼠疫是主要通过家、野鼠、蚊子传播的自然疫源性烈性传染病。

四、名词解释（5 题，每题 2 分，共 10 分）。

1. 肌电图检查

2. 医疗事故

3. 胸膜

4. Hesselbach 三角

5. 张力性气胸

五、简答题（10 题，每题 2.5 分，共 25 分）。

1. 皮下注射的选择部位一般包括哪些？

2. 膀胱容量过小者不应进行膀胱镜检查的原因是什么？

3. 简述骨折常见的并发症。

4. 试述胸外伤进行性血胸的诊断依据及处理原则。

5. 简述骨肉瘤的临床表现。

6. 流行性脑脊髓膜炎暴发型的分型及特点。

7. 小儿急性腹泻的治疗措施。

8. 经腹输卵管结扎术的适应证和禁忌证。

9. 缺铁性贫血的治疗。

10. 再发性尿路感染的治疗。

模拟试卷（九）

一、选择题（40 题，每题 1 分，共 40 分。其中，A 型题 20 题、B 型题 10 题、C 型题 5 题、X 型题 5 题）。

A 型题

1. 对患者行脑电图检查时，应至少记录的时间为
   A. 10 分钟
   B. 20～30 分钟
   C. 1 小时
   D. 2 小时
   E. 24 小时

2. 有的患者觉得自己病情很重，认为医师、护士的一切行为都只是安慰自己，这种心理属于
   A. 恐惧
   B. 焦虑
   C. 敏感多疑
   D. 情绪不稳
   E. 判断错误

3. 关于肝细胞性黄疸的描述，说法错误的是
   A. 血清中酯型胆红素增多
   B. 肠内粪胆原形成减少
   C. 血清中非酯型胆红素增多
   D. 尿中尿胆原排出减少
   E. 尿中出现胆红素

4. 咽鼓管咽口位于
   A. 喉咽侧壁
   B. 鼻腔外侧壁
   C. 口咽侧壁
   D. 口腔侧壁
   E. 鼻咽侧壁

5. 对于鼓膜的描述，说法正确的是
   A. 位于外耳道与鼓室的外侧壁
   B. 鼓膜脐与镫骨底相连
   C. 上 1/4 称紧张部
   D. 前下部有一个反光区，称光锥
   E. 属于内耳

6. 传导舌前 2/3 黏膜味觉的神经是
   A. 舌咽神经
   B. 迷走神经
   C. 舌下神经
   D. 面神经
   E. 下牙槽神经

7. 有关胃肠激素的叙述，错误的是
   A. 调节其他激素的释放
   B. 调节消化腺分泌和消化道运动
   C. 由胃肠黏膜的内分泌细胞合成释放
   D. 具有促进消化道组织的代谢和生长的作用
   E. 胃肠道发现的肽不存在于其他系统的器官中

8. 在机体防御化脓性细菌入侵时起主要作用的细胞是
   A. 中性粒细胞
   B. 嗜碱性粒细胞
   C. 嗜酸性粒细胞
   D. 单核细胞
   E. 淋巴细胞

9. 伴有剧烈疼痛的创伤性休克患者较其他休克患者而言，行麻醉前用药时特别要给予
   A. 哌替啶
   B. 阿托品
   C. 地西泮
   D. 东莨菪碱
   E. 苯巴比妥

10. 某患者胃癌术后 4d，体温 39℃，气促，有咳嗽。此时应先考虑
    A. 肺不张
    B. 术后正常反应
    C. 切口感染
    D. 尿路感染
    E. 腹腔感染

11. 一般认为，当Ⅲ度烧伤创面大于多少时，不经植皮难自愈，愈合后瘢痕较多，影响功能和外观
    A. 1cm×1cm
    B. 3cm×3cm
    C. 5cm×5cm
    D. 7cm×7cm
    E. 9cm×9cm

12. 发生嵌顿最重要的原因为
    A. 疝内容物与疝囊粘连
    B. 疝环小，腹压剧增
    C. 疝内容物大，疝囊小
    D. 疝囊颈部水肿
    E. 疝内容物弹性差

13. 细胞受刺激时膜内电位负值减小称为
    A. 极化   B. 去极化
    C. 复极化   D. 超极化
    E. 反极化

14. 以下哪种脏器损伤后，其内容物对腹膜的刺激性小，因此腹膜刺激征可能较轻
    A. 结肠损伤   B. 小肠损伤
    C. 十二指肠损伤 D. 胃损伤
    E. 胆管损伤

15. 关于肺癌的转移方式，说法正确的是
    A. 肺泡细胞癌，早期必会出现血行、淋巴转移
    B. 鳞癌发生血行转移的时间早
    C. 肺癌最常见的转移方式为血行转移
    D. 未分化癌早期出现血行转移，淋巴转移
    E. 淋巴转移只发生肺癌同侧

16. 脊柱骨折脱位造成脊髓半横切损伤时，其损伤平面以下的改变是
    A. 双侧肢体完全瘫痪
    B. 双侧肢体瘫痪，同侧重于对侧
    C. 同侧肢体痛、温觉消失，对侧肢体运动和深感觉消失
    D. 同侧肢体运动和深感觉消失，对侧肢体痛、温觉消失
    E. 同侧肢体运动消失，双侧肢体深、浅感觉消失

17. 创伤性休克患者到达急诊室后，首选的治疗措施是

A. 剖腹探查，了解有无腹腔脏器损伤
B. 立即行 X 线、B 超检查，明确伤情
C. 建立静脉通道，补充足够血容量
D. 应用血管活性药物
E. 应用强心药

18. 在下列各类子宫畸形中，属于由两侧副中肾管未会合引起的是
    A. 先天性无子宫   B. 双子宫
    C. 单角子宫   D. 残角子宫
    E. 纵隔子宫

19. 维生素 D 缺乏性佝偻病的主要病因是
    A. 日光照射不足   B. 单纯母乳喂养
    C. 生长过快   D. 疾病影响
    E. 药物影响

20. HBV 慢性感染者具有 HBsAg 阳性、HBeAg 阳性、抗 HBc 阳性、HBV DNA 阳性，而 ALT 正常。此时应诊断为
    A. HBeAg 阴性慢性乙型肝炎
    B. HBeAg 阳性慢性乙型肝炎
    C. 慢性 HBV 携带者
    D. 非活动性 HBsAg 携带者
    E. 隐匿性慢性乙型肝炎

B 型题
(21 ~ 23 题共用备选答案)
    A. B 超检查   B. 妊娠试验
    C. 停经   D. 基础体温测定
    E. 黄体酮试验

21. 临床确诊早孕首选的检查为
22. 确诊活胎的方法为
23. 妊娠最早期的临床症状为

(24 ~ 26 题共用备选答案)
    A. 稳定细胞
    B. 不稳定细胞
    C. 永久性细胞
    D. 与瘢痕修复后抗拉力较正常组织弱有关

E. 与瘢痕收缩有关

24. 再生过程中的神经细胞属于

25. 再生过程中的心肌细胞属于

26. 再生过程中的胃黏膜上皮细胞属于

(27～30 题共用备选答案)

    A. 活动后伴疼痛性血尿

    B. 无痛性血尿

    C. 脓性血尿

    D. 乳糜尿

    E. 乳糜尿伴血尿

27. 泌尿系结核的尿液是

28. 泌尿系结石的尿液是

29. 泌尿系肿瘤的尿液是

30. 泌尿系丝虫病的尿液是

C 型题

(31～32 题共用备选答案)

    A. 失血性休克

    B. 诊断性腹腔穿刺抽出不凝固血液

    C. 两者均有

    D. 两者均无

31. 发生食管下端、胃底静脉曲张破裂大出血时可有

32. 发生外伤性脾破裂大出血可有

(33～35 题共用备选答案)

    A. 心尖区隆隆样杂音

    B. 主动脉瓣区舒张期吹风样杂音

    C. 两者均有

    D. 两者均无

33. 左心房黏液瘤可出现

34. 梅毒性心脏病致主动脉瓣关闭不全可出现

35. 风湿性心脏病单纯二尖瓣狭窄可出现

X 型题

36. 医院的主要工作任务包括

    A. 医疗

    B. 开展科学研究

    C. 教育培训医务人员及其他人员

    D. 提供预防和社会医疗服务

    E. 提供康复医疗

37. 以下疾病常有晕厥发作并可能猝死的有

    A. 室间隔缺损   B. 肥厚型心肌病

    C. 预激综合征   D. 主动脉瓣狭窄

    E. 室性心动过速

38. 小儿髓外造血的表现为

    A. 肝、脾、淋巴结肿大

    B. HbF 明显升高

    C. 周围血常规可见幼红细胞和（或）幼稚粒细胞

    D. 黄骨髓参与造血

    E. 周围血中出现异型淋巴细胞

39. 以下哪些是胎儿窘迫的临床表现

    A. 胎动每 12 小时少于 4 次

    B. 胎心率大于 160 次/分或小于 120 次/分

    C. 头位羊水胎粪污染

    D. 催产素激惹试验（OCT）的多次检查均为阴性

    E. 胎心率不规则

40. 致命性创伤指的是

    A. 大出血

    B. 窒息

    C. 开放性或张力性气胸

    D. 休克

    E. 颅脑损伤

二、填空题 (15 题，每题 1 分，共 15 分)。

1. 围绝经期综合征的临床表现包括_____、_____和_____。

2. 按照病理形态可将胸主动脉瘤分为_____、_____、_____。

3. 确诊休克的血压标准为收缩压 ≤_____ mmHg；对于原有高血压的患者，其收缩压的下降幅度应 ≥_____%。

4. 心肺复苏抢救中首选的药物是

_____，若心肺复苏无效，至少要在抢救_____分钟后才能终止抢救。

5. 慢性骨髓炎死骨摘除术的适应证为_____。

6. 脊柱的生理弯曲包括 _____、_____、_____ 和_____。

7. 尿失禁可分为 4 类型，分别为：_____、_____、_____ 和_____。

8. 中晚期食管癌的病理分型包括：_____、_____、_____ 和_____。

9. 急性外伤性硬膜下血肿的出血来源包括_____、_____ 和_____。

10. 常见的脑疝类型有 _____、_____ 和_____ 3 类。

11. 清除自由基的低分子清除剂是_____、_____、_____、_____。

12. 心脏的射血功能不但取决于心肌的_____，还取决于心室的_____ 和_____。

13. 肝硬化最常见的并发症是_____，严重的并发症是_____。

14. 肺血栓栓塞症临床常见的三联征是_____。

15. 一般将子宫收缩乏力分为 _____ 和_____。

三、判断题 （10 题，每题 1 分，共 10 分）。

1. 血液中的 pH 主要取决于血浆中 HCO_3^-/H_2CO_3 的比值。

2. 开放伤患者于 12 小时内注射破伤风抗毒素可起到预防作用。

3. 高渗性缺水在外科最常见，又称急性缺水。

4. 创伤性窒息是钝性暴力作用于胸部所致的上半身广泛皮肤、黏膜、末梢毛细血管淤血及出血性损害。

5. 风湿性心脏病主动脉瓣关闭不全者最易并发感染性心内膜炎，而二尖瓣狭窄者则较少发生这种并发症。

6. 白血病是一类造血干细胞的恶性克隆性疾病，因白血病细胞自我更新增强、增殖失控、分化障碍、凋亡受阻，而停滞在细胞发育的不同阶段。

7. 子宫破裂是指在妊娠晚期子宫底部发生裂开。

8. 猩红热患者最典型的临床表现为草莓舌。

9. 免疫功能正常的人体经显性或隐性感染某种病原体后，都能产生针对该病原体及其产物的非特异性免疫。

10. 声门下腔的黏膜下组织较疏松，炎症时易引起水肿，特别是在幼儿中，水肿易引起阻塞，导致呼吸困难。

四、名词解释 （5 题，每题 2 分，共 10 分）。

1. 医疗纠纷
2. 心包腔
3. 氧中毒
4. 脑复苏
5. 医源性损伤

五、简答题 （10 题，每题 2.5 分，共 25 分）。

1. 肌内注射时，药液进入人体后经过的一般代谢途径有哪些？
2. 外科手消毒应遵循的原则是什么？
3. 外科手消毒后手卫生合格的判断标准是什么？
4. 试述心电图运动试验的适应证与禁忌证。
5. 简述慢性肾炎与慢性肾盂肾炎的鉴别要点。
6. 简述干扰素治疗乙肝的机制和指征。
7. 简述结核性脑膜炎的治疗措施。
8. 简述慢性宫颈炎的治疗。
9. 简述急性化脓性骨髓炎的治疗。
10. 简述急进性肾小球肾炎的分型。

模拟试卷（十）

一、选择题（40 题，每题 1 分，共 40 分。其中，A 型题 20 题、B 型题 10 题、C 型题 5 题、X 型题 5 题）。

A 型题

1. 人体活动主要的直接供能物质为
   A. ADP
   B. ATP
   C. 葡萄糖
   D. 酮体
   E. 脂肪酸和乳酸

2. 采用同心针电极的肌电图可以探测
   A. 针极周围 1mm 左右内的电活动
   B. 整块肌肉的电活动
   C. 一根神经纤维所支配的肌肉范围的电活动
   D. 一个完整的运动单位的电活动
   E. 一根肌纤维的电活动

3. 最能反映组织中毒性缺氧的指标为
   A. 动脉血氧分压降低
   B. 血氧容量降低
   C. 动脉血氧含量降低
   D. 静脉血氧含量上升
   E. 动脉血氧饱和度正常

4. 某患者血气分析测定 AG > 30mmol/L，说明该患者有
   A. 呼吸性碱中毒
   B. 代谢性酸中毒
   C. 代谢性碱中毒
   D. 高氯血症
   E. 高钾血症

5. 以下不是肾上腺素禁忌证的是
   A. 器质性心脏病
   B. 糖尿病
   C. 心搏骤停
   D. 甲状腺功能亢进症
   E. 高血压

6. 若某患者有烟酒嗜好，那么可在入院记录中的哪一部分查到
   A. 主诉
   B. 现病史
   C. 既往史
   D. 家族史
   E. 个人史

7. 不属于病理反射的为
   A. 查多克征
   B. 奥本海姆征
   C. 巴宾斯基征
   D. 戈登征
   E. 脑膜刺激征

8. 肺源性心脏病的首要死亡原因为
   A. 休克
   B. 大出血
   C. 呼吸衰竭
   D. 低氧血症
   E. 肺性脑病

9. 用刺激迷走神经的方法，可以纠正的心律失常为
   A. 房扑
   B. 窦性心律不齐
   C. 房颤
   D. 室性心动过速
   E. 阵发性室上性心动过速

10. 原发性醛固酮增多症最早出现的症状为
    A. 肢端麻木
    B. 周期性瘫痪
    C. 手足搐搦
    D. 尿路感染
    E. 高血压

11. 乳腺癌最常见的部位为
    A. 内下象限
    B. 外上象限
    C. 内上象限
    D. 外下象限
    E. 乳晕区

12. 外科治疗门静脉高压症最主要的目的为
    A. 纠正血小板减少
    B. 减轻肝性脑病
    C. 预防腹水并发感染
    D. 防治食管胃底静脉破裂出血
    E. 治疗顽固性腹水

13. 急性外伤性颞顶部硬膜外血肿最常见的出血来源为
    A. 硬脑膜中动脉破裂出血
    B. 颅骨导静脉出血
    C. 静脉窦破裂出血
    D. 颅骨板障静脉出血
    E. 脑表面血管出血

14. 急性脓胸最常见的致病菌为
    A. 金黄色葡萄球菌
    B. 厌氧菌
    C. 肺炎链球菌
    D. 大肠埃希菌
    E. 铜绿假单胞杆菌

15. 关于子宫的描述，以下说法错误的为
    A. 子宫峡部的上端为解剖学内口
    B. 子宫体与子宫颈之间形成最狭窄的部分，称为子宫峡部
    C. 子宫峡部下端为组织学内口
    D. 绝经妇女子宫颈与子宫体比例为 1：1
    E. 青春期前宫颈与宫体比例为 1：2

16. 肝炎患者产后大出血的最主要原因可能为
    A. 血友病　　　B. 软产道损伤
    C. 凝血功能障碍　D. 胎盘残留
    E. 胎盘粘连

17. 肺结核患儿常用的治疗方案及药物
    A. 方案：强化 2 个月，异烟肼、利福平、吡嗪酰胺；巩固 4 个月，异烟肼、利福平
    B. 方案：强化 2 个月，异烟肼、利福平、水杨酸；巩固 4 个月，异烟肼、利福平
    C. 方案：强化 2 个月，异烟肼、利福平、乙胺丁醇；巩固 4 个月，异烟肼、乙胺丁醇
    D. 方案：强化 4 个月，异烟肼、利福平、吡嗪酰胺；巩固 2 个月，异烟肼、利福平

    E. 方案：强化 4 个月，异烟肼、利福平、吡嗪酰胺；巩固 2 个月，异烟肼、乙胺丁醇

18. 当 HBV 前 C 区 1896 位核苷酸基因突变导致终止密码出现时，可造成哪种抗原消失
    A. HBcAg　　　　B. HBeAg
    C. HBsAg　　　　D. HBxAg
    E. preS2

19. 患儿，男，10 岁。发热，胸痛，咳嗽约 2 周，近 5d 有呼吸困难。体温 39℃，脉搏 120 次/分，呼吸 30 次/分，X 线胸片示第 7 后肋高度有液平面，胸穿抽出稀薄脓汁。治疗方法主要是
    A. 全身抗生素治疗
    B. 胸腔穿刺排脓
    C. 胸腔闭式引流
    D. 全身支持疗法
    E. 胸腔内注入抗生素

20. 患者，女，35 岁。因左侧腰部钝痛 3 个月就诊，经 B 超 + KUB + IVP 检查发现左侧肾盂有一 2cm×3cm 大小的结石，左肾积水，左输尿管正常，右肾及输尿管正常。该患者首选的治疗方案为
    A. 中药排石　　　B. 内腔镜碎石
    C. 暂时观察　　　D. 开放手术
    E. 体外冲击波碎石（ESWL）

B 型题
（21～24 题共用备选答案）
    A. 先兆流产　　　B. 难免流产
    C. 习惯性流产　　D. 不全流产
    E. 完全流产

21. 妊娠产物已全部排出，妇科检查示宫颈口已关闭的为

22. 由先兆流产发展而来，流产已不可避免的为

23. 自然流产连续发生 3 次或以上的为

24. 妊娠产物未排出,经休息及治疗后,妊娠可继续的为

(25～26 题共用备选答案)

    A. 体外冲击波碎石

    B. 膀胱切开取石

    C. 膀胱镜机械碎石

    D. 中药排石

    E. 自行排石

25. 男性,69 岁。B 超发现膀胱内结石的直径为 15cm,合并膀胱憩室,此时适用的治疗方案是

26. 男性,56 岁。B 超发现膀胱内结石直径为 1cm,此时适用的治疗方案是

(27～30 题共用备选答案)

    A. 粉碎性骨折   B. 病理性骨折

    C. 疲劳性骨折   D. 撕脱骨折

    E. 螺旋形骨折

27. 间接暴力所致的骨折为

28. 直接暴力所致的骨折为

29. 肌肉牵拉所致的骨折为

30. 积累劳损所致的骨折为

C 型题

(31～32 题共用备选答案)

    A. 低浓度给氧   B. 高浓度给氧

    C. 两者均可   D. 两者均否

31. 发生急性呼吸窘迫综合征时宜采用

32. 发生慢性支气管炎、阻塞性肺气肿、肺源性心脏病、严重呼吸衰竭时宜采用

(33～35 题共用备选答案)

    A. 细胞间质物质沉积

    B. 细胞内物质沉积

    C. 两者均无

    D. 两者均有

33. 脂肪变性涉及

34. 细胞水肿涉及

35. 玻璃样变性涉及

X 型题

36. 卫生法规的基本原则包括

    A. 预防为主原则

    B. 卫生保护原则

    C. 具有中国特色的原则

    D. 公平原则

    E. 患者自主原则

37. 败血症、脓血症的治疗原则是

    A. 早期应用大剂量有效的抗生素

    B. 及早控制原发感染灶

    C. 提高全身抵抗力

    D. 增加全身营养,维持水、电解质与酸碱平衡

    E. 对症处理

38. 于全身麻醉中发生上呼吸道梗阻的常见原因有

    A. 咽部分泌物堵塞

    B. 舌后坠

    C. 支气管痉挛

    D. 喉痉挛

    E. 中枢性呼吸抑制

39. 甲亢患者术前服碘的作用包括

    A. 抑制甲状腺素的合成,降低基础代谢率

    B. 抑制甲状腺素的分泌,降低基础代谢率

    C. 减少甲状腺血流量

    D. 使甲状腺缩小变硬

    E. 预防癌变

40. 以下不是成年人腹股沟斜疝手术原则是

    A. 加强或修补腹股沟管管壁

    B. 缩小内环口

    C. 疝囊高位结扎

    D. 常规切除全部疝囊

    E. 切除疝内容物

二、填空题（15题，每题1分，共15分）。

1. 关节的基本结构包括 _____、_____、_____。

2. 临床上常把 _____ 和 _____ 之间的消化管称为上消化道。

3. 垂体位于 _____，借 _____ 连于下丘脑，可分为 _____ 和 _____ 两部分。

4. 睾酮的生理作用比较广泛，主要有 _____、_____、_____、_____、_____ 五个方面。

5. 根据应激原对机体影响的程度和导致的结果，可将应激分为 _____、_____。

6. 肝性脑病的发病机制主要与 _____ 和 _____ 有关。

7. 急性动脉栓塞的临床表现可以概括为6P，即 _____、_____、_____、_____、_____ 和 _____。

8. 胃大部切除术的术后远期并发症有 _____、_____、_____、_____、_____ 5种。

9. 吗啡可用于治疗 _____ 哮喘，但不能用于 _____ 哮喘。

10. 创伤修复过程基本上可分 _____、_____ 和 _____ 3个阶段。

11. 对甲状腺功能亢进症而言，常用的特殊检查方法包括：_____、_____、_____。

12. 气胸分为 _____ 性气胸、_____ 性气胸、_____ 性气胸。

13. 感染性疾病包括 _____ 和 _____。

14. 乙型病毒性肝炎的母婴传播途径有 _____、_____、_____。

15. 激素避孕的主要机制是 _____、_____、_____。

三、判断题（10题，每题1分，共10分）。

1. 女性腹股沟管内有子宫圆韧带通过。

2. 肋膈陷窝是腹膜腔位置最低的部分。

3. 使膜对 Na^+ 通透性突然增大的临界膜电位值称为阈电位。

4. 内脏痛的特点是有牵涉痛，定位准确。

5. 热惊厥产生的机制是大脑皮质处于兴奋，皮质下中枢兴奋性降低。

6. 普萘洛尔治疗甲状腺功能亢进引起的窦性心动过速效果良好。

7. 静脉补钾时，每升液体中含钾量不宜超过 40mmol，输入钾量应控制在 20mmol/h 以下。

8. 乳腺癌内分泌治疗的基本目的是降低或消除体内孕激素水平，抑制乳腺癌细胞生长繁殖。

9. 肿瘤标志物癌胚抗原（CEA）、CA19-9 和 CA125 在部分胃癌患者中可见升高，有助于胃癌的诊断，且可作为判断肿瘤预后和治疗效果的指标。

10. 脑脊液漏是诊断颅底骨折的重要依据，因为所有的颅底骨折都会发生脑脊液漏。

四、名词解释（5题，每题2分，共10分）。

1. 心身疾病
2. 多器官功能障碍综合征
3. 三度四分法
4. 倾倒综合征
5. 贲门失弛缓症

五、简答题（10题，每题2.5分，共25分）。

1. 静脉注射常用的静脉有哪些？
2. 简述肩关节脱位的分型及临床表现。
3. 简述临床输血的适应证。
4. 简述急性胰腺炎手术治疗的适应证。
5. 新生儿溶血性黄疸和生理性黄疸的区别。
6. 导尿术的目的有哪些？
7. 简述脑电图检查的适应证。
8. 简述嗜铬细胞瘤的临床表现。
9. 试述产褥感染的处理。
10. 治疗支气管哮喘急性发作常选用的药物。

模拟试卷（十一）

一、选择题（40 题，每题 1 分，共 40 分。其中，A 型题 20 题、B 型题 10 题、C 型题 5 题、X 型题 5 题）。

A 型题

1. 潮式呼吸可见于
   A. 严重缺氧　　　B. 颅内压增高
   C. 呼吸中枢受损　D. 尿毒症
   E. 以上均可

2. 短期内大量丢失小肠液后常表现为
   A. 高渗性脱水　　B. 低钠血症
   C. 等渗性脱水　　D. 低渗性脱水
   E. 高钾血症

3. 治疗二、三度房室传导阻滞时，宜选用的药物是
   A. 去甲肾上腺素
   B. 肾上腺素
   C. 异丙肾上腺素
   D. 多巴胺
   E. 多巴酚丁胺

4. 氯霉素在临床应用受限的主要原因为
   A. 影响骨骼和牙齿生长
   B. 严重的胃肠道反应
   C. 抑制骨髓造血功能
   D. 易发生二重感染
   E. 易引起过敏反应

5. 患者，男，30 岁。头晕、乏力、恶心呕吐；检查示血清钠 130mmol/L、血清钾 4.5mmol/L、尿比重 1.010。此时考虑该患者患有
   A. 等渗性脱水　　B. 高渗性脱水
   C. 低渗性脱水　　D. 低钾血症
   E. 高钾血症

6. 在麻醉前用药中，应用麻醉性镇痛药

的主要目的为
   A. 抑制迷走神经
   B. 镇痛、镇静
   C. 抑制呼吸道腺体分泌
   D. 预防呕吐
   E. 维持内环境稳定

7. 治疗小腿丹毒应首选
   A. 青霉素　　　　B. 红霉素
   C. 土霉素　　　　D. 庆大霉素
   E. 氨苄西林

8. 创面伤及真皮乳头层以下，呈现红白相间的特征，患者感觉迟钝，有拔毛病症状。此时该创面为典型的几度烧伤
   A. Ⅰ度　　　　　B. 浅Ⅱ度
   C. 深Ⅱ度　　　　D. 混合度
   E. Ⅲ度

9. 甲胎蛋白（AFP）测定对诊断肝细胞癌有相对的专一性，运用高低敏检测方法配合对照并做动态观察，诊断的正确率可达
   A. 95% 以上　　　B. 98% 以上
   C. 90% 以上　　　D. 85% 以上
   E. 70% 以上

10. 严重颅内压增高除造成脑组织损害外，还可引起全身其他器官的功能障碍，但下面哪个并发症与颅内压增高本身并不直接相关
    A. 肾衰竭　　　　B. 肺水肿
    C. 消化道出血　　D. 心律失常
    E. 血压升高

11. 诊断肺癌最主要的手段是
    A. 支气管检查
    B. 痰细胞学检查

C. 胸部 X 线检查

D. 胸腔积液检查

E. 经胸壁穿刺活检

A. Ⅰ 期　　　　　B. Ⅱa 期

C. Ⅱb 期　　　　D. Ⅲa 期

E. Ⅲb 期

12. 诊断尿结石的最主要方法是

A. 超声波检查

B. 放射线核素肾扫描

C. 放射线核素肾图检查

D. 排泄性尿路造影

E. 有会阴部下坠感

13. 外伤后左髋关节出现屈曲、内收、内旋畸形，此时可初步诊断为

A. 后脱位　　　　B. 股骨颈骨折

C. 前脱位　　　　D. 粗隆间骨折

E. 中心性脱位

14. 测定基础代谢率时不要求

A. 清醒、静卧

B. 熟睡

C. 至少禁食 12h

D. 无精神紧张

E. 室温保持 20℃ ~25℃

15. DIC 的血液凝固障碍表现为

A. 纤溶活性增高

B. 血液凝固性升高

C. 先高凝后转为低凝

D. 先低凝后转为高凝

E. 高凝和低凝同时发生

16. 在正常情况下，肠鸣音的频率为每分钟

A. 2 ~3 次　　　　B. 4 ~5 次

C. 5 ~7 次　　　　D. 8 ~10 次

E. 大于 10 次

17. 霍奇金淋巴瘤的首发症状为

A. 出血　　　　　B. 发热

C. 淋巴结肿大　　D. 皮肤瘀斑

E. 胸闷、气促

18. 绒毛膜癌患者的病灶转移至阴道，此时的临床分期为

19. 有关肺功能检查应用范围的说法，错误的是

A. 判定肺功能障碍的类型

B. 确定肺功能障碍的程度

C. 可以发现肺部较小的病变

D. 可用以判断某些药物的疗效

E. 可以区别心源性呼吸困难和肺源性呼吸困难

20. 以下情况中不属于医学伦理学任务的是

A. 直接提高医务人员的医疗技术

B. 为医学的发展导向

C. 确定符合时代要求的医德原则和规范

D. 反映社会对医学职业道德的需要

E. 为符合道德的医学行为辩护

B 型题

（21 ~22 题共用备选答案）

A. 雄激素　　　　B. 雌激素

C. 孕激素　　　　D. 甲硝唑

E. 克霉唑

21. 对于老年性阴道炎，首选的治疗药物为

22. 对于滴虫性阴道炎，首选的治疗药物为

（23 ~26 题共用备选答案）

A. 胰岛素　　　　B. 磺脲类

C. 硫脲类　　　　D. 放射性^{131}I

E. 甲状腺次全切除术

23. 对于糖尿病酮症酸中毒，可选用的措施或药物是

24. 对于 1 型糖尿病，可选用的措施或药物是

25. 对于 2 型糖尿病无并发症时，可选用的措施或药物是

26. 对于 15 岁 Graves 病患者，可选用的

措施或药物是

(27~28 题共用备选答案)

    A. 选择性   B. 整体性

    C. 理解性   D. 个别性

    E. 恒常性

27. 一位有经验的医师, 能够从 X 线片上看到并不为一般人所觉察的病灶, 这是知觉的

28. 一名幼儿去动物园玩, 能说出很多动物的名字, 这是知觉的

(29~30 题共用备选答案)

    A. 肺活量

    B. 用力肺活量

    C. 每分钟通气量

    D. 肺总量

    E. 肺泡通气量

29. 能实现有效气体交换的通气量为

30. 评价肺通气功能较好的指标为

C 型题

(31~32 题共用备选答案)

    A. 肺动脉高压和中毒性心肌炎

    B. 水钠潴留及循环充血

    C. 两者均有

    D. 两者均无

31. 急性肾炎诱发心力衰竭的主要原因是

32. 支气管肺炎诱发心力衰竭的主要原因是

(33~35 题共用备选答案)

    A. 蜕膜层   B. 肌层

    C. 两者均有   D. 两者均无

33. 绒毛膜癌的浸润深度达

34. 葡萄胎的浸润深度达

35. 侵袭性葡萄胎的浸润深度达

X 型题

36. 苏醒延迟的原因包括

    A. 持续麻醉作用

    B. 呼吸功能不全

    C. 低血钾

    D. 低体温

    E. 术中一过性血压升高

37. 甲亢患者症状控制后可进行手术的标准包括

    A. 情绪稳定, 睡眠良好

    B. 脉率 <90 次/分

    C. 体重增加

    D. 基础代谢率 < +20%

    E. 眼球突出减轻

38. 乳头溢液可见于以下哪些疾病

    A. 乳腺纤维瘤

    B. 乳腺结核

    C. 乳腺癌

    D. 乳腺导管内乳头状瘤

    E. 以上都不是

39. 成年人行腹股沟斜疝手术的目的为

    A. 切除已形成的疝囊, 消除内脏突出的空间

    B. 加强内环口两侧肌肉的作用

    C. 加强腹壁的薄弱部分

    D. 沿精索封闭内外环

    E. 疝囊颈高位结扎, 堵住腹内脏器进入疝囊的通道

40. 在医疗活动中患者的合法权利包括

    A. 平等医疗权

    B. 生命权、身体权、健康权

    C. 知情权

    D. 安乐死权

    E. 隐私权

二、填空题 (15 题, 每题 1 分, 共 15 分)。

1. 消化期小肠的运动形式有 _____、_____、_____。

2. 酸中毒时中枢神经系统功能障碍的基本机制是 _____、_____。

3. 缺氧的主要类型可分为 _____、_____、_____、_____。

4. 抗恶性肿瘤药物常见的毒性反应是_____、_____和_____。

5. 以下各局麻药的一次最大剂量（mg）为：普鲁卡因_____、利多卡因_____。

6. 肺泡通气功能障碍包括_____和_____两种，由于肺泡通气功能障碍引起的呼吸衰竭是_____型呼吸衰竭。

7. 股疝诊断明确后，应及时进行_____治疗。对于嵌顿性或绞窄性股疝，则更应进行_____。

8. 急性外伤性硬膜外血肿的出血来源包括_____、_____和_____。

9. 尿道狭窄的原因有_____、_____、_____。

10. 新生儿根据胎龄分为_____、_____、_____、_____。

11. 小儿腹泻脱水按脱水的程度分为_____、_____、_____。按水、盐丢失比例的不同分为_____、_____、_____。

12. 宫颈炎是指_____和_____受到各种病原体感染而导致的一系列病理改变。

13. 输卵管分为_____、_____、_____、_____。

14. 支气管扩张常见的临床表现包括_____、_____、_____。

15. 洋地黄中毒的心脏特征性表现是_____。

三、判断题（10题，每题1分，共10分）。

1. 非霍奇金淋巴瘤最常见的临床表现是淋巴结肿大。

2. 乳腺触诊应循序对乳房外上（包括腋尾部）、外下、内下、内上各象限及中央区作全面检查。先查健侧，后查患侧。

3. 子宫阔韧带起于子宫颈两侧，固定宫颈位置、防止子宫下垂。

4. 在将不协调性宫缩乏力恢复正常节律性和极性之前，严禁使用缩宫素。

5. 盐酸小檗碱、氟哌酸和黄连素可以用来治疗腹泻，假膜性肠炎首选红霉素。

6. 心室扑动最有效的治疗方法是使用腺苷和钙通道阻滞剂。

7. 急性心肌梗死患者发病后6个月内，不宜施行择期手术。

8. 防止细菌进入机体或其他物体的操作技术称为无菌技术或无菌操作。

9. 洋地黄中毒导致快速室性心律失常的首选药是维拉帕米。

10. 血钙浓度低于2.2mmol/L时称为低血钙，能使血钙水平上升的激素有甲状旁腺激素、降钙素和1,25-(OH)$_2$D$_3$。

四、名词解释（5题，每题2分，共10分）。

1. 急性肾损伤

2. 禽流感疫区

3. 癫痫持续状态

4. 开放性骨折

5. Codman 三角

五、简答题（10题，每题2.5分，共25分）。

1. 静脉注射时应如何选择静脉？

2. 简述急性外伤性硬脑膜外血肿的临床特点。

3. 简述应激的生物学意义。

4. 简述腰椎管狭窄症的治疗原则。

5. 简述胃肠减压的适应证。

6. 简述医疗事故的构成要件。

7. 简述食管癌的临床症状和辅助诊断方法。

8. 简述子宫内膜的周期性变化。

9. 简述小儿热性惊厥的处理。

10. 简述母乳喂养的优点。

模拟试卷（十二）

一、选择题（40 题，每题 1 分，共 40
分。其中，A 型题 20 题、B 型题 10
题、C 型题 5 题、X 型题 5 题）。

A 型题

1. 下列关于食管的描述，错误的是
   A. 全长 25cm
   B. 为前后略扁的肌性管道
   C. 依走行分颈、胸 2 段
   D. 全长有 3 个生理狭窄
   E. 食管下端连于胃的贲门

2. 以下分泌降钙素器官的是
   A. 甲状旁腺　　　　B. 胰腺
   C. 肾上腺　　　　　D. 甲状腺
   E. 腺垂体

3. 有关突触传递的叙述，错误的是
   A. 兴奋在通过突触传递时只能单向
      进行
   B. 突触后神经元发生兴奋需要有多个
      EPSP 加以总和
   C. 兴奋通过突触的速度较通过同样距
      离的神经纤维慢得多
   D. 突触前神经元和突触后神经元放电
      频率相同
   E. 易受内环境理化因素变化影响和易
      疲劳

4. 发生 DIC 时引起休克的机制与以下哪
   项因素有关
   A. 有效循环血量减少
   B. 微血栓阻塞循环通道
   C. 心肌损伤使心肌收缩力降低
   D. 血管扩张而外周阻力降低
   E. 以上都是

5. 发生多系统器官衰竭时，肺的病理组
   织学变化不包括下列哪项

A. 肺毛细血管管腔缩小
B. 肺泡上皮皱缩
C. 血管内皮细胞脱落
D. 中性粒细胞脱颗粒
E. 肺毛细血管内细胞黏附

6. 糖皮质激素用于治疗慢性炎症的目
   的为
   A. 减轻炎症后遗症
   B. 改善红肿热痛症状
   C. 增强机体抵抗力
   D. 增强抗菌药的作用
   E. 缩短炎症恢复期

7. 肱动脉收缩压下降到多少以下时肾小
   球滤过基本停止
   A. 60mmHg（8.0kPa）
   B. 67.5mmHg（9.0kPa）
   C. 75mmHg（10.0kPa）
   D. 82.5mmHg（11.0kPa）
   E. 90mmHg（12.0kPa）

8. Ⅲ度烧伤创面通过精心治疗后，局部
   瘢痕情况表现为
   A. 不会留下
   B. 如果没有感染可不留
   C. 轻度感染也可不留
   D. 严重感染才会留
   E. 必然留下

9. 某患者突然发现甲状腺单个结节、胀
   痛，并迅速增大，既往未注意有无结
   节。此时应当首先考虑的诊断为
   A. 甲状腺腺瘤
   B. 甲状腺腺癌
   C. 结节性甲状腺肿
   D. 甲状腺炎
   E. 甲状腺囊性腺瘤囊内出血

10. 有关脾破裂，以下说法不正确的是
    A. 小裂口可行脾缝合修补术
    B. 通常采用脾切除术
    C. 临床上往往出现休克表现
    D. 等失血性休克好转后才能手术
    E. 有慢性病理改变的脾脏可能更易受到损伤

11. 胃大部切除术后24h，判断是否有术后胃出血时最可靠的依据是
    A. 血色素持续下降
    B. 胃管持续有大量新鲜血液流出
    C. 脉搏增快、血压下降
    D. 患者出冷汗、四肢湿冷、面色苍白
    E. 患者烦躁、腹痛

12. 患者，男，48岁。1个月前发热、胸痛、咳嗽、有大量脓痰，经用抗感染治疗不见好转，1周前咳嗽加重，并有呼吸困难。胸部X线片见左胸大片状阴影，经胸穿抽出脓汁，反复穿刺排脓不能控制。此时的治疗方案应为
    A. 继续胸穿并注入抗生素
    B. 抗炎、输血、补液
    C. 开放引流
    D. 纤维板切除术
    E. 低位胸腔闭式引流

13. 有关二尖瓣关闭不全的病理生理，说法正确的是
    A. 肺淤血及肺动脉高压发生较早
    B. 由于二尖瓣反流使左房压迅速升高
    C. 左心室衰竭发生较晚，发生后则进展迅速
    D. 病变主要影响左心室，故左心房无扩张
    E. 由于收缩期室壁张力较二尖瓣狭窄时大，故耗能也较多

14. 临床表现为运动障碍明显而无肌萎缩，痛觉迟钝而不消失。此时神经损伤称为
    A. 神经传导功能障碍
    B. 神经断裂
    C. 神经轴索中断
    D. Waller神经变性
    E. 神经缺血

15. 肾综合征出血热的主要传染源为
    A. 猫   B. 狗
    C. 猪   D. 鼠
    E. 家禽

16. 风湿热是由以下哪种细菌引起的
    A. A组乙型溶血性链球菌
    B. 淋病奈瑟菌
    C. 大肠埃希菌
    D. 肺炎链球菌
    E. 铜绿假单胞菌

17. 妊娠期糖尿病的首选治疗方式为
    A. 胰岛素   B. 格列本脲
    C. 二甲双胍   D. 阿卡波糖
    E. 罗格列酮

18. 精神运动性发作的脑电异常波为
    A. 额叶棘波
    B. 高幅失律
    C. 双侧对称同步3波/秒棘慢综合
    D. 颞叶放电
    E. 各导多棘慢波综合

19. 诊治伤害现象的划分应不包括
    A. 可知伤害   B. 有意伤害
    C. 免责伤害   D. 责任伤害
    E. 可控伤害

20. 某一肾脏病患者的血气分析结果示pH 7.32，$PaCO_2$ 30mmHg（4.0kPa），HCO_3^- 15 mmol/L。该患者应诊断为
    A. 呼吸性酸中毒
    B. 呼吸性碱中毒
    C. 代谢性碱中毒

D. 代谢性酸中毒

E. 混合性酸碱紊乱

B 型题

(21 ~ 22 题共用备选答案)

A. 经前诊断性刮宫示子宫内膜呈增生性

B. 经前诊断性刮宫示子宫内膜呈蜕膜反应

C. 经前诊断性刮宫示子宫内膜呈分泌不良

D. 月经 5 ~ 6 日刮宫示子宫内膜呈增生性

E. 月经 5 ~ 6 日刮宫示子宫内膜呈分泌性

21. 出现卵巢黄体功能不足时，子宫内膜的表现为

22. 出现无排卵性功血时，子宫内膜的表现为

(23 ~ 24 题共用备选答案)

A. 35cm   B. 40cm

C. 45cm   D. 50cm

E. 55cm

23. 5 周岁的儿童的头围约为

24. 3 个月大的婴儿的头围约为

(25 ~ 27 题共用备选答案)

A. 睾丸鞘膜积液

B. 精索鞘膜积液

C. 交通性鞘膜积液

D. 睾丸肿瘤

E. 腹股沟斜疝

25. 阴囊囊性肿块，站立时肿块明显增大，透光试验阳性，卧位时肿块缩小或消失，睾丸不能触及属于上述哪项疾病的特点

26. 位于腹股沟或睾丸上方的囊肿，透光试验阳性，囊肿与睾丸有明显分界属于上述哪项疾病的特点

27. 阴囊肿块，呈卵圆形，质软，无压

痛，表面光滑，有弹性和囊样感，触不到睾丸和附睾，透光试验阳性属于上述哪项疾病的特点

(28 ~ 30 题共用备选答案)

A. 胸骨左缘第 2 肋间处

B. 心尖区

C. 胸骨右缘第 2 肋间处

D. 胸骨左缘第 3 ~ 4 肋间处

E. 胸骨体下端近剑突稍偏右或稍偏左处

28. 三尖瓣听诊区位于

29. 二尖瓣听诊区位于

30. 主动脉瓣第一听诊区位于

C 型题

(31 ~ 32 题共用备选答案)

A. 心脏   B. 肝

C. 两者均有   D. 两者均无

31. 休克时很少发生不可逆变化的脏器是

32. 休克代偿期儿茶酚胺分泌增加，但不减少对哪个脏器的血液供应

(33 ~ 35 题共用备选答案)

A. Ts   B. TH

C. 两者均有   D. 两者均无

33. 具有 CD_4 分子表面标志的为

34. 对细胞免疫和体液免疫均起辅助作用的为

35. 对多种免疫细胞具有抑制作用的为

X 型题

36. 治疗感染性休克的主要目的包括

A. 控制感染

B. 提高应激能力

C. 增强免疫力

D. 纠正血流动力学异常（治疗休克）

E. 控制症状

37. 医学道德情感包括

A. 责任感   B. 同情感

C. 事业感   D. 成就感

E. 愧疚感

38. 心理支持的主要功能包括

  A. 提高患者的适应能力

  B. 满足患者的心理需求

  C. 缓解患者的心理压力

  D. 改善患者的情绪

  E. 减少患者的用药量

39. 防治大面积Ⅲ度烧伤导致全身性感染的关键措施为

  A. 及时纠正休克

  B. 依靠外用药

  C. 大剂量抗生素

  D. 支持疗法

  E. 早期切痂、植皮

40. 有关妊娠代谢变化，说法正确的为

  A. 蛋白质代谢处于负氮平衡

  B. 妊娠 4 个月后铁需求量增加

  C. 血脂升高

  D. 胰岛素分泌增加

  E. 妊娠后期铁和磷的需求增加

二、填空题（15 题，每题 1 分，共 15 分）。

1. 糖尿病患者可能出现的两个严重并发症是＿＿＿＿和＿＿＿＿。

2. 创伤初期常见的严重并发症是＿＿＿＿、＿＿＿＿；后期常见的严重并发症是＿＿＿＿、＿＿＿＿。

3. 心肺复苏有效的临床体征有＿＿＿＿、＿＿＿＿、＿＿＿＿。

4. 一般来讲，腹腔内有＿＿＿＿ml 以上的游离气体时，X 线片上能显示出来。

5. 正中神经损伤表现为＿＿＿＿畸形，桡神经损伤为＿＿＿＿畸形，尺神经损伤为＿＿＿＿畸形。

6. 前列腺增生患者的膀胱残余尿量超过＿＿＿＿或曾经出现＿＿＿＿时应早日手术治疗。

7. 冠心病的主要病变发生在冠状动脉内膜，好发于 3 支主要分支的近端，分

别为＿＿＿＿、＿＿＿＿和＿＿＿＿。

8. 外科处理慢性脓胸常用的方法有＿＿＿＿、＿＿＿＿、＿＿＿＿ 和＿＿＿＿。其中以＿＿＿＿最理想，但需要满足的条件是＿＿＿＿、＿＿＿＿、＿＿＿＿。

9. 直肠癌根治术有多种手术方式，但经典的术式仍然是＿＿＿＿和＿＿＿＿。

10. 危险三角区的疖加重或被挤碰时，病菌可经＿＿＿＿、＿＿＿＿进入颅内。

11. 恶露一般分为＿＿＿＿、＿＿＿＿和＿＿＿＿。

12. 原发综合征典型的哑铃状"双极影"改变为＿＿＿＿、＿＿＿＿、＿＿＿＿。

13. 胃食管反流病常见的并发症有＿＿＿＿、＿＿＿＿。

14. 甲状腺肿的诊断标准是＿＿＿＿。

15. 肺活量等于＿＿＿＿、＿＿＿＿和＿＿＿＿三者之和。

三、判断题（10 题，每题 1 分，共 10 分）。

1. 食管全长大约 25cm，有三个狭窄处，分别是咽与食管处、跨左主支气管处、食管穿膈的食管裂孔处。

2. 弥漫性轴索损伤是在特殊外力机制（主要是旋转暴力）作用下，脑内不同质量组织之间发生剪应力，造成神经轴索断裂，甚至小血管撕裂出血等系列病理生理变化。

3. 高血压是原发性醛固酮增多症最常出现的症状。

4. 脑死亡是包括脑干在内的全脑功能丧失但可以逆转的状态。

5. 椎管内肿瘤包括脊髓本身及其邻近组织的原发性或转移性肿瘤。

6. 急性心包压塞往往病情危急，可先做心包腔穿刺减压以缓解症状，同时输

血补液，为争取剖胸抢救的时间。

7. 妊娠反应一般在停经 6 周左右开始，在胎儿娩出时终止。

8. 乙型病毒性肝炎产妇在哺乳期时不能使用对肝脏有损害的药物。

9. 生理性黄疸一般出现较早，往往在出生 24h 内。

10. 小儿时期最常见的惊厥是单纯性热性惊厥。

四、名词解释（5 题，每题 2 分，共 10 分）。

1. 早期胃癌

2. 中间清醒期

3. 连枷胸

4. 肝肺综合征

5. 小儿肥胖症

五、简答题（10 题，每题 2.5 分，共 25 分）。

1. 如何注射刺激性强的药物？

2. 早期诊断前列腺癌最好的方法是什么？前列腺癌最可靠的诊断方法是什么？

3. 简述膀胱尿道镜检查的禁忌证。

4. 简述留置胃管的目的。

5. 简述张力性气胸的急救处理及手术指征。

6. 简述医疗安全的重要性。

7. 简述类风湿关节炎的诊断标准（美国标准）。

8. 试述传染病的分类。

9. 结核菌素试验的临床意义。

10. 妊娠合并重症肝炎的诊断要点。

模拟试卷（十三）

一、选择题（40题，每题1分，共40分。其中，A型题20题、B型题10题、C型题5题、X型题5题）。

A型题

1. 以下类型的骨折中，最不稳定的是
   A. 青枝骨折   B. 斜行骨折
   C. 嵌入性骨折   D. 横行骨折
   E. 裂缝骨折

2. 有关肩关节的描述，正确的是
   A. 肱骨头大，关节盂浅
   B. 不能做环转运动
   C. 关节囊厚而坚韧
   D. 易向后方脱位
   E. 没有肌腱通过

3. 引起急性尿潴留最常见的原因是
   A. 下尿路梗阻   B. 药物性因素
   C. 神经源性膀胱   D. 精神性因素
   E. 以上都不是

4. 关于放射疗法禁忌的情况，错误的是
   A. 有广泛转移
   B. 呈现恶病质者
   C. 高度肺气肿
   D. 癌性空洞，肿瘤过大
   E. 肺门转移切除未彻底

5. 患者，男，35岁。汽车撞伤右胸部，呼吸20次/分，胸部X线检查示右侧气胸，肺受压20%，第4后肋有骨折线。该患者的处理原则是
   A. 行肋间闭式引流术
   B. 一般观察
   C. 胸穿排气
   D. 牵引固定
   E. 胶布固定

6. 蛛网膜下腔出血后脑血管痉挛的高峰时间为
   A. 出血后24h
   B. 出血后24~72h
   C. 出血后3~5d
   D. 出血后7~14d
   E. 出血后2ld

7. 颅内肿瘤导致颅内压增高的原因很多，下面哪种因素对颅内压无明显影响
   A. 肿瘤的血供
   B. 肿瘤周围脑水肿
   C. 肿瘤的体积增大
   D. 肿瘤影响脑脊液循环
   E. 肿瘤的病理性质

8. 关于腹股沟斜疝与直疝的区别，描述正确的是
   A. 斜疝与腹横筋膜薄弱有关，直疝与腹内斜肌薄弱有关
   B. 斜疝自内环处发生，沿精索发展；直疝则由海氏三角处发生，不沿精索发展
   C. 斜疝疝囊在精索后方；直疝在前方
   D. 斜疝位于腹壁下动脉内侧；直疝则位于外侧
   E. 斜疝的内环在陷窝韧带内侧；直疝在外侧

9. 基础代谢率的常用公式是
   A. 基础代谢率=（脉率-脉压）-111
   B. 基础代谢率=（脉率+脉压）-111
   C. 基础代谢率=脉率×脉压-111
   D. 基础代谢率=111-（脉率+脉压）
   E. 基础代谢率=（脉率-脉压）×111

10. 以下哪项为中国儿童头颈部皮肤面积的正确计算公式

A. [9 - (12 + 年龄)]%

B. [9 + (12 - 年龄)]%

C. [12 - (9 - 年龄)]%

D. [12 + (9 + 年龄)]%

E. [9 + (9 - 年龄)]%

11. 胸外心脏按压操作正确时动脉压应达到

A. 60 ~ 70mmHg B. 70 ~ 80mmHg

C. 80 ~ 90mmHg D. 90 ~ 100mmHg

E. 100 ~ 110mmHg

12. 糖皮质激素可诱发或者加重胃溃疡的原因是

A. 降低机体免疫功能

B. 胃肠道刺激

C. 促进胃酸、胃蛋白酶的分泌

D. 促进胃黏液的分泌

E. 电解质紊乱

13. 静脉滴注碳酸氢钠解救苯巴比妥中毒的主要机制为

A. 碱化尿液，加速巴比妥类的排泄

B. 直接对抗巴比妥类的中枢抑制作用

C. 碱化血液，减少巴比妥类的分布

D. 促进巴比妥类在肝脏内的代谢失活

E. 促进巴比妥类经肾小管滤过排出

14. 细胞凋亡的诱导因素不包括

A. 物理因素

B. EB 病毒

C. 重金属离子

D. 肿瘤坏死因子

E. 生物毒素

15. 束颤电位代表

A. 肌束兴奋性增高

B. 肌纤维兴奋性增高

C. 运动单位兴奋性增高

D. 肌束兴奋性降低

E. 运动单位兴奋性降低

16. 诊断呼吸衰竭的血气分析标准为

A. $PaO_2 < 50mmHg$，$PaCO_2 > 40mmHg$

B. $PaO_2 < 60mmHg$，$PaCO_2 > 50mmHg$

C. $PaO_2 < 55 mmHg$，$PaCO_2 > 60mmHg$

D. $PaO_2 < 70mmHg$，$PaCO_2 > 65 mmHg$

E. $PaO_2 < 60mmHg$，$PaCO_2 > 60mmHg$

17. 动脉粥样硬化的最新检查方法为

A. MRI 检查

B. CT 检查

C. 多普勒超声检查

D. 数字减影法动脉造影

E. 血管内超声显像和血管镜检查

18. 有关浆液性恶露的特点，正确的为

A. 有少量胎膜及坏死蜕膜组织

B. 色鲜红，含大量血液

C. 色淡红，似浆液而得名

D. 黏稠，色泽较白

E. 含大量白细胞、坏死蜕膜组织

19. 患者，女，28 岁。妊娠 60 天，在负压吸宫术中，感胸闷、头晕，脸色苍白。血压 70/50mmHg，脉搏 50 次/分。应首先选用何种治疗措施

A. 阿托品静脉注射

B. 杜冷丁（哌替啶）肌内注射

C. 安定静脉注射

D. 氯丙嗪肌内注射

E. 苯巴比妥钠肌内注射

20. 提示新生儿败血症较为特殊的表现为

A. 哭声减弱   B. 体温不稳定

C. 精神欠佳   D. 食欲欠佳

E. 黄疸退而复现

B 型题

(21 ~ 22 题共用备选答案)

A. 乙脑减毒活疫苗

B. 卡介苗

C. 百白破

D. 麻疹

E. 脊髓灰质炎疫苗

21. 一小儿，现出生 8 个月，此时应接种

的疫苗为

22. 新生儿期接种的疫苗应该为

（23～25题共用备选答案）

　　A. 阿托品　　　B. 二巯基丙醇

　　C. 纳洛酮　　　D. 硫代硫酸钠

　　E. 胆碱酯酶复活剂

23. 常用氰化物中毒的解毒剂为

24. 常用有机磷中毒的解毒剂为

25. 常用金属中毒的解毒剂为

（26～27题共用备选答案）

　　A. 平均动脉压

　　B. 收缩压

　　C. 循环系统平均充盈压

　　D. 舒张压

　　E. 脉压

26. 心动周期中，主动脉压的最高值是

27. 心动周期中，主动脉压的最低值是

（28～30题共用备选答案）

　　A. 宫颈癌　　　B. 子宫内膜癌

　　C. 外阴癌　　　D. 绒毛膜癌

　　E. 卵巢癌

28. 早期最难发现的是

29. 发病率最高的是

30. 化学治疗效果最好的是

C 型题

（31～32题共用备选答案）

　　A. 去甲肾上腺素

　　B. 地西泮

　　C. 酚妥拉明

　　D. 氨茶碱

31. 属于血管收缩药的是

32. 属于血管扩张药的是

（33～35题共用备选答案）

　　A. 去甲肾上腺素　B. 多巴胺

　　C. 两者均有　　　D. 两者均无

33. 可舒张肾血管、防治急性肾损伤的药物是

34. 明显收缩肾血管，最易引起急性肾损伤的药物是

35. 口服可阻止上消化道出血的药物是

X 型题

36. 以下哪些属于癌症确认期的心理特点

　　A. 沮丧　　　　B. 愤怒

　　C. 恐惧　　　　D. 激动

　　E. 认可

37. 医学人道观、人权观的核心内容包括

　　A. 尊重患者的生命

　　B. 尊重患者的人格

　　C. 尊重患者的习惯

　　D. 尊重患者平等的医疗权利

　　E. 尊重患者的家属

38. 高渗性脱水易出现

　　A. 尿少　　　　B. 休克

　　C. 口渴　　　　D. 脱水热

　　E. 眼窝肿胀

39. 急性胰腺炎的临床表现包括

　　A. 头痛

　　B. 发热

　　C. 恶心、呕吐及腹胀

　　D. 低血压或休克

　　E. 水、电解质，酸碱平衡及代谢紊乱

40. 关于临产开始的标志，说法正确的为

　　A. 宫颈扩张　　　B. 规律宫缩

　　C. 子宫颈管展平　D. 胎先露部下降

　　E. 见红

二、填空题（15题，每题1分，共15分）。

1. 骨折的特有体征是_____、_____、_____。

2. 按照血栓的性质与组成可将其分为_____、_____、_____、_____、_____、_____等6类。

3. _____、_____、_____常同时存在，称为"肛裂三联征"。

4. 早产儿、多胎儿、低出生体重儿在生后 _____ 周后开始每天补给 _____ 国际单位的维生素 D。

5. 结核性脑膜炎最易受累的颅神经是 _____。

6. 对于敏感株所引起间日疟的病因治疗，最佳方案是联合应用 _____ 与 _____。

7. 空腹血糖正常值为 _____，餐后 2 小时血糖正常值为 _____。

8. 溃疡性结肠炎的病变分布特点是 _____，克罗恩病的病变分布特点为 _____。

9. 上消化道出血时出血量的估计如下：每天出血 5 ~ 10mL 时大便隐血试验阳性；每天出血 _____ 时可出现黑便；胃内积血量在 _____ 时可引起呕血；出血量超过 400 ~ 500mL 时可出现全身症状。

10. 血尿伴尿频、尿急、尿痛多系 _____ 所致。若膀胱刺激症状逐渐加重，而普通细菌培养阴性，抗感染治疗无效，提示 _____。

11. 治疗外伤性脑水肿，目前应用最广且疗效较好的药物是 _____ 和 _____。

12. 丹毒是皮肤淋巴管网的急性感染，其致病菌为 _____。

13. 现病史内容主要包括 _____、_____、_____、_____、_____ 5 项。

14. 蚕豆病是儿童先天性缺乏 _____ 所致。

15. 医院的管理职能由 _____、_____、_____、_____、_____ 5 个方面组成。

三、判断题（10 题，每题 1 分，共 10 分）。

1. 听神经瘤是起源于耳蜗神经的一种良性肿瘤。

2. 非共价键包括肽键、双硫键、氢键和离子键。

3. 痫的发病年龄以儿童和青壮年为主。

4. 腹部外伤时，腹腔内抽出血液即可诊断有实质性器官破裂。

5. 烧伤急救时，创面剧痛、烦躁者可酌情使用哌替啶（杜冷丁）、地西泮等镇痛镇静药，但应尽量减少镇静镇痛药的使用，避免掩盖病情。

6. 慢性萎缩性胃炎患者均有慢性贫血的临床表现。

7. 口服避孕药对甲状腺摄碘率无影响。

8. 新冠肺炎的传染源是昆虫。

9. 原发性胃淋巴瘤是结外型淋巴瘤中最常见者，占胃恶性肿瘤的 3% ~ 5%。

10. 尿三杯试验，如三杯尿中均有血液则提示血尿来自肾脏、输尿管或有膀胱内弥漫性出血。

四、名词解释（5 题，每题 2 分，共 10 分）。

1. 蛋白尿

2. 肾上腺危象

3. 高血压急症

4. 骨折延迟愈合

5. 血栓闭塞性脉管炎

五、简答题（10 题，每题 2.5 分，共 25 分）。

1. 简述股静脉穿刺的并发症。

2. 可应用心肺复苏术的情况有哪些？

3. 简述医疗纠纷构成的要件。

4. 试述各种不同细菌感染的脓液特点。

5. 试述气性坏疽的治疗原则。

6. 简述心源性水肿的病因和特点。

7. 简述强心苷类主要用于治疗哪些疾病？

8. 阐述儿科贫血的治疗原则。

9. 简述维生素 D 缺乏性佝偻病与维生素 D 缺乏性手足搐搦症的异同。

10. 阐述侵蚀性葡萄胎及绒毛膜癌的诊断。

模拟试卷（十四）

一、选择题（40 题，每题 1 分，共 40 分。其中，A 型题 20 题、B 型题 10 题、C 型题 5 题、X 型题 5 题）。

A 型题

1. 感染过程最常见的表现为
   A. 病原体被清除
   B. 隐性感染
   C. 显性感染
   D. 病原携带状态
   E. 潜伏性感染

2. 绒毛膜癌首选的治疗方式为
   A. 放疗　　　　B. 化疗
   C. 靶向治疗　　D. 激素治疗
   E. 子宫切除术

3. 孕妇生产时，胎儿最先进入骨盆入口平面的部分称为
   A. 胎先露　　　B. 胎方位
   C. 胎产式　　　D. 骨盆轴
   E. 胎体轴

4. 结核菌素试验呈阳性时提示
   A. 假阴性反应
   B. 初次感染 4~8 周内
   C. 未感染过结核
   D. 卡介苗接种史
   E. 技术误差或所用的结核菌素已失效

5. 典型苯丙酮尿症的病因是
   A. 四氢叶酸缺乏
   B. 四氢叶酸累积
   C. 缺乏四氢叶酸的合成酶
   D. 苯丙氨酸在血中蓄积
   E. 染色体变异

6. 导致骨筋膜室综合征的主要原因为
   A. 主要血管损伤
   B. 肌肉挛缩
   C. 主要神经损伤
   D. 筋膜室内压力过高
   E. 肌肉肿胀

7. 区别空腔性脏器破裂与实质性脏器破裂的最重要依据为
   A. 外伤史
   B. 腹膜刺激征轻重
   C. 腹痛程度
   D. 腹腔穿刺液性质
   E. 有无腹胀

8. 患者，女，30 岁。产后 6 天伴发热及下腹部疼痛 2 天，有脓血性恶露。该患者最可能的诊断是
   A. 急性阴道炎　　B. 急性尿道炎
   C. 急性膀胱炎　　D. 产褥感染
   E. 中暑

9. 休克患者在补充足够量的液体后，中心静脉压正常，血压偏低，此时应给予
   A. 血管收缩药　　B. 利尿剂
   C. 血管扩张药　　D. 强心药
   E. 大剂量糖皮质激素

10. 慢性肾上腺皮质功能减退症患者行激素替代治疗时，所选用的药物是
    A. 糖皮质激素　　B. 甲状腺激素
    C. 盐皮质激素　　D. 醛固酮
    E. 抗利尿激素

11. 在急性肺水肿的诊断中，最具有特征性的为
    A. P_2 亢进
    B. 气促、发绀、烦躁不安
    C. 两肺哮鸣音

D. 奔马律

E. 咳粉红色泡沫样痰

12. 肺源性心脏病呼吸衰竭时应给予

    A. 高流量间歇吸氧

    B. 高流量持续吸氧

    C. 低流量间歇吸氧

    D. 低流量持续吸氧

    E. 低流量混有二氧化碳的氧吸入

13. 房颤发生后最容易导致的合并症为

    A. 神志模糊、抽搐

    B. 心源性休克

    C. 肺内感染

    D. 严重心力衰竭

    E. 体循环动脉栓塞

14. AML 具有独立诊断意义的为

    A. Auer 小体   B. 出血

    C. R - S 细胞   D. 感染

    E. 贫血

15. 腹壁反射中的中部反射消失见于

    A. 胸髓 7 ~ 8 节病损

    B. 胸髓 9 ~ 10 节病损

    C. 胸髓 11 ~ 12 节病损

    D. 腰髓 3 ~ 4 节病损

    E. 腰髓 1 ~ 2 节病损

16. 有关首过消除的说法，错误的为

    A. 消除的结果是药物的血药浓度
降低

    B. 消除部位在肝脏

    C. 不影响药物的最终药效

    D. 改变给药方式可以避免首过消除

    E. 首过消除明显的药物一般不宜口服

17. 体内蛋白质分解代谢的最终产物为

    A. 氨基酸

    B. 多肽

    C. CO_2、H_2O、尿素

    D. 氨基酸、尿酸

    E. 肌苷酸和肌酸

18. 小肠是吸收的主要部位，主要与其结构的什么特点有关

    A. 壁厚   B. 长度长

    C. 面积大   D. 通透性大

    E. 有缝隙连接

19. 临床上气管切开术常选的部位为

    A. 第 1 ~ 3 气管软骨处

    B. 第 1 ~ 4 气管软骨处

    C. 第 3 ~ 5 气管软骨处

    D. 第 5 ~ 8 气管软骨处

    E. 第 3 ~ 9 气管软骨处

20. 下直肌收缩时瞳孔转向

    A. 上内   B. 下内

    C. 外上   D. 外下

    E. 上方

B 型题

(21 ~ 23 题共用备选答案)

    A. 内痔   B. 肛瘘

    C. 外痔   D. 直肠息肉

    E. 肛裂

21. 直肠指诊，触到条索状物，伴有轻度压痛，挤压时见肛旁有脓性分泌物。应考虑

22. 直肠指诊，未见异常，但指套染有新鲜血液。应考虑

23. 直肠指诊，触到质软，可推动的圆形肿块，指套上染新鲜血液。应考虑

(24 ~ 25 题共用备选答案)

    A. 颅骨软化   B. 方颅

    C. 肋骨串珠   D. 漏斗胸

    E. 手镯

24. 8 ~ 9 个月婴儿佝偻病激期较特异性的表现为

25. 3 ~ 4 个月婴儿佝偻病激期较特异性的表现为

(26 ~ 28 题共用备选答案)

    A. 子宫广泛切除术及盆腔淋巴清

　扫术

    B. 子宫全切除术

    C. 全子宫、双附件切除术

    D. 全子宫、双附件及大网膜切除术

    E. 全子宫及阴道部分切除术

26. 卵巢癌应行

27. 子宫内膜癌Ⅰ应行

28. 宫颈癌Ⅱa应行

（29~30题共用备选答案）

    A. 毒血症　　　B. 菌血症

    C. 败血症　　　D. 脓毒血症

    E. 变应性亚败血症

29. 人体对微生物感染所引起的全身炎症反应，称为

30. 细菌在血液中短暂出现，无明显毒性症状，称为

C 型题

（31~32题共用备选答案）

    A. 血浆渗至第三间隙

    B. 血浆自创面丢失到体外

    C. 两者均有

    D. 两者均无

31. 组织水肿的原因有

32. 烧伤休克的原因有

（33~35题共用备选答案）

    A. 微血管壁通透性升高

    B. 淋巴循环障碍

    C. 两者均有

    D. 两者均无

33. 乳腺癌根治术后引起该侧上肢水肿的原因是

34. 药物过敏引起水肿的原因是

35. 昆虫叮咬引起水肿的原因是

X 型题

36. 纤维支气管镜检查的并发症有

    A. 出血　　　　B. 心搏骤停

    C. 并发感染　　D. 喉返神经麻痹

    E. 气胸

37. 在护患关系中护士扮演的角色包括

    A. 关怀的提供者

    B. 咨询者

    C. 教师

    D. 治疗的提供者

    E. 变化促进者

38. 围术期 DIC 的特点包括

    A. 起病较急骤

    B. 出血倾向

    C. 休克

    D. 微血管栓塞症

    E. 微血管病性溶血

39. 对血清钾浓度过高者可采取的措施有

    A. 葡萄糖和胰岛素同时静脉注射

    B. 阳离子交换树脂灌肠或口服

    C. 腹膜透析

    D. 补充钙剂使细胞外液 Ca^{2+} 增多

    E. 补充钠盐使细胞外液 Na^+ 增多

40. 艾滋病的传播方式包括

    A. 注射途径传播

    B. 性接触传播

    C. 母婴传播

    D. 器官移植传播

    E. 人工授精传播

二、填空题（15题，每题1分，共15分）。

1. 血吸虫病的异位损害常见于_____与_____。

2. 目前我国立法的法律效力等级，按法律层次分为_____、_____、_____、_____、_____和_____，以及从属于各项卫生法规的卫生标准。

3. 常用的血氧指标有_____、_____、_____。

4. 影响 DIC 发生发展的因素有_____、_____、_____、_____。

5. 凡不符合用药目的，并给患者带来不适或痛苦的反应统称为药物

的_____。

6. 糖皮质激素用于治疗败血症时,应合用足量有效的_____药物。

7. 人体通过_____、_____、_____完成对酸碱的调节作用。

8. 大多数火器伤清创应在伤后_____小时内进行,如早期应用抗生素,无明显感染征象,伤后_____小时仍可清创。

9. 乳腺癌 X 线钼靶拍片的特征表现是_____征,当出现颗粒细小、密集的钙化点时,恶性可能更大。

10. 动脉瘤性蛛网膜下腔出血后的主要并发症是_____、_____和_____。

11. 继发孔型房间隔缺损根据缺损出现的部位可分为_____、_____、_____和_____ 4 种。

12. 肺脓肿抗菌药物治疗时应直至_____或仅有_____。

13. 贫血按进展速度分为_____和_____。

14. 胃食管反流病最常见的临床症状是_____和_____。

15. 类风湿关节炎是以对称性多关节炎为主要临床表现的疾病,最常出现关节痛的部位是_____、_____、_____。

三、判断题 (10题,每题1分,共10分)。

1. 肾上腺素为各类早期休克的首选治疗措施。

2. 治疗毛囊炎、疖、伤口表面感染等表浅、局限感染时,一般不需立即应用抗生素。

3. 腹股沟直疝多见于妇女。

4. 无痛性血尿最常见于慢性肾炎。

5. 患者,男,35 岁。开水烫伤双下趾后局部肿胀明显,有大小不等的水疱,创面红润、潮湿,诉有剧痛,诊断为开水烫伤7% (浅Ⅱ度)。

6. 阻塞性黄疸患者的尿胆原、尿胆素均为阴性。

7. 糖尿病患者尿酮体为阳性时即可诊断为酮症酸中毒。

8. 孕妇的心排血量于妊娠 32～34 周达高峰。

9. 母亲是 O 型血而胎儿是 A 或 B 型,一定会发生重度溶血反应。

10. 临床思维方法指的是对疾病现象进行调查研究、分析综合、判断推理等过程中的一系列思维活动,由此认识疾病、判断鉴别,并作出决策的一种逻辑方法。

四、名词解释 (5题,每题2分,共10分)。

1. 尿崩症

2. 肾炎性水肿

3. 溶栓疗法

4. 转移性骨肿瘤

5. 脑疝

五、简答题 (10题,每题2.5分,共25分)。

1. 心肺复苏术的禁忌证有哪些?

2. 简述股动脉穿刺过程中的并发症。

3. 试述腹部损伤患者剖腹探查的指征。

4. 试述角膜反射的检查方法和临床意义。

5. 简述氧容量、氧含量和血氧饱和度的概念。

6. 试述战伤救治的基本原则。

7. 简述全身性外科感染的常见致病菌。

8. 简述甲状腺功能减退症的治疗。

9. 简述儿科缺铁性贫血的铁剂治疗。

10. 简述宫颈癌的临床表现。

模拟试卷（十五）

一、选择题（40 题，每题 1 分，共 40 分。其中，A 型题 20 题、B 型题 10 题、C 型题 5 题、X 型题 5 题）。

A 型题

1. 连于相邻椎体之间的结构有
   A. 棘间韧带　　　B. 黄韧带
   C. 前纵韧带　　　D. 后纵韧带
   E. 椎间盘

2. 预防乙型肝炎的最佳措施是
   A. 管理带病毒者
   B. 隔离、治疗患者
   C. 严格消毒制度，加强血源管理
   D. 疫苗预防
   E. 免疫球蛋白注射

3. 下消化道指的是
   A. 食管以下的消化管道
   B. 从十二指肠到大肠的消化管道
   C. 从口腔到胃的消化管道
   D. 空肠及以下的消化管道
   E. 从胃到大肠的消化管道

4. 脑脊液的产生部位为
   A. 蛛网膜　　　　B. 硬膜
   C. 上矢状窦　　　D. 脉络丛
   E. 软膜

5. 正常人全血的比重主要取决于
   A. 血浆中晶体物质的含量
   B. 血浆蛋白质的含量
   C. 红细胞的数量
   D. 白细胞的数量
   E. 血小板的数量

6. 左侧心力衰竭患者在临床上最突出的表现是
   A. 反复咯血　　　B. 咳泡沫样痰
   C. 呼吸困难　　　D. 肝脾大
   E. 下肢水肿

7. 用硝酸甘油治疗心绞痛时，舌下含化给药的目的是
   A. 加快药物的分布
   B. 增加药物的吸收
   C. 避免药物被胃酸破坏
   D. 避免药物的首过消除
   E. 减少药物的副作用

8. 从病理生理角度看，休克的本质为
   A. 交感 – 肾上腺系统紊乱
   B. 低血压
   C. 组织和细胞缺氧
   D. 酸中毒
   E. 心血管功能紊乱

9. 患儿，男，9 岁。额部有多发性疖肿，红肿，弛张性高热，4d 后于臀部皮下又发现一肿块，疼痛，压痛明显，且有波动感。诊断应考虑为
   A. 败血症　　　　B. 菌血症
   C. 毒血症　　　　D. 寒性脓肿
   E. 脓毒血症

10. 关于甲状腺结节的手术治疗方法，以下正确的是
    A. 实质性结节只需要做结节完整切除
    B. 实质性结节可行患侧腺体大部切除
    C. 单个囊肿需甲状腺大部切除
    D. 术中冷冻切片报告为良性腺瘤，肯定不是腺癌
    E. 小儿单发结节不必早日手术

11. 鉴别黄疸是内科黄疸还是外科梗阻性

黄疸的最简便有效的措施为

A. 体格检查

B. 询问病史

C. 血清胆红素

D. B 型超声

E. 肝功能检查

12. 对于颅内大静脉窦处的凹陷性骨折，正确的处理措施是

A. 即使没有神经功能障碍，也应择期手术予以复位

B. 不管陷入深度，都应立即手术复位

C. 若无神经体征或颅内压增高，可保守治疗，尽量避免手术

D. 即使手术复位，也是一般性手术，无需术中特殊准备

E. 陷入静脉窦内的骨折片都应该全部取出，防止堵塞静脉窦

13. 患者，男，45 岁。20 年前患过肺结核，平素健康，近 3 个月来有刺激性咳嗽，痰中偶有血丝，有时发热。胸部 X 线示右肺上叶前段有 2cm × 2.5cm 的块状阴影，边缘不整呈分叶状，痰查脱落细胞 3 次均阴性，诊断首先考虑

A. 肺脓肿   B. 肺结核

C. 肺囊肿   D. 肺癌

E. 肺良性肿瘤

14. 发生尿道炎时，尿痛的特点为

A. 排尿开始时出现疼痛

B. 常伴有尿线中断

C. 排尿终了时尿痛加重

D. 伴有耻骨上区疼痛

E. 伴有终末血尿

15. 对前置胎盘而言，最有价值的检查手段为

A. 磁共振检查

B. 超声检查

C. 骨盆 X 线检查

D. CT 检查

E. 抽血检查

16. 滴虫性阴道炎的首选用药为

A. 青霉素   B. 氯霉素

C. 红霉素   D. 头孢盂多

E. 甲硝唑

17. 7~9 个月的婴儿宜添加的辅食为

A. 碎菜   B. 软饭

C. 鱼肉   D. 烂面条

E. 水果

18. 除以下哪项外，都是儿科肺炎合并心衰的临床表现

A. 呼吸突然加快 >60 次/分

B. 心率突然 <180 次/分

C. 心音低钝、奔马律、颈静脉怒张

D. 尿少或无尿

E. 肝脏迅速增大

19. 交感神经节后纤维的递质为

A. 乙酰胆碱   B. 肾上腺素

C. 多巴胺   D. 5 - 羟色胺

E. 去甲肾上腺素或乙酰胆碱

20. 最容易引起枕骨大孔疝的病变为

A. 侧脑室肿瘤   B. 颞叶肿瘤

C. 鞍区肿瘤   D. 第四脑室肿瘤

E. 顶叶肿瘤

B 型题

(21~24 题共用备选答案)

A. 少量便血，伴有疼痛

B. 多量便血，伴有疼痛

C. 无痛便血，便后肛门部脱出樱桃状肿物

D. 暗红脓血便，肛门部无肿物

E. 无痛便血

21. 内痔多为

22. 直肠息肉多为

23. 肛裂多为

24. 直肠癌表现为

（25~27题共用备选答案）

    A. 苯巴比妥   B. 苯妥英钠

    C. 地西泮   D. 甘露醇

    E. 地塞米松

25. 对于维生素D缺乏性手足搐搦症，控制惊厥首选的治疗为

26. 小儿热性惊厥首选的治疗为

27. 对于新生儿缺血缺氧性脑病，控制惊厥首选的治疗为

（28~30题共用备选答案）

    A. 骑跨伤   B. 火器伤

    C. 骨盆骨折   D. 腰部撞击伤

    E. 盆腔或腹膜后手术

28. 后尿道损伤多见于

29. 输尿管损伤多见于

30. 球部尿道损伤多见于

C型题

（31~32题共用备选答案）

    A. 脓液稠厚、有粪臭味

    B. 脓液有特殊的恶臭

    C. 两者均有

    D. 两者均无

31. 变形杆菌感染的脓液特点为

32. 大肠埃希菌感染的脓液特点为

（33~25题共用备选答案）

    A. 股四头肌   B. 胫骨前肌

    C. 两者均有   D. 两者均无

33. 作用于伸膝关节的肌肉为

34. 作用于屈髋关节的肌肉为

35. 使足内翻的肌肉为

X型题

36. 心室率缓慢的心电图可见于以下哪种情况

    A. 窦性心动过缓

    B. 房性期前收缩二联律下传受阻

    C. 心房颤动伴三度AVB交界区自转

性心律

    D. 室性自转性心律

    E. 非阵速室性自转性心律

37. 作为患者，他们的心理需求包括

    A. 需要信心

    B. 需要接纳和关心

    C. 需要尊重

    D. 需要安全

    E. 需要和谐环境、适度活动与刺激

38. 导致血管内外液体失平衡而形成水肿的基本因素包括

    A. 毛细血管有效流体静压升高

    B. 淋巴回流受阻

    C. 有效胶体渗透压降低

    D. 血浆清蛋白含量升高

    E. 微血管通透性降低

39. 可从血培养获得病原体的有

    A. 败血症   B. 菌血症

    C. 脓毒血症   D. 毒血症

    E. 变应性亚败血症

40. 异位妊娠的临床表现包括

    A. 腹痛   B. 停经

    C. 阴道流血   D. 晕厥与休克

    E. 腹部包块

二、填空题（15题，每题1分，共15分）。

1. 评价心理健康的标准包括_____、_____、_____。

2. 妊娠脐带的正常长度是_____。

3. 排卵性月经失调的类型分为_____和_____两种类型。

4. 脊柱的三个生理弯曲的出现时间为出生后的_____、_____和_____。

5. 肺癌转移的最常见部位是_____。

6. 慢性肾小球肾炎的治疗目标是_____、_____和_____。

7. 人字缝由_____、_____连接

而成。

8. 胃液由 _____、_____、_____、_____、_____组成。

9. 蛋白质的二级结构包括 _____、_____、_____ 和 _____ 等内容。

10. 为了加强对脊髓灰质炎的监测，对于急性弛缓性瘫痪的儿童均应于瘫痪发生 _____ 天内，送验粪便 _____ 份，每份相隔 _____ 小时，冷藏运送至实验室进行病毒分离。

11. 医疗保险从总体上可分为 _____ 医疗保险和 _____ 医疗保险。

12. 血清钠的正常浓度范围是 _____。

13. CVP 是指上腔或下腔静脉即将进入右心房处的压力或右心房压力，主要反映 _____，其高低与 _____、_____ 和 _____ 有关，但不能反映 _____。

14. 指头炎需做切开引流时，在末节指侧面做纵切口，切口远端不超过 _____，近端不超过 _____。

15. 根据烧伤病理生理特点，一般将烧伤的临床发展过程分为 4 期，即 _____、_____、_____ 和 _____，各期之间相互交错，关系密切。

三、判断题（10 题，每题 1 分，共 10 分）。

1. 由于胆汁中含有脂肪酶，所以胆汁促进脂肪的消化和吸收。

2. 高 HDL 血症会引起动脉粥样硬化，必须严密检测其血浆水平。

3. 休克晚期才会对肾功能造成影响。

4. 代谢性碱中毒患者可出现手足搐搦，这是由于血中 Ca^{2+} 浓度升高导致。

5. 阑尾周围脓肿均需手术治疗。

6. 最常用于了解肾功能的影像学诊断方法是排泄性尿路造影。

7. 在骨折急救中，开放外露的骨折端应尽量复位回纳。

8. 应激时泌尿系统的变化可表现为尿钾降低。

9. 胸腔渗出性积液都是感染性积液。

10. 溃疡病患者均有上腹痛，出现并发症后其疼痛的节律性丧失。

四、名词解释（5 题，每题 2 分，共 10 分）。

1. 肝性脑病

2. 造血干细胞

3. 多发性硬化

4. 血氧饱和度

5. 扩瞳药

五、简答题（10 题，每题 2.5 分，共 25 分）。

1. 简述外科感染的特点。

2. 洗胃术的禁忌证有哪些？

3. 试述骨折的急救措施。

4. 试述地西泮的临床用途。

5. 试述大肠癌的临床表现及左右侧大肠癌临床表现的主要区别。

6. 试述颈内静脉穿刺术的常见近期并发症有哪些，如何处理？

7. 试述腹水的病因、分类和检查方法。

8. 简述严重创伤后常见的重要并发症。

9. 简述严重创伤后"负氮平衡"的临床意义。

10. 试述开放性颅脑外伤的处理原则。

模拟试卷（十六）

一、选择题（40 题，每题 1 分，共 40 分。其中，A 型题 20 题、B 型题 10 题、C 型题 5 题、X 型题 5 题）。

A 型题

1. 关节囊内有韧带的关节为
   - A. 肘关节
   - B. 肩关节
   - C. 腕关节
   - D. 膝关节
   - E. 踝关节

2. 开口于蝶筛隐窝的鼻旁窦为
   - A. 额窦
   - B. 蝶窦
   - C. 上颌窦
   - D. 筛窦前群
   - E. 筛窦后群

3. 有关易化扩散的叙述，错误的是
   - A. 由通道介导的跨膜离子转运
   - B. 由载体介导的跨膜物质转运
   - C. 载体转运具有高度的特异性
   - D. 通道的选择性较载体差
   - E. 类固醇激素进入细胞属易化扩散

4. 抢救霍乱患者最关键的措施是
   - A. 补充液体与电解质
   - B. 利尿，防治肾衰竭
   - C. 使用抑制肠黏膜分泌药
   - D. 使用抗菌药物
   - E. 使用血管活性药物

5. 以下属于主动转运过程的为
   - A. K^+ 由细胞内出来
   - B. Ca^{2+} 由细胞内出来
   - C. O_2 进入细胞内
   - D. Na^+ 进入细胞
   - E. CO_2 从细胞内出来

6. 血液凝固的内源性途径与外源性途径的主要区别是

   A. 有无 Ca^{2+} 参与
   B. 有无血小板参与
   C. 凝血酶激活过程
   D. 因子 X 的激活过程
   E. 纤维蛋白形成过程

7. 潮气量是 500ml，呼吸频率是 12 次/分，则肺泡通气量约是
   - A. 3.5L
   - B. 4.2L
   - C. 5.0L
   - D. 6.0L
   - E. 6.8L

8. 有关远曲小管和集合管中的物质转运的叙述，错误的为
   - A. Na^+ 和 K^+ 的转运主要受醛固酮调节
   - B. 水的重吸收主要受血管升压素调节
   - C. H^+ 的分泌是一个逆电化学梯度进行的主动转运过程
   - D. NH_3 的分泌与 H^+ 的分泌密切相关
   - E. NH_3 的分泌与 H^+ 的分泌无关

9. 正反馈调节的意义在于
   - A. 抑制控制部分的功能状态
   - B. 使功能活动按照固有程序迅速完成到特定水平
   - C. 改善受控部分的功能状态
   - D. 维持功能活动的状态
   - E. 增强受控部分的敏感性

10. 伴有支气管哮喘的高血压患者不宜应用
    - A. 钙通道阻滞药
    - B. 利尿药
    - C. α 肾上腺素受体阻断药
    - D. β 肾上腺素受体阻断药

E. 血管紧张素Ⅱ受体阻断药

E. 输出段梗阻

11. 成年人每24h的排尿量不足多少时为无尿
   - A. 50ml
   - B. 100ml
   - C. 110ml
   - D. 120ml
   - E. 10ml

12. 术后鼓励患者早期活动有许多好处，但下列所述错误的是
   - A. 改善全身血液循环，促使伤口愈合
   - B. 防止心力衰竭
   - C. 能增加肺活量，减少肺部并发症
   - D. 防止静脉血栓形成
   - E. 有利于肠道和功能的恢复

13. 巨大结节性甲状腺肿，行大部切除术，气管内插管麻醉6h，当晚患者呼吸困难，烦躁不安，发绀，P 130 次/分，BP 170/100mmHg，伤口渗血不多，颈部不肿大，可考虑
   - A. 双侧喉返神经损伤
   - B. 甲状腺危象
   - C. 伤口内出血压迫气管
   - D. 喉头水肿
   - E. 气管塌陷

14. 关于左侧腹股沟滑动性疝的描述，正确的是
   - A. 疝内容物没有小肠
   - B. 属可复性疝
   - C. 乙状结肠是疝囊的一部分
   - D. 最易嵌顿
   - E. 疝块很小

15. Billroth Ⅱ式胃大部切除术后3d，进食后出现上腹饱胀，呕吐食物与胆汁，最可能的并发症是
   - A. 输入段梗阻
   - B. 吻合口梗阻
   - C. 低血糖综合征
   - D. 倾倒综合征

16. 目前临床上呼吸衰竭最早出现的临床症状为
   - A. 胸痛
   - B. 发绀
   - C. 呼吸困难
   - D. 咯血
   - E. 咳嗽

17. 糖尿病酮症酸中毒处理的关键环节是
   - A. 补液
   - B. 控制感染
   - C. 胰岛素治疗
   - D. 纠正脑水肿
   - E. 纠正电解质及酸碱平衡失调

18. 与系统性红斑狼疮活动期间有关的自身抗体为
   - A. 抗 ENA 抗体
   - B. 抗双链 DNA（dsDNA）抗体
   - C. 抗核抗体（ANA）
   - D. 抗 SSA 抗体
   - E. 抗 Sm 抗体

19. 有关月经周期的说法，正确的为
   - A. 月经血的主要特点是凝固血
   - B. 月经周期的长短由月经期长短决定
   - C. 孕激素的分泌量于排卵后开始增加
   - D. 月经周期的长短由分泌期长短决定
   - E. 初期多是无排卵性月经

20. 产褥感染最常见的致病菌为
   - A. 厌氧杆菌
   - B. 大肠埃希菌
   - C. 葡萄球菌
   - D. 溶血性链球菌
   - E. 厌氧链球菌

B 型题

（21～24 题共用备选答案）
   - A. 间歇性跛行
   - B. "6P" 征
   - C. 指（趾）端发黑，干性坏疽，溃疡形成

D. 搏动性肿块和杂音

E. 股青肿

21. Buerger 病局部缺血期可出现

22. 急性动脉栓塞可出现

23. 急性深静脉血栓形成可出现

24. 动脉瘤可出现

（25～27 题共用备选答案）

A. 智能发育落后

B. 特殊面容

C. 尿和汗液有鼠尿臭味

D. 惊厥

E. 皮肤粗糙、增厚

25. 苯丙酮尿症患儿特有的体征为

26. 先天性甲减的皮肤特点为

27. 唐氏综合征最严重的临床表现为

（28～30 题共用备选答案）

A. 弥漫性颅内压增高

B. 局灶性颅内压增高

C. 急性颅内压增高

D. 慢性颅内压增高

E. 良性颅内压增高

28. 病情发展快，颅内压增高所引起的症状和体征严重，生命体征变化剧烈的是

29. 颅腔内各部分压力均匀升高，不存在明显压力差，脑组织无明显移位的是

30. 颅内静脉窦血栓形成，由于静脉回流障碍引起颅内压增高的是

C 型题

（31～32 题共用备选答案）

A. 乙状结肠造瘘

B. 横结肠造瘘

C. 两者均有

D. 两者均无

31. 直肠损伤时最宜选用

32. 横结肠游离部损伤最宜选用

（33～35 题共用备选答案）

A. Arnold‑Chiari 畸形

B. 梗阻性脑积水

C. 两者均有

D. 两者均无

33. 可采用 Torkildsen 分流术治疗的疾病是

34. 可采用第三脑室造瘘术治疗的疾病是

35. 可采用颅后窝减压术治疗的疾病是

X 型题

36. 做脑电图前应要求受检者做好以下哪些准备

A. 检查前 1 天应停服镇静、安眠药

B. 检查前应禁食

C. 检查前 1 天用肥皂水洗头

D. 检查前停用抗癫痫药 1～3 天

E. 穿棉质衣服

37. 在护患关系中护士扮演的角色包括

A. 教师角色

B. 关怀和照顾的提供者角色

C. 咨询者角色

D. 患者辩护人角色

E. 变化促进者角色

38. 以下哪些物质属于内源性致热原

A. 干扰素　　　B. 前列腺素 E

C. 白介素‑1　　D. 肿瘤坏死因子

E. 巨噬细胞炎症蛋白‑1

39. 引起分泌性腹泻，导致排水样便的病原体为

A. 葡萄球菌

B. 霍乱弧菌

C. 产肠毒素性大肠埃希菌

D. 幽门螺杆菌

E. 肉毒杆菌

40. 下列关于妊娠合并病毒性肝炎的产科处理，正确的为

A. 处于分娩期时应尽量缩短产程

B. 妊娠早期患急性肝炎后应立即终止妊娠

C. 妊娠中晚期患急性肝炎后可以使用对肝脏有损害的药物

D. 妊娠早期进行积极治疗后可继续妊娠

E. 处于哺乳期进行不能使用对肝脏有损害的药物

二、填空题（15题，每题1分，共15分）。

1. 在我国已列入儿童计划免疫的免疫制剂有 _____，_____，_____ 与_____ 4种。

2. 影响医疗安全的因素包括_____因素和_____因素两种。

3. 与心理压力有密切关系的心理疾病包括 _____、_____、_____、_____ 等疾病。

4. 产后出血的病因有 _____、_____、_____、_____。

5. 计划生育的主要内容包括_____、_____。

6. 儿童年龄分期为_____、_____、_____、_____、_____。

7. 婴儿添加辅食的原则是 _____、_____、_____、_____。

8. 儿童中性粒细胞和淋巴细胞的比例大致相等的时间是_____ 和_____。

9. 每侧大脑半球分为五叶，为_____、_____、_____、_____ 和_____。

10. 核酸的结构单位是_____，它是由_____、_____ 及_____ 三个亚单位组成。

11. 治疗癫痫大发作首选_____，治疗失神发作首选_____，治疗癫痫持续状态首选_____。

12. 重型颅脑损伤后控制颅内压增高的主要目的是_____ 和_____。

13. 脓胸的病理变化过程可分为3个时期，包括：_____、_____ 和_____。

14. 体外循环中常用的扩血管药物有_____、_____、_____ 3种。

15. 膀胱肿瘤的好发部位最多为_____ 和_____，其次为_____ 和_____。

三、判断题（10题，每题1分，共10分）。

1. 弥散性血管内凝血（DIC）患者早期可应用肝素进行治疗。

2. 脂肪栓塞综合征常见于多发性骨折后。

3. 介入治疗患者术前1~2天应进少渣易消化的食物，以防止术后便秘引起穿刺部位出血。

4. 早期食管癌是指病变小于3cm，且无转移。

5. 骨软骨瘤是一种恶性肿瘤，一般均需手术治疗。

6. 近年发现血液中高密度脂蛋白（HDL）及其亚组分 HDL2 降低者，冠心病的发生率升高，故这两种脂蛋白均为抗动脉粥样硬化性因子。

7. 胰腺癌的首发症状是黄疸。

8. 肾病综合征的临床特点是水肿、血尿和高血压。

9. 栓子种类有固体栓子、液体栓子、气体栓子，其中固体栓子以血栓最常见。

10. 心脏猝死发作突然，大多数心脏猝死发生在有器质性心脏病的患者中。

四、名词解释（5题，每题2分，共10分）。

1. 感染性结石

2. 颈椎病

3. 关节镜手术

4. 内脏痛觉

5. 肥胖症

五、简答题 (10题, 每题2.5分, 共25分)。

1. 如气管导管插入过深或过浅会导致什么情况发生?

2. 锁骨下静脉穿刺过程中导丝使用的注意事项有哪些?

3. 简述甲状腺危象的抢救原则。

4. 简述周围性面神经麻痹和中枢性面神经麻痹的区别要点。

5. 试述功能性胃肠病及其主要临床表现。

6. 试述支气管哮喘与心源性哮喘的鉴别要点。

7. 试述胸壁反常呼吸运动的局部处理方法。

8. 试述肺栓塞溶栓治疗的禁忌证。

9. 试述糖尿病酮症酸中毒的处理。

10. 试述胰头癌的临床表现。

模拟试卷（十七）

一、选择题（40 题，每题 1 分，共 40 分。其中，A 型题 20 题、B 型题 10 题、C 型题 5 题、X 型题 5 题）。

A 型题

1. 以下不通过膈肌的结构是
   A. 上腔静脉　　　B. 下腔静脉
   C. 主动脉　　　　D. 迷走神经
   E. 食管

2. 喉腔黏膜易发生水肿的部位为
   A. 喉口的黏膜
   B. 喉中间腔的黏膜
   C. 喉前庭的黏膜
   D. 声门下腔的黏膜
   E. 声襞的黏膜

3. 引起神经细胞兴奋的阈电位是指细胞膜
   A. 对 K^+ 通透性突然减小时的临界膜电位值
   B. 对 Ca^{2+} 通透性突然增大时的临界膜电位值
   C. 对 K^+ 通透性突然增大时的临界膜电位值
   D. 对 Na^+ 通透性突然增大时的临界膜电位值
   E. 对 Na^+ 通透性突然减小时的临界膜电位值

4. 流行性脑炎败血症期最具特征性的体征是
   A. 休克、循环衰竭
   B. 脑膜刺激征
   C. 瘀点、瘀斑
   D. 唇周单纯疱疹
   E. 巴氏征阳性

5. 有关抑制性突触后电位产生过程的描述，错误的是
   A. Ca^{2+} 由膜外进入突触前膜内
   B. 突触前轴末梢引起突触后膜的去极化
   C. 突触小泡释放递质，并与突触后膜受体结合
   D. 突触后膜对 Cl^- 或 K^+ 的通透性升高
   E. 突触后膜膜电位增大，引起突触后神经元发放冲动

6. 以下诸因素中，哪项是导致 DIC 晚期出血的主要原因
   A. 凝血酶减少
   B. 纤维蛋白减少
   C. 血管壁通透性增高
   D. 血小板减少
   E. 继发性纤溶亢进

7. 生物利用度指的是药物
   A. 口服或肌内注射的剂量
   B. 吸收入血液循环的速度
   C. 吸收入血液循环的总量
   D. 从体内消除的数量和速度
   E. 吸收入血液循环的相对量

8. 连续用药后，细菌对药物的敏感性降低甚至消失，这种现象称为
   A. 耐受性　　　　B. 成瘾性
   C. 依赖性　　　　D. 耐药性
   E. 依从性

9. 有关休克代偿期微循环的改变，说法错误的是
   A. 直捷通路开放

B. 动静脉短路开放

C. 微动脉收缩

D. 微静脉收缩

E. 毛细血管内血液淤积

10. 以下哪项叙述是正确的
   A. 甲亢患者的手术禁忌证是结节性甲状腺肿继发甲亢
   B. 早期妊娠的甲亢患者不宜做甲状腺大部切除术
   C. 青少年原发性甲亢应行非手术治疗
   D. 甲亢术前的碘准备剂量为每天3次，首日每次6滴，逐日每次增加1滴至每次30滴时维持此剂量
   E. 嗜睡是甲亢的临床表现之一

11. 腹部损伤，X线片显示腹膜后积气。诊断可能为
   A. 十二指肠球部损伤
   B. 肾脏损伤
   C. 十二指肠水平部损伤
   D. 胰腺损伤
   E. 结肠损伤

12. 颅骨凹陷型骨折的手术指征有
   A. 位于非功能区的骨折，凹陷深度>10mm
   B. 位于脑重要功能区的骨折，凹陷深度>5mm
   C. 合并粉碎性骨折
   D. 开发性凹陷骨折
   E. 以上都是

13. 患者，男，35岁。1年来有过2次后腰部阵发剧痛，1d前无尿。为明确尿闭原因，以下检查中应首选
   A. 逆行性肾盂造影
   B. 经静脉肾盂造影
   C. 肾血管造影

D. 肾CT检查

E. KUB平片

14. 断肢再植吻合血管时，吻合的动静脉的适宜比例是
   A. 1：1　　B. 1：2
   C. 1：3　　D. 2：1
   E. 2：1.5

15. 脐带血管有两根，分别为
   A. 一条脐动脉，两根脐静脉
   B. 一条脐动脉，一根脐静脉
   C. 两条脐动脉，一根脐静脉
   D. 两条脐动脉，两根脐静脉
   E. 一条脐动脉，无脐静脉

16. 初产妇第一产程潜伏期延长指的是超过
   A. 4h　　B. 8h
   C. 12h　　D. 16h
   E. 20h

17. 新生儿重度窒息的Apgar评分标准是
   A. 0~4分　　B. 0~7分
   C. 0~9分　　D. 0~10分
   E. 0~8分

18. 对于慢性阻塞性肺疾病（COPD）患者，临床最常见的表现为
   A. 咯血
   B. 长期反复咳嗽
   C. 咳痰
   D. 喘息
   E. 呼吸困难

19. 心电图检查中，无法确定的心律失常为
   A. 窦性心律不齐
   B. 室性心动过速
   C. 一度窦房传导阻滞
   D. 窦性静止
   E. 三度房室传导阻滞

20. 确定诊断类风湿关节炎的辅助检查为
    A. 影像学检查
    B. C-反应蛋白
    C. 抗 O 抗体
    D. 红细胞沉降率
    E. 抗核抗体

B 型题

(21 ~ 23 题共用备选答案)
    A. Trendelenburg 试验（+）
    B. Perthes 试验（+）
    C. Pratt 试验（+）
    D. Buerger 试验（+）
    E. Rovsing 试验（+）

21. 下肢交通静脉瓣膜功能不全可出现

22. 血栓闭塞性脉管炎可出现

23. 下肢深静脉血栓阻塞可出现

(24 ~ 26 题共用备选答案)
    A. 麻疹病毒
    B. 呼吸道合胞病毒
    C. 人类疱疹病毒 6 型
    D. 柯萨奇病毒
    E. 水痘 - 带状疱疹病毒

24. 引起麻疹的致病因素为

25. 引起小儿急疹的致病因素为

26. 引起水痘的致病因素为

(27 ~ 30 题共用备选答案)
    A. 散发   B. 小流行
    C. 流行   D. 大流行
    E. 暴发流行

27. 传染病病例发病时间的分布高峰集中于一个短时间之内者称为

28. 某传染病在某地区近几年来发病的一般水平称为

29. 当某传染病在某地的发病率显著高于近年来的一般水平时称为

30. 若某传染病的流行范围甚广，超出国界或洲界时称为

C 型题

(31 ~ 32 题共用备选答案)
    A. 前、后交叉韧带
    B. 股骨头圆韧带
    C. 两者均有
    D. 两者均无

31. 膝关节的关节囊内有

32. 髋关节的关节囊内有

(33 ~ 35 题共用备选答案)
    A. 腺垂体   B. 肾上腺
    C. 两者均有   D. 两者均无

33. 能分泌雄性激素的腺体有

34. 能分泌雌性激素的腺体有

35. 能分泌生长激素的腺体有

X 型题

36. 以下哪些是抑郁症患者的常见表现
    A. 无助感
    B. 兴趣减退甚至丧失
    C. 精神疲劳萎靡
    D. 易怒倾向
    E. 自责自罪

37. 肾病综合征产生全身性水肿的主要机制有
    A. 醛固酮分泌增多
    B. 血浆胶体渗透压下降
    C. 肝脏合成清蛋白减少
    D. 抗利尿激素分泌增多
    E. 肾小球滤过率增加

38. 按照我国现行规定应在哪些种类的学校中组织学生学习艾滋病防治知识
    A. 中等职业学校
    B. 高等院校
    C. 普通中学
    D. 普通小学
    E. 军队院校

39. 对输血过敏反应的治疗为

A. 用抗过敏药物

B. 根据过敏反应的程度，考虑是否立刻终止输血

C. 合并呼吸困难时作气管插管或切开

D. 碱化尿液

E. 脱敏治疗

40. 患者，男，38岁。面色苍白，外周血红细胞计数 2.8×10^{12}/L，血红蛋白 60g/L，血涂片见有核红细胞。该患者可能的诊断为

A. 再生障碍性贫血

B. 溶血性贫血

C. 恶性肿瘤骨髓转移

D. 伴髓外造血的骨髓纤维化

E. 珠蛋白生成障碍性贫血

二、填空题（15题，每题1分，共15分）。

1. 血浆胶体渗透压的主要作用是调节_____和维持_____。

2. 能增强磺胺类药疗效的药物是_____，其作用原理是_____。

3. 胃癌的癌前状态分为_____和_____。

4. 急性白血病分为_____和_____。

5. 肺结核手术治疗的术后合并症包括：_____、_____、_____和_____。

6. 正常成人每24h尿量小于_____时为无尿，小于_____时为少尿，大于_____时为多尿。

7. 前列腺癌的瘤标是_____。

8. 原发性脑损伤主要包括_____、_____和_____等。

9. 心电图ST段上移可见于_____、_____、_____、_____。

10. 患者死亡后，医患双方当事人不能确定死因或者对死因有异议的，应当在患者死亡后_____小时内进行尸检，具备尸体冻存条件的可以延长至_____日。尸检应当经_____同意并签字。

11. 临终患者死亡前的心理过程，大致经历5个阶段，即_____、_____、_____、_____和_____。

12. 对于疑似艾滋病患者及HIV感染者的确诊，必须经过_____两次阳性，再做_____或_____确诊试验而确定。

13. 胸膜腔内积血多不凝固，其原因是_____。

14. 治疗急性外伤性硬膜外血肿最主要的治疗措施是_____、_____和_____。

15. 大面积烧伤患者应置于经彻底消毒的房间中，房间墙壁、家具、地板每天用消毒液抹拖_____次，空气消毒_____次。

三、判断题（10题，每题1分，共10分）。

1. 某风湿性心脏病二尖瓣狭窄合并心房颤动患者，病史3年，心室率为70次/分，其心房颤动治疗可以考虑奎尼丁或电复律，也可以采用地高辛口服治疗。

2. 内源性凝血和外源性凝血是两个完全独立的过程。

3. 阵发性睡眠性血红蛋白尿的确诊试验是抗人球蛋白试验。

4. 肾病性水肿的主要原因是肾小球滤过率下降。

5. 新冠肺炎和人感染高致病性禽流感时应按甲类传染病处理。

6. 开放性气胸急救处理的原则是立即将开放性气胸变为闭合性气胸。

7. 休克患者应采取头低脚高的斜坡卧位。

8. 只要收缩压低于90mmHg，就可以诊

断为休克。

9. 肝硬化最常见的并发症是食管胃底静脉曲张破裂出血。

10. 胆囊底的体表投影点在右锁骨中线与第5肋间交点的稍下方。

四、名词解释 (5题, 每题2分, 共10分)。

1. 中心静脉压 (CVP)

2. 全身性外科感染

3. 创伤

4. 癌性疼痛阶梯疗法

5. 急腹症

五、简答题 (10题, 每题2.5分, 共25分)。

1. 试述骨折的定义及局部表现。

2. 简述脑死亡的标准。

3. 简述尿道球部断裂的主要临床表现。

4. 简述甲状旁腺功能减退症的临床特点。

5. 气管内插管的并发症有哪些?

6. 锁骨下静脉穿刺术的相对禁忌证是什么?

7. 何谓脑挫裂伤? 简述其主要临床表现。

8. 试述热力烧伤的治疗原则。

9. 试述目前临床上评价心功能常用的方法。

10. 食管胃底静脉曲张破裂大出血的止血措施。

模拟试卷（十八）

一、选择题（40题，每题1分，共40分。其中，A型题20题、B型题10题、C型题5题、X型题5题）。

A型题

1. 诊断AL的主要依据为
   A. 血常规　　　　B. 骨髓象检查
   C. 血生化　　　　D. 免疫功能
   E. 临床症状及病史

2. 手足口病的好发季节为
   A. 1~2月　　　　B. 5~7月
   C. 8~9月　　　　D. 10~12月
   E. 全年

3. 以软骨变性破坏为主的疾病为
   A. 骨性关节炎
   B. 强直性脊柱炎
   C. 类风湿关节炎
   D. 系统性红斑狼疮
   E. 痛风

4. 在系统性红斑狼疮的多系统损伤中，损伤发病率最高的为
   A. 背部皮肤　　　B. 关节
   C. 肺部　　　　　D. 肾脏
   E. 肝脏

5. 慢性阻塞性肺病重要的病理生理改变标志为
   A. 黏液高分泌
   B. 大叶性肺炎
   C. 肺动脉高压
   D. 呼吸气流受限
   E. 长期大量吸烟史

6. 以下不与主动脉弓相连的结构是
   A. 右颈总动脉
   B. 左颈总动脉
   C. 头臂干
   D. 左锁骨下动脉
   E. 主动脉小球

7. 可作为心室收缩期开始的标志为
   A. 第一心音　　　B. 第二心音
   C. 第三心音　　　D. 第四心音
   E. 主动脉瓣、二尖瓣关闭音

8. mRNA的 3′ - ACC - 3′ 密码子相应的tRNA反密码子为
   A. 5′ - HGC - 5′
   B. 5′ - TCC - 3′
   C. 5′ - GCA - 3′
   D. 5′ - CCT - 3′
   E. 以上都不对

9. 患者，男，32岁。几天前从非洲考察回来，出现高热、腹泻、出汗等症状，自行服用感冒药3天，无明显改善，先前症状一直存在并出现头晕，经医生诊断为疟疾。主要用于控制复发和传播的抗疟药为
   A. 奎宁　　　　　B. 氯喹
   C. 青蒿素　　　　D. 伯氨喹
   E. 乙胺嘧啶

10. 患者，男，39岁。因外伤导致颅内压升高，以下可以降低颅内压的首选药物为
    A. 氨苯蝶啶　　　B. 呋塞米（速尿）
    C. 甘露醇　　　　D. 氢氯噻嗪
    E. 米索前列醇

11. 食管癌最可靠的诊断方法为
    A. 食道超声　　　B. 临床症状

73

C. 钡餐   D. 食管镜

E. 食道黏液涂片

12. 引起室性心动过速的最常见病因为

    A. 甲状腺功能亢进

    B. 糖尿病

    C. 低血钾

    D. 器质性心脏病

    E. 洋地黄中毒

13. 脓性指头炎切开引流选用的麻醉方式为

    A. 表面麻醉

    B. 指神经阻滞

    C. 臂神经丛阻滞

    D. 局部浸润麻醉

    E. 基础麻醉

14. 以下关于乳腺癌的描述,错误的为

    A. 乳腺癌淋巴转移多见于腋窝

    B. 皮下淋巴管堵塞,皮肤呈"橘皮样"改变

    C. 累及 Cooper 韧带,使乳头回缩、凹陷

    D. 早期患者多无疼痛症状

    E. 单发的乳房包块为其主要症状

15. 原发性腹膜炎与继发性腹膜炎的主要区别为

    A. 腹痛程度

    B. 腹痛性质

    C. 腹腔内有无原发病灶

    D. 腹膜刺激征的轻重程度

    E. 有无腹胀

16. 成人排便时肛门滴血,有痔核脱出,便后自行回纳,属于

    A. 一期内痔   B. 二期内痔

    C. 三期内痔   D. 四期内痔

    E. 血栓性外痔

17. 产妇生产后产褥期一般持续

A. 2 周   B. 4 周

C. 6 周   D. 8 周

E. 10 周

18. 产褥感染所导致的最常见的炎症为

    A. 子宫内膜炎

    B. 盆腔炎

    C. 外阴炎

    D. 盆腔结缔组织炎

    E. 急性宫颈炎

19. 为判断婴幼儿骨骼发育年龄,最有临床意义的 X 线拍片部位为

    A. 膝部   B. 踝部

    C. 左手指   D. 左手腕

    E. 肘关节

20. 动脉导管未闭的患儿,出生后的自然闭合时间一般为

    A. 3 个月内   B. 6 个月内

    C. 9 个月内   D. 12 个月内

    E. 15 个月内

B 型题

(21~25 题共用备选答案)

    A. 35℃以上   B. 30℃~35℃

    C. 25℃~30℃   D. 20℃~25℃

    E. <20℃

21. 浅低温体外循环鼻咽温为

22. 深度低温体外循环鼻咽温为

23. 中度低温体外循环鼻咽温为

24. 常温体外循环鼻咽温为

25. 中深度低温体外循环鼻咽温为

(26~27 题共用备选答案)

    A. 右室右房大

    B. 左右室肥厚

    C. 肺血减少,P_2 减弱

    D. A 和 C 两者均有

    E. A 和 B 均有

26. 室间隔缺损可见

27. 肺动脉狭窄可见

(28~30题共用备选答案)

  A. 感觉   B. 知觉

  C. 思维   D. 注意

  E. 记忆

28. 具有概括性和间接性的是

29. 具有选择性和组织性的是

30. 具有指向性和集中性的是

C 型题

(31~33题共用备选答案)

  A. 高渗性脱水 B. 等渗性脱水

  C. 两者均有   D. 两者均无

31. 昏迷患者易出现

32. 大汗患者会出现

33. 大面积烧伤患者会出现

(34~35题题共用备选答案)

  A. 亚硝酸盐中毒

  B. 室间隔缺损伴肺动脉狭窄

  C. 两者均有

  D. 两者均无

34. 氧障碍性缺氧见于

35. 低张性缺氧见于

X 型题

36. 以下可导致慢性病毒携带者的肝炎病毒是

  A. HAV   B. HBV

  C. HCV   D. HDV

  E. HEV

37. 小儿支气管肺炎的常见并发症有

  A. 脓胸   B. 肺气肿

  C. 血胸   D. 脓气胸

  E. 肺大疱

38. 子宫收缩乏力常见的原因有

  A. 子宫畸形

  B. 头盆不称

  C. 子宫发育不良

  D. 大剂量使用镇静剂

  E. 高龄产妇

39. 以下关于产褥感染治疗的说法，正确的为

  A. 使用广谱抗生素

  B. 短期内可用肾上腺皮质激素

  C. 体质虚弱者，可加强营养，必要时少量多次输血

  D. 高热者可物理降温

  E. 必须采取平卧位，使炎症局限的措施

40. 对于慢性肺源性心脏病，正性肌力药的应用指征包括

  A. 呼吸功能已改善

  B. 感染已被控制

  C. 以右心衰竭为主要表现而无明显感染

  D. 合并急性左心衰竭

  E. 用利尿药后有反复水肿的心力衰竭患者

二、填空题 (15题，每题1分，共15分)。

1. 第 I 躯体运动区位于 _____ 和 _____；第 I 躯体感觉区位于 _____ 和 _____；视区位于 _____；听区位于 _____。

2. 缺铁可使 _____ 形成减少，缺乏叶酸和维生素 B_{12} 将影响 _____ 合成。

3. 术前预防性抗菌药物的应用只需在 _____ 时静脉滴注，或在术前 _____ 小时肌内注射。

4. 测定肺功能之前受检者必须 _____。

5. 由医患双方当事人自行协商解决的医疗事故争议，医疗机构应当自协商解决之日起 _____ 日之内向所在地卫生行政部门作出 _____，并附具协议书。

6. 安宁疗护是由以 _____ 为主的治疗，

转变为以_____治疗为主的维持和延长生命的照料。

7. 现代生殖技术在目前阶段可有以下 3 类，即_____、_____和_____。

8. 急性肾损伤少尿期的主要功能代谢变化有_____、_____、_____、_____、_____。该期患者死亡率高，最常见的死因是_____。

9. HBV 复制与传染性的指标有_____、_____和_____。其中对于判断病毒复制程度、传染性大小、抗病毒药疗效等有重要意义的是_____。

10. 卧位腰穿时成人正常颅内压是_____。

11. 慢性胃炎可分成_____、_____、_____三大类。

12. 风湿性疾病的分类分为_____、_____和_____。

13. 羊水过多指妊娠任何时期羊水量超过_____，羊水过少指妊娠晚期羊水量少于_____。

14. 胎位异常主要包括_____、_____和_____。

15. 蛋白质 – 热能营养不良的皮下脂肪的消耗顺序依次为_____、_____、_____、_____。

三、判断题（10题，每题1分，共10分）。

1. 眼球的屈光系统是指房水、晶状体和玻璃体。

2. 氨基酸脱羧酶的专一性很高，除个别脱羧酶外，一种氨基酸脱羧酶一般只对一种氨基酸起脱羧作用。

3. 氨苄西林对青霉素 G 耐药的金黄色葡萄球菌有效。

4. 发热为恶性肿瘤的常见症状之一，主要是因为肿瘤发展到晚期可有感染。

5. 与过敏反应相关的白细胞主要是嗜酸性粒细胞和嗜碱性粒细胞。

6. 干燥综合征是一种以中性粒细胞浸润为特征的弥漫性结缔组织病。

7. 甲亢时血清中 T_3、T_4 含量增加，但甲状腺对 ^{131}I 的摄取能力下降。

8. 黄疸是胰头癌最主要的临床表现，呈进行性加重。

9. CT 诊断颅内肿瘤时完全是依靠直接征象来判断的。

10. 异位妊娠最常见的部位是输卵管妊娠。

四、名词解释（5题，每题2分，共10分）。

1. 丹毒

2. 颅内动脉瘤

3. 开放性气胸

4. 前尿道和后尿道

5. 浅度烧伤

五、简答题（10题，每题2.5分，共25分）。

1. 简述脓肿切开引流术的禁忌证。

2. 简述动脉穿刺及置管的并发症。

3. 简述肝门静脉的组成、特点和重要属支。

4. 简述预防接种的禁忌证。

5. 试述麻疹的治疗措施。

6. 试述胸腔积液的治疗。

7. 长期使用糖皮质激素的患者，为什么不能骤然停药？

8. 试述妊娠剧吐的处理措施。

9. 试述霍乱的治疗。

10. 试述急性白血病的骨髓象检查。

模拟试卷（十九）

一、选择题（40 题，每题 1 分，共 40 分。其中，A 型题 20 题、B 型题 10 题、C 型题 5 题、X 型题 5 题）。

A 型题

1. Na^+通过离子通道的跨膜转运过程属于
   A. 单纯扩散   B. 主动转运
   C. 入胞作用   D. 易化扩散
   E. 单纯扩散

2. 以下氨基酸中属于生糖兼生酮氨基酸的为
   A. 甘氨酸   B. 酪氨酸
   C. 天冬氨酸   D. 亮氨酸
   E. 精氨酸

3. 与地西泮具有相同作用但是结构母核不同的药物为
   A. 碳酸锂   B. 苯妥英钠
   C. 氯丙嗪   D. 左旋多巴
   E. 三唑仑

4. 诊断反流性食管炎最佳的方法为
   A. 食管镜   B. 食管测压
   C. 食道磁共振   D. 胸腔镜
   E. 食道黏液涂片

5. 克罗恩病常见的症状不包括
   A. 腹泻   B. 腹胀
   C. 腹痛   D. 腹部包块
   E. 瘘管形成

6. 心肌梗死时最先出现的症状为
   A. 发热   B. 心律失常
   C. 胃肠道症状   D. 心动过速
   E. 心绞痛

7. 以下不属于原发性肾小球病的病理分型的为
   A. 局灶性节段性病变
   B. 轻微性肾小球病变
   C. 膜性肾病
   D. 肾病综合征
   E. 系膜增生性肾小球肾炎

8. 不属于甲状腺毒症高代谢综合征的为
   A. 怕热多汗   B. 疲乏无力
   C. 少言好静   D. 皮肤潮湿
   E. 多食善饥

9. 破伤风最先受累的肌群为
   A. 咀嚼肌   B. 颈肌
   C. 表情肌   D. 背腹肌
   E. 四肢肌

10. 若伤口边缘整齐，小而深，出血多，深部组织的神经、血管可能也被损伤。该创伤的类型为
    A. 擦伤   B. 刺伤
    C. 挤压伤   D. 撕裂伤
    E. 挫伤

11. 功能性甲状旁腺腺瘤一般为
    A. 良性和单发的
    B. 良性和多发的
    C. 恶性和单发的
    D. 恶性和多发的
    E. 混合的

12. 治疗门静脉高压食管静脉曲张破裂出血最有效且常用的方法为
    A. 立即输血
    B. 应用止血药
    C. 静脉滴注垂体后叶素
    D. 用三腔二囊管压迫

E. 局部注射硬化剂

13. 判断血栓闭塞性脉管炎闭塞部位的准确方法为
   A. 静脉注射硫酸镁 10ml
   B. 肢体位置试验
   C. 仔细检查肢体各动脉搏动情况
   D. 行交感神经阻滞
   E. 行动脉造影

14. 处理开放性颅脑损伤最主要的治疗原则为
   A. 应用镇静药和脑保护药
   B. 注射抗生素和 TAT
   C. 应用脱水利尿药
   D. 及时包扎伤口、彻底止血
   E. 及时彻底清创，缝合修补硬脑膜

15. 静脉肾盂造影前应做
   A. 青霉素皮试
   B. 碘过敏试验
   C. 普鲁卡因皮试
   D. 头孢类皮试
   E. 红霉素皮试

16. 胸腔闭式引流时患者应采取的卧位为
   A. 平卧   B. 侧卧
   C. 半卧位   D. 头低足高位
   E. 低坡卧位

17. 胎儿通过母体骨盆各平面中点的连线称为
   A. 胎体轴   B. 骨盆轴
   C. 胎产式   D. 胎方位
   E. 胎先露

18. 妊娠 37 周孕妇晨起后阴道流血，无腹痛，胎心存在。此时最恰当的处理措施为
   A. 剖宫产   B. 引产
   C. 人工破膜   D. 顺产
   E. 静卧休息

19. 对于一名 8 个月，生长发育正常的婴儿，根据体重计算公式，其体重为
   A. 8kg   B. 9kg
   C. 10kg   D. 8.6kg
   E. 3kg

20. 诊断先天性心脏病最常用的辅助检查为
   A. 心电图
   B. 胸片
   C. 心脏超声
   D. 心脏 CT 三维成像
   E. 磁共振成像

B 型题

(21~23 题共用备选答案)
   A. 溶血反应
   B. 细菌污染反应
   C. 左心衰竭
   D. 过敏反应
   E. 发热反应

21. 输血速度过快可引起

22. 输入异型血立即出现

23. 多次接受输血者常可出现

(24~27 题共用备选答案)
   A. 化脓性脑膜炎
   B. 结核性脑膜炎
   C. 病毒性脑膜炎
   D. 隐球菌性脑膜炎
   E. 以上均不是

24. 脑脊液检查示蛋白正常的疾病为

25. 脑脊液涂片行墨汁染色及培养阳性的疾病为

26. 脑脊液涂片行抗酸染色及培养阳性的疾病为

27. 脑脊液检查示白细胞总数明显升高，外观呈米汤样浑浊的疾病为

(28~30 题共用备选答案)
   A. 广泛性焦虑   B. 惊恐障碍

C. 社交恐怖　　　D. 广场恐怖

E. 单纯恐怖

28. 恐惧演讲属于

29. 恐惧动物属于

30. 恐惧的对象无指向性属于

C 型题

（31~32 题共用备选答案）

A. 儿茶酚胺　　　B. 胰岛素

C. ACTH　　　　D. 糖皮质激素

31. 应激时机体内分泌减少的激素是

32. 应激时机体内分泌增加最多的激素是

（33~35 题共用备选答案）

A. Smith 骨折

B. Colles 骨折

C. Monteggia 骨折

D. Galeazzi 骨折

33. 具有典型的"银叉"或"枪刺"畸形的是

34. 腕关节屈曲、手背着地受伤引起的桡骨下端骨折称

35. 桡腕关节背侧骨折，腕关节向背侧移位的是

X 型题

36. 法洛四联症常见的病症有

A. 肺动脉狭窄

B. 房间隔缺损

C. 主动脉骑跨

D. 室间隔缺损

E. 右心室肥厚

37. 先天性甲状腺功能减退症的典型临床表现有

A. 生长发育迟缓

B. 先心病

C. 智能落后

D. 生理功能低下

E. 特殊面容

38. 以下关于新生儿缺血缺氧性脑病的治疗，正确的为

A. 对脑水肿的患者，首选甘露醇降水肿

B. 对有惊厥的患者，首选苯巴比妥解痉

C. 早期康复治疗

D. 供氧

E. 用抗生素抗感染

39. 围绝经期综合征的临床表现包括

A. 尿失禁

B. 月经紊乱

C. 反复发作膀胱炎

D. 潮热

E. 激动易怒

40. 急性脓胸闭式引流的指征为

A. 脓液稠厚

B. 胸穿抽脓不见好转者

C. 小儿脓胸

D. 脓气胸

E. 证实有食道瘘的患者

二、填空题（15 题，每题 1 分，共 15 分）。

1. _____是反映呼吸性酸碱平衡紊乱的重要指标。

2. _____是糖、脂肪、蛋白质三大营养物质最终氧化的共同途径。

3. 泌尿系统主由_____、_____、_____、_____组成。

4. 肝硬化产生腹水的机制为_____、_____、_____、_____。

5. 行心肺复苏时常用的给药途径有_____、_____、_____3 种，目前主张首选_____。

6. 既往史内容包括一般健康状况、既往疾病史、_____、_____、_____等。

7. 正常人心尖搏动位于_____。

8. 护理休克患者时，应间歇给氧，流量一般为_____。

9. 做脑电图时，头皮电阻要求在_____以下，最好_____以下，如过高应_____。

10. 医疗事故赔偿费用实行_____结算，由承担医疗事故责任的_____支付。

11. 临床心理评估的主要方法有_____、_____和_____3种方式。

12. 干细胞按其来源分类，可以有_____和_____。

13. 子宫的正常位置呈_____，分为_____、_____、_____。

14. 产褥感染的三大主要症状是_____、_____和_____。

15. 鞘膜积液的分类为_____、_____和_____。

三、判断题（10题，每题1分，共10分）

1. 原发性高血压属于心身疾病。

2. 在双方自愿的条件下，为实施器官移植挽救患者生命，可以进行器官的买卖。

3. 应用皮质类固醇治疗严重休克时，一般主张小剂量多次给药。

4. 颈椎病可分为神经根型、交感神经型、脊髓型、椎动脉型。

5. 开放性气胸患者转运途中如出现呼吸困难加重或有张力性气胸表现时，给予高压气体。

6. 子宫峡部上端为组织学内口，下端为解剖学内口。

7. 胎盘早期剥离的主要病理变化是底蜕膜出血。

8. 风湿性舞蹈病是由风湿病累及锥体外系导致的。

9. 麻疹患者身体上皮疹的消退顺序与出疹顺序相同。

10. 激素避孕主要机制包括影响受精卵着床。

四、名词解释（5题，每题2分，共10分）

1. 应激性溃疡
2. 上消化道出血
3. 正常呼吸音
4. 肺功能检查
5. 肺大疱

五、简答题（10题，每题2.5分，共25分）

1. 简述胸腔穿刺的目的。
2. 切除体表肿物可有哪些并发症及如何处理？
3. 急性梗阻性化脓性胆管炎的临床表现。
4. 雌孕激素的周期性变化。
5. 何谓新生儿生理性黄疸？试述其发病机制。
6. 试述托幼机构及小学等集体单位预防控制手足口病的措施。
7. 试述处理水、电解质及酸碱平衡失调的基本原则。
8. 试述腹部损伤剖腹探查的指征。
9. 试述肺外胸内扩展引起的症状和体征。
10. 试述妊娠期糖尿病对胎儿的影响。

模拟试卷（二十）

一、选择题（40 题，每题 1 分，共 40 分。其中，A 型题 20 题、B 型题 10 题、C 型题 5 题、X 型题 5 题）。

A 型题

1. 下列有关女性骨盆的说法，正确的为
   A. 中骨盆平面不是骨盆最小平面
   B. 出口平面由两个不同平面的三角形组成
   C. 入口平面的前后径大于横径
   D. 中骨盆平面的前后径小于横径
   E. 骨盆出口平面的横径是坐骨棘间径

2. 新生儿出生后最先需要处理的为
   A. 取出胎盘
   B. 清理呼吸道
   C. 清洗身体胎粪
   D. 剪断脐带
   E. 哺乳

3. 协调性子宫收缩乏力的一般处理手段不包括
   A. 镇静
   B. 补充能量
   C. 预防感染
   D. 排空膀胱
   E. 纠正酸中毒

4. 葡萄胎患者清宫后最理想的避孕措施为
   A. 长效避孕药
   B. 短效避孕药
   C. 避孕套
   D. 宫内节育器
   E. 输卵管结扎

5. 对于一名刚满周岁的儿童，此时应接种的疫苗为
   A. 卡介苗
   B. 乙肝疫苗
   C. 百白破
   D. 麻疹
   E. 乙脑

6. 苯丙酮尿症神经系统最为突出的临床表现为
   A. 行为异常
   B. 智能发育落后
   C. 特殊面容
   D. 癫痫发作
   E. 生长发育迟缓

7. 水痘出疹的特点为
   A. 疹退后皮肤有色素沉着
   B. 潜伏期时间长
   C. 皮疹呈离心性分布
   D. 斑疹、丘疹及结痂同时存在
   E. 皮疹呈融合性改变

8. 缺铁性贫血患者行铁剂治疗致血红蛋白恢复正常之后，应继续服用铁剂
   A. 2~4 周
   B. 3~5 周
   C. 4~6 周
   D. 5~7 周
   E. 6~8 周

9. 患者，男，72 岁。不慎跌倒后感左髋部疼痛。体检：左下肢短缩 2cm、极度外旋畸形。上述表现常常提示
   A. 股骨转子间骨折
   B. 股骨颈骨折
   C. 髋关节前脱位
   D. 骨盆骨折
   E. 髋关节后脱位

10. 下列有关前列腺癌的诊断方法，最为准确的是
    A. 穿刺活检
    B. PSA（前列腺特异抗原）
    C. MRI
    D. 经直肠 B 超
    E. CT

11. 血栓闭塞性脉管炎的特征为

A. 累及内脏

B. 游走性血栓性浅静脉炎

C. 没有间歇性跛行

D. 肢体皮肤正常

E. 与酒精中毒有关

12. 患儿，女，10 个月。发现患有腹股沟疝。此时的治疗方式应选择

　A. 择期手术　　　B. 尽早手术

　C. 限期手术　　　D. 紧急手术

　E. 暂不手术

13. 适用于婴儿、面部皮肤以及外生殖器等部位消毒的化学消毒液为

　A. 75% 酒精

　B. 2.5% ~3% 碘酊

　C. 0.1% 苯扎溴铵

　D. 10% 甲醛

　E. 3% 碘伏

14. 系统性红斑狼疮的治疗目的为

　A. 心理安慰

　B. 治愈

　C. 并发症

　D. 减轻和缓解症状

　E. 防止反复发作

15. 肾后性肾衰竭常见的病因为

　A. 肾毒性物质

　B. 急性尿路梗阻

　C. 有效动脉血容量减少

　D. 肾缺血

　E. 血容量减少

16. 硫脲类抗甲状腺药的主要药理作用为

　A. 影响碘的摄取

　B. 抑制甲状腺激素的合成

　C. 促进甲状腺素的释放

　D. 阻止甲状腺激素的分解

　E. 干扰促甲状腺素的分泌

17. 肺通气的原动力为

A. 呼吸运动

B. 胸膜腔内压的变化

C. 肋间内肌与外肌的收缩

D. 肋间内肌收缩

E. 胸膜腔内压与肺内压之差

18. 动脉粥样硬化最常发生在

　A. 肝动脉　　　　B. 肺动脉

　C. 冠状动脉　　　D. 肾动脉

　E. 脾动脉

19. 椎管内麻醉术前应用阿托品的目的是

　A. 催眠

　B. 止吐

　C. 抗惊厥

　D. 抑制迷走神经反射

　E. 抑制血管神经

20. 胃、十二指肠溃疡发生的病理生理基础为

　A. 胃黏膜屏障破坏

　B. 胃酸分泌过多

　C. 饮食不调

　D. 精神过于紧张

　E. HP 感染

B 型题

(21 ~25 题共用备选答案)

　A. 慢性硬膜下血肿

　B. 脑震荡

　C. 急性硬膜外血肿

　D. 脑挫裂伤

　E. 动静脉畸形术后

21. 原发性昏迷 <30min，检查无神经系统阳性体征，见于

22. 头部外伤 3 个月后出现颅内压增高，CT 扫描示颅内新月形低密度影，见于

23. 伤后 24h CT 扫描为颅内梭形高密度影，见于

24. 原发性昏迷时间 > 30min，腰穿为血性脑脊液，见于

25. 典型的中间清醒期见于

（26~30 题共用备选答案）

    A. 嗜睡   B. 昏睡

    C. 浅昏迷   D. 中昏迷

    E. 深昏迷

26. 强烈刺激可使其清醒，停止外界刺激后立即睡眠属于

27. 意识清晰度轻微降低，对醒觉状态维持时间短，停止外界刺激很快入睡属于

28. 对各种刺激皆无反应，各种生理反射消失属于

29. 随意活动部分消失，对疼痛刺激有反应属于

30. 疼痛反应消失，四肢完全处于瘫痪状态属于

C 型题

（31~32 题共用备选答案）

    A. 腕下垂

    B. 掌指关节不能主动伸直，拇指不能外展

    C. 两者均有

    D. 两者均无

31. 桡神经浅支损伤有

32. 桡神经深支损伤有

（33~35 题共用备选答案）

    A. 畸胎瘤   B. 神经源性肿瘤

    C. 两者均有   D. 两者均无

33. 瘤体内含有骨骼及毛发的肿瘤是

34. 后纵隔最常见的纵隔肿瘤是

35. 患者，男，20 岁。入学时行胸透检查，发现左侧胸腔第 6 胸椎旁有直径 6cm 的圆形肿大影。最可能的诊断是

X 型题

36. 过敏性紫癜的典型皮肤特点为

    A. 初呈深红色，按之不褪色

    B. 常成批反复发生、对称分布，大小不等

    C. 紫癜局限于四肢，尤其是下肢及臀部，躯干极少累及

    D. 可融合成片形成瘀斑，数日内渐变成紫色、黄褐色、淡黄色

    E. 可同时伴发皮肤水肿、荨麻疹

37. 心肺复苏过程中，脑保护的措施包括

    A. 头部低温

    B. 肌肉松弛

    C. 应用肾上腺皮质激素

    D. 脱水利尿

    E. 过度通气

38. 可产生连续性心脏杂音的心脏病有

    A. 动脉导管未闭（PDA）

    B. 冠状动静脉瘘

    C. 主动脉 – 左室异常通路

    D. Valsalva 窦瘤破裂

    E. VSD + AI

39. 以下哪些项目符合渗出液改变

    A. 蛋白质 > 30 g/L

    B. 相对密度 ≥ 1.018

    C. 黏蛋白试验（Rillata 试验）阴性

    D. 细胞数 > 200 个/μl

    E. 胸腔积液蛋白/血清蛋白 < 0.5

40. 卵巢上皮性肿瘤发病的高危因素包括

    A. 环境因素   B. HPV 感染

    C. 遗传因素   D. 内分泌因素

    E. 持续排卵

二、填空题（15 题，每题 1 分，共 15 分）。

1. 泌乳素腺瘤的主要临床表现有_____、_____和_____。

2. 急性胆囊炎是胆囊管梗阻和细菌感染引起的炎症。约 95% 以上的患者有胆囊结石，称为_____；5% 的患者无胆囊结石，称为_____。

3. 从外科治疗的角度分析，临床上可将直肠癌分为低位直肠癌（距齿状线

_____以内）；中位直肠癌（距齿状线_____～_____）；高位直肠癌（距齿状线_____以上）。

4. 腹部损伤时，投射物有入口和出口者称为_____伤；有入口而无出口者称为_____伤。

5. 一侧喉返神经损伤，大都引起_____，双侧喉返神经损伤则导致_____或呼吸困难，甚至窒息。

6. 目前治疗高血压常用的 5 类药物是_____、_____、_____、_____、_____。

7. 切口疝原则上应行_____治疗。

8. 脑动静脉畸形的主要临床表现有_____、_____和_____等。

9. 脑电波按频率可分为_____、_____、_____、_____ 4 种波。

10. 在医疗活动中严禁涂改、_____、_____病历资料。

11. 原发性醛固酮增多症是以_____、_____、_____为特征的综合征。

12. 骨肉瘤最多见的部位是_____、_____。

13. 卵巢的功能包括_____和_____。

14. 子宫破裂分_____和_____。

15. 结核病的分型为_____、_____、_____、_____和_____。

三、判断题（10 题，每题 1 分，共 10 分）。

1. IgA 是唯一能通过胎盘的免疫球蛋白。

2. 现代无性生殖技术"克隆人"是未来生殖技术发展的方向。

3. 一小儿 3 岁时患过麻疹，后治愈，其以后还会患麻疹。

4. 宫颈癌的最常见的转移途径是血行转移。

5. 产妇自感胎儿下降是分娩即将开始比较可靠的征象。

6. 脑疝患者忌做腰椎穿刺。

7. 前尿道损伤常见于骨盆骨折，损伤在膜部。

8. 原则上，失血量在 30% 以下时，不输全血；超过 30% 时，可输全血与浓缩红细胞各半，再配合晶体和胶体液及血浆以补充血容量。

9. 血栓性血小板减少性紫癜首选治疗方法是血浆置换。

10. 硝酸甘油抗心绞痛的主要原理是选择性扩张冠状动脉，增加心肌供血、供氧。

四、名词解释（5 题，每题 2 分，共 10 分）。

1. 膀胱原位癌

2. 心肌缺血再灌注损伤

3. Pancoast 肿瘤

4. 自发性蛛网膜下腔出血

5. 医疗风险

五、简答题（10 题，每题 2.5 分，共 25 分）。

1. 简述胸腔穿刺术的并发症？

2. 简述清创缝合术中缝合的注意事项。

3. 试述急性肾小球肾炎产生全身性水肿的机制。

4. 肝脏疾病患者出现蜘蛛痣的原因是什么？

5. 大量呕吐、腹泻或大量出汗时，尿量会有什么改变？原因是什么？

6. 试述风湿性二尖瓣狭窄的手术适应证。

7. 试述低血容量性休克的常见病因及其特点。

8. 试述脑室持续引流的适应证及其应用中的注意事项。

9. 试述院内获得性肺炎和其主要的感染病原体。

10. 试述骨折的并发症。

西医临床医师"三基"训练

答案与解析

主　编　杜建玲

中国健康传媒集团

中国医药科技出版社

目 录
═══ CONTENTS ═══

模拟试卷（一）全解

一、选择题

1. D 呼吸道分为上呼吸道和下呼吸道。整个呼吸道中最狭窄的部位是位于上呼吸道咽喉部位的声门裂。

2. B 根据形态和部位，人体可分为头、颈、躯干和四肢。

3. A 组织细胞接受刺激而兴奋时的一个较短时间内，兴奋性下降至零，此时无论受到多大强度的刺激，均不能产生动作电位，其阈值为无限大，这一任何刺激都不能产生动作电位的时期，即为绝对不应期。

4. D 同工酶指的是催化相同的化学反应，但酶蛋白的分子结构、理化性质乃至免疫学性质不同的一组酶。最典型的同工酶是乳酸脱氢酶同工酶。

5. B AB 指隔绝空气的血液标本在实际 $PaCO_2$、体温和血氧饱和度条件下测得的血浆 HCO_3^- 浓度。从动脉抽取血样后，如不与大气隔绝，AB 指标测定结果将受影响。

6. D D 选项中的过度杀菌导致细菌失调不属于糖皮质激素的典型不良反应。糖皮质激素的典型不良反应包括向心性肥胖、骨质疏松症、类肾上腺皮质功能亢进以及诱发或加重感染。

7. B 细菌的代谢产物内毒素的化学成分是脂多糖（LPS）。当细菌死亡或受到破坏时，内毒素释放到周围环境或宿主体内，可以引起炎症反应和其他不良反应。

8. A 经典激活途径是免疫系统中激活补体的一个途径，在激活过程中，C1q 结合到抗原 - 抗体复合物上。因此，经典激活途径暴露的结合点是 C1q。其他选项中的 IgG、IL - 2、IgM 和 B 因子在免疫系统中也有重要的作用，但不是经典激活途径的暴露结合点。

9. D 医学道德的基本原则包括不伤害原则、有利原则、尊重原则、公正原则。

10. C 气管内管插管后行胸部 X 线片检查时，气管内管前端应该位于第 2 胸椎处。这个位置是确保气管内管进入气管并达到正确位置的标准位置。

11. C 当患者病情危重救治无望，并有关方面提出"安乐死"要求时，应采取的正确态度是不予同意。在大多数国家和地区，安乐死是被视为违法行为或道德伦理问题。医生的职责是提供最佳的医疗护理，维护患者的生命和尊严。即使患者或其家属提出安乐死的要求，医生也不应同意，因为医生的职业道德和法律职责是保护患者的生命。在面对患者病情危重且救治无望的情况下，医生应该与患者和家属进行沟通，提供心理支持和安慰，并尽力缓解患者的痛苦。如果患者或家属坚持要求安乐死，医生应该耐心解释并提供其他合法和道德上可接受的选择，例如疼痛缓解、舒适疗护和终末关怀等。需要强调的是，不同国家和地区对于安乐死的立法和道德规范可能有所不同，以上回答是基于大多数国家和地区的观点。在具体情况下，医生应该根据当地的法律和道德准则来处理。

12. D 休克的根本原因是有效循环血量下降。休克是一种严重的循环血流动力学障碍，其特征是全身组织器官灌注不足，导致细胞代谢障碍和器官功能损害。有效循环血量下降是导致休克的主要原因，可以由多种原因引起，如失血、容量丢失、血管扩张和心脏泵功能不足等。其他选项中的血压下降、中心静脉压下降、心排出量下降和微循环障碍都是休克的表现或与休克相关的因素，而不是休克的根本原因。

13. C 大肠埃希菌感染时的脓液特点是脓液稠，有粪臭。大肠埃希菌是一种常见的致病菌，它可以引起各种感染，包括尿路感染、胃肠道感染等。当大肠埃希菌引起感染时，脓液通常呈现黏稠的特点，并伴有粪臭的气味。A 项一般为链球菌感染；B 项一般为金黄色葡萄球菌感染；D 项一般为铜绿假单胞菌感染；E 项一般为变形杆菌感染。

14. E 急性胆囊炎合并多发结石时，治疗宜采取胆囊切除、胆总管探查、T 型管引流术。胆囊切除是常规治疗急性胆囊炎的方法，可以彻底消除胆囊炎和结石的病因。同时，胆总管探查可以检查是否存在胆总管结石，并及时清除。T 型管引流术则是为了引导胆汁排出，预防胆管梗阻。因此，选项 E 是最合适的治疗选择。其他选项中的胆囊造口术、胆总管 T 型管引流术和括约肌切开术都不是常规的治疗方法，不适用于急性胆囊炎合并多发结石的情况。

15. B 急性枕骨大孔疝与小脑幕裂孔疝的最主要区别是呼吸骤停发生的时间。在急性枕骨大孔疝中，由于脑组织向下移位，压迫脑干导致呼吸中枢受损，呼吸骤停发生较早。而在小脑幕裂孔疝中，小脑组织通过幕裂孔向下移位，压迫延髓导致呼吸中枢受损，呼吸骤停发生较晚。其他选项中的意识障碍、剧烈头痛、频繁呕吐和 Cushing 反应都是两种类型疝气的共同表现，不能用来区分急性枕骨大孔疝和小脑幕裂孔疝。

16. C 根据描述的情况，患者遭遇车祸导致脾破裂，出现血压下降、心率增快、面色苍白等症状，提示可能存在大量出血。根据估计的出血量范围，最合理的选项是 C，即 800~1600mL。

17. E 缩窄性心包炎最常见的临床表现是颈静脉怒张、肝大和腹水。缩窄性心心炎是指心包膜由于纤维化和增厚而导致心包腔狭窄，从而影响心脏舒展和充盈。当心包腔狭窄严重时，会导致颈静脉压力升高，颈静脉怒张；心脏回心血量减少，导致肝大；心脏排血受阻，引起静水压升高，从而导致腹水的产生。

18. D 目前最常用的治疗前列腺增生的手术方式是经尿道前列腺电切术。前列腺电切术是一种微创手术，通过经尿道途径，使用电切刀将部分增生的前列腺组织切除，以缓解尿流受阻的症状。这种手术方法具有较低的并发症风险和较快的恢复时间，因此在临床中应用较为广泛。其他选项中的耻骨上经膀胱前列腺摘除术、耻骨后前列腺摘除术、经会阴前列腺切除术和前列腺激光切除术在特定情况下也可以作为治疗前列腺增生的手术方式，但相对来说应用较少。

19. A 进行骨折复位时，正确的操作是将远端骨折段对准近侧骨折段所指的方向。这是因为在骨折复位过程中，需要将骨折段重新对准并恢复正常的解剖位置。将远端骨折段对准近侧骨折段所指的方向可以确保骨折段的正确对齐。其他选项中的将近侧骨折段对准远侧骨折段所指的方向、在肢体的中立位进行复位、在肢体的功能位进行复位以及以反折、回旋的手法进行复位都是错误的操作方法，不符合骨折复位的原则。

20. B 诊断中度慢性阻塞性肺疾病（COPD）时，FEV_1（一秒用力呼气容积）占预计值的百分比应在 $50\% \leqslant FEV_1 < 80\%$

的范围内。FEV₁ 是评估肺功能的重要指标，反映了患者在一秒钟内能够用力呼出的空气量。对于 COPD 的诊断和分级，FEV₁ 的百分比是一个重要的参考指标。其他选项中的 FEV₁ 的百分比范围都不符合中度 COPD 的诊断标准。

21. C 大叶性肺炎叩诊呈浊音，大叶性肺炎又称肺炎链球菌肺炎，多见于青壮年男性，发病前常有受凉、淋雨、疲劳、醉酒、病毒感染史，多有上呼吸道感染的前驱症状。

22. B 气胸时叩诊可呈鼓音，这是因为气胸导致了肺组织与胸廓之间的间隙增大，使得空气积聚在胸腔内。当敲击胸廓时，空气在胸腔内振动，产生了更为共鸣的声音，即鼓音。鼓音是一种低调、持久且空灵的音响，类似于敲击鼓面时的声音。需要注意的是，气胸引起的鼓音通常只在气胸侧听到，而对侧则呈现正常的叩诊音响。

23. D 急性肺水肿时可以闻及水泡音，这是因为肺水肿导致肺泡和小气道发生充血和水肿，导致肺泡内的液体积聚。当患者呼吸时，肺泡内的液体会产生泡沫，造成气体通过泡沫时产生震动，从而产生水泡音。水泡音通常是连续的、湿润的音响，类似于水泡破裂的声音。在急性肺水肿时，可在肺底部或全肺区域闻及水泡音，提示肺泡内液体积聚和呼吸道的充血水肿。

24. A 肺气肿时叩诊可呈过清音，这是因为肺气肿导致肺组织的过度膨胀，使得肺组织密度减低，肺容积增大。当敲击胸廓时，由于肺组织的膨胀，空气在肺部振动的能量减少，产生了较为清脆的音响，即过清音。过清音是一种高调、响亮且清脆的音响，类似于敲击空心物体时的声音。需要注意的是，过清音通常在整个胸廓都可以听到，而不仅

仅局限于特定区域。

25. E 哮喘是一种慢性气道炎症性疾病，其特点是气道收缩和痉挛，导致气道通畅度降低。当气道收缩时，空气在狭窄的气道中通过会产生阻力，导致气流速度增加。这样的快速气流通过狭窄的气道时，会引起气道壁的振动，产生了哮鸣音。哮鸣音是一种高调、连续的呼吸音，通常在呼气时听到，类似于哨子吹出的声音或呼气时空气通过狭窄通道时产生的嘶嘶声。哮喘患者的气道狭窄程度和哮鸣音的强度会根据病情的严重程度而有所不同。

26. C 小儿病毒性肺炎最常见的致病病毒之一是呼吸道合胞病毒（RSV）。这是因为呼吸道合胞病毒是一种广泛存在于人类呼吸道的病毒，特别容易感染婴幼儿和幼儿。RSV 感染主要通过飞沫传播，例如咳嗽、打喷嚏或直接接触病毒污染的物体表面传播。

27. A 小儿肺炎部分脓胸最常见的致病菌是葡萄球菌。当葡萄球菌感染引起肺部脓肿或肺脓胸时，常见的病理表现是肺组织的坏死和化脓性炎症。

28. D 疱疹性咽峡炎是由肠道病毒感染所引起的。以急性发热和咽峡部疱疹和溃疡为主要表现的一种急性传染病。这种疾病具有一定传染性，而且传染性还很强，主要是通过粪口途径或呼吸道途径来传播。患者的分泌物或排泄物污染的衣服或用具可以引起传播，可以引起局限性传播，也可引起世界范围的广泛传播。主要是累及 1～7 岁的小儿，其中最常见致病菌主要是柯萨奇病毒，其中是 A 组有几个亚型，再有埃可病毒也可以导致本病。

29. A 蛇咬伤时，蛇毒毒素可以通过咬伤部位进入人体，可能引起中枢神经系统的抑制作用。出现嗜睡、昏迷或

其他神经系统功能的异常。其他选项中的水、电解质紊乱，多汗、口渴、头晕、无力、恶心、呕吐在蛇咬伤中不是常见的症状。需要注意的是，蛇咬伤的症状和严重程度可能因蛇的种类、毒性以及咬伤部位等因素而有所不同。

30. C 溺水时，水进入呼吸道导致窒息和缺氧，可能引起中枢神经系统的抑制。此外，溺水还会导致体内水分和电解质的紊乱，包括血液中的钠、钾、氯等电解质的失衡。因此，溺水患者可能同时出现中枢神经系统抑制和水、电解质紊乱的症状。

31. A 一糖尿病患者常规胰岛素治疗，医嘱应记录在长期医嘱单。这是因为胰岛素治疗通常是长期维持的治疗方案，需要持续执行，而不是临时性的医疗措施。通过在长期医嘱单上记录胰岛素治疗的医嘱，可以确保医务人员能够持续监控患者的胰岛素用量和治疗方案，并按时给予胰岛素注射。长期医嘱单还可以记录其他长期执行的医疗措施和用药方案，以便医务人员能够准确执行。

32. B 一患者由于心慌、胸闷复查心电图，医嘱应记录在临时医嘱单上。这是因为复查心电图是一项临时性的医疗措施，通常不需要长期执行。临时医嘱单是用于记录短期内需要执行的医疗措施或药物治疗的单子。

33. C 胎儿娩出后出现阴道多量暗红色流血通常是由宫缩乏力引起的。宫缩是子宫肌肉收缩的过程，它有助于收缩子宫，止血和排出胎盘。当宫缩乏力时，子宫内膜无法有效地剥离和收缩，血液在子宫腔内滞留，随后通过阴道排出。由于血液在子宫腔内停留的时间较长，氧气供应不足，所以流出的血液呈暗红色。

34. D 凝血功能障碍可能导致血液无法正常凝固，进而引起持续性的阴道流血。凝血功能障碍可能由多种原因引起，包括遗传性凝血因子缺乏、血小板功能异常、抗凝血因子异常等。这些异常会干扰凝血过程中的不同环节，从而导致血液不能正常凝固。

35. A 胎儿娩出后立即出现的阴道流血，色鲜红的情况通常是由于软产道损伤所致。这是因为在分娩过程中，子宫颈和阴道会经历扩张和拉伸，以便让胎儿通过产道。这个过程可能会导致软产道组织的损伤，例如产道黏膜的撕裂或血管的破裂。当产妇分娩后，子宫会收缩，并通过收缩力推出胎盘。这一过程中，损伤的软产道组织可能会继续出血，导致阴道流血。由于这些损伤较为浅表，出血通常是鲜红色的。

36. ABCE 休克代偿期的表现为烦躁不安、口渴，心率加快，尿量正常或减少，比重增高等。在休克代偿期，机体会通过多种机制来尝试维持血液循环和氧供应，以应对休克状态。A项，烦躁不安、口渴：由于组织器官灌注不足，机体会产生一种紧急的反应，表现为烦躁不安和口渴的感觉；B项，心率加快：为了维持足够的心输出量和灌注器官，心脏会增加收缩力和心率，以增加血液的泵出量；C项，血压正常或稍高：在休克代偿期，机体会通过神经内分泌调节来增加外周血管阻力，以维持血压水平；E项，尿量正常或减少，比重增高：由于机体的代偿机制，肾脏会通过减少尿液量和浓缩尿液来保持血压和血液循环。因此，尿量可能正常或稍减少，尿液比重也会增高。脉压指的是收缩压和舒张压之间的差值。在休克代偿期，脉压可能会减小或保持正常，而不是增大超过30mmHg。

37. ABCD 慢性颅内压增高者，其头颅 X 线片可表现为颅骨骨缝分离、鞍背骨质稀疏、指状压迹增多和蝶鞍扩大。这些改变是由于颅内压增高对颅骨和颅内结构的影响所引起的。颅骨骨缝分离是指颅骨之间的缝隙变宽，这是为了缓解颅内压力而发生的适应性改变。鞍背骨质稀疏是指垂体鞍部的骨质变薄，也是颅内压增高的表现之一。指状压迹是指颅内压增高对颅骨内侧的压迫所造成的突起状压痕，常见于颅骨内板，也是颅内压增高的表现之一。蝶鞍扩大是指垂体鞍部的大小增加，这是由于颅内压增高对垂体鞍部的推压引起的。颅骨骨质增生在慢性颅内压增高中并不常见，因此不包括在内。

38. DE A 项，咳嗽、痰中带血是肺癌的常见症状，但它并不能作为确诊肺癌的唯一依据，因为其他肺部疾病也可能引起类似的症状；B 项，胸部 X 线平片（CXR）是最常用的肺部影像学检查方法之一，可以显示肺部病变的存在，但对于确诊肺癌来说，其诊断准确性有限；C 项，胸部 CT 检查通常用于初步筛查和定位肺部异常。D 项，痰细胞学检查是通过检查痰液中的细胞变化来诊断肺癌的一种方法。它可以帮助发现肺癌细胞的存在和特征，但对于诊断肺癌的准确性有一定限制。E 项，纤维支气管镜检查及活检是确诊肺癌最可靠的方法之一。通过纤维支气管镜检查，医生可以直接观察气道内的异常病变，并进行活检，获取组织样本进行病理学检查，从而确定是否存在肺癌。因此，确诊肺癌的依据通常是痰细胞学检查（D）和纤维支气管镜检查及活检（E）。

39. ABCDE A 项，脐带脱垂是指胎儿脐带在前置胎盘或胎盘低置的情况下先于胎儿进入产道，可能导致脐带受压造成胎儿窒迫，因此需要进行紧急剖宫

产。B 项，异常胎先露指的是胎儿的臀位或肩位等非正常的胎先露方式，这种情况下剖宫产可能是更安全和合适的选择，以避免分娩的相关并发症。C 项，胎膜早破是指胎膜在分娩前破裂，可能导致感染和胎儿窘迫等问题，因此在双胎妊娠中胎膜早破也是剖宫产的指征之一。D 项，宫颈痉挛是指宫颈肌肉的异常收缩，可能导致宫颈开口不全或无法扩张，从而影响分娩进程。在双胎妊娠中，如果宫颈痉挛严重且无法缓解，可能需要剖宫产来保护胎儿和母亲的安全。E 项，先兆子痫是指妊娠晚期出现的高血压、蛋白尿和水肿等症状，可能是一种严重的妊娠并发症。在双胎妊娠中，如果存在先兆子痫或子痫前期，剖宫产可能是更安全的选择，以避免进一步加重母体和胎儿的风险。

40. ACE 苯丙酮尿症（PKU）是一种遗传代谢性疾病，因苯丙氨酸羟化酶基因突变导致酶活性降低，苯丙氨酸及其代谢产物在体内蓄积而致病。苯丙酮尿症患儿的特征性临床表现包括：①智能发育落后：苯丙酮尿症患儿在未经治疗的情况下，苯丙氨酸及其代谢产物在体内积累，对中枢神经系统有毒性作用，导致智能发育受损。②尿和汗液有鼠尿臭味：苯丙氨酸在体内积累，会导致尿液和汗液中出现特殊的鼠尿臭味。③毛色变浅：苯丙氨酸是合成黑色素的前体物质，苯丙酮尿症患儿由于苯丙氨酸不能正常代谢，会导致黑色素合成减少，毛发的颜色变浅。

二、填空题

1. 结核分枝杆菌。OT 试验（Ouchterlony 试验）是一种免疫沉淀试验，用于检测机体对于特定抗原的免疫反应。在结核分枝杆菌感染的情况下，OT 试验阳性可能说明人体对结核分枝杆

菌有免疫力。结核分枝杆菌感染机体后，免疫系统会产生针对该菌的免疫反应。这种免疫反应包括细胞免疫和体液免疫两种。OT试验就是通过观察结核分枝杆菌抗原和患者血清中的抗体之间是否发生免疫沉淀反应来判断机体对结核分枝杆菌的免疫状态。如果OT试验阳性，表示患者的血清中存在抗体，说明机体对结核分枝杆菌具有一定的免疫力。需要注意的是，OT试验只能作为结核分枝杆菌感染的初步筛查方法，不能直接用于确诊结核病。

2. 表面抗原HA　表面抗原NA。甲型流感病毒的表面抗原包括血凝素（HA）和神经氨酸酶（NA）。甲型流感病毒的HA抗原是病毒侵入宿主细胞的关键因子，它能够与宿主细胞表面的受体结合，从而使病毒进入细胞内，并引发感染。由于HA抗原在病毒与宿主细胞的相互作用中起着重要的作用，它会受到宿主免疫系统的压力和选择，导致其在病毒群体中发生变异。另外，甲型流感病毒的NA抗原是病毒释放和传播的关键因子。NA抗原能够剪切宿主细胞表面的糖链，从而释放新生病毒颗粒，并防止病毒固定在宿主细胞表面。甲型流感病毒的HA和NA抗原在病毒的变异和演化中起到重要的作用，这也解释了甲型流感病毒容易发生变异的原因。这种变异使得病毒能够逃避宿主免疫系统的识别和攻击，从而导致新病毒株的出现，并可能引发流感疫情。因此，甲型流感病毒的表面抗原HA和NA是病毒变异的主要部位。

3. 胆囊三角。胆囊手术中寻找胆囊动脉的标志是胆囊三角，也称为胆囊底三角区。胆囊三角是指位于胆囊底部与肝脏之间的三角形区域，边界由肝的下缘、胆囊底和胆总管组成。在胆囊手术中，胆囊动脉位于胆囊三角内，准确地定位和结扎胆囊动脉非常重要，目的是避免术中出血和胆总管损伤的风险。

4. 血流状态改变　血液凝固性增高　心血管内皮细胞损伤。血栓的形成需要同时存在以下三个条件：①血流状态改变：可促使血栓形成。如血液流速减慢、血流淤滞、静脉血栓形成等，会导致血液在血管内停滞，增加了血液中凝血因子的接触机会，进而促进了血栓形成。②血液凝固性增高：指的是血液中凝血因子的水平升高或凝血功能的增强。凝血因子是一类促进血液凝固的蛋白质，在正常情况下，它们维持着血液的凝固与抗凝血平衡。然而，当凝血因子水平升高或活性增强时，会导致血液凝块的形成。③心血管内皮细胞损伤：血管内皮细胞是血管内壁的一层细胞，它们发挥着维持血管健康和功能的重要作用。当心血管内皮细胞受损时，会释放出一系列的信号物质，如凝血因子、血小板活化因子等，促进血栓形成。这也解释了在某些情况下容易发生血栓形成的原因，例如长时间久坐、外伤、手术、血管疾病等都可能导致血流状态改变、血液凝固性增高和心血管内皮细胞损伤，从而增加了血栓形成的风险。

5. 偏身瘫痪　偏盲　偏身感觉障碍。出血性脑血管病（包括脑出血和蛛网膜下腔出血）引起的"三偏"征指的是偏身瘫痪、偏盲和偏身感觉障碍。这是因为出血性脑血管病会导致脑部的血管破裂或破裂后出血，血液会渗入脑组织或脑腔内，对脑组织造成压迫和损伤。这样的损伤会导致脑功能异常，出现不同程度的瘫痪、感觉障碍和视觉障碍。"三偏"征的具体表现和程度取决于出血的位置、范围和严重程度。因此，当患者出现"三偏"征时应尽早就医并进行诊断和治疗。

6. PPI 或胶体铋为基础加上两种抗生素 PPI 和胶体铋合用加四环素和甲硝唑 4 周 停用 PPI 或铋剂 2 周。根除幽门螺杆菌治疗，PPI 或胶体铋为基础加上两种抗生素的三联治疗方案有较高根除率。PPI 加克拉霉素再加阿莫西林或者甲硝唑的方案根除率最高。治疗失败后可换用另外两种抗生素（阿莫西林原发及继发耐药均极少见，可以不换），如 PPI 加左氧氟沙星（500mg/d，每天 1 次）与阿莫西林，或者采用 PPI 和胶体铋合用再加四环素（1500mg/d，每天 2 次）和甲硝唑的四联疗法。根除幽门螺杆菌治疗后复查：治疗后应当常规复查幽门螺杆菌是否已被根除，复查应在根除幽门螺杆菌治疗结束后至少 4 周进行，且在检查前停用 PPI 或铋剂 2 周，否则会出现假阴性。

7. 呼吸困难 心绞痛 晕厥。主动脉狭窄三联征指的是主动脉狭窄造成的三个常见症状，包括：呼吸困难、心绞痛和晕厥。①呼吸困难：主动脉狭窄会导致左心室收缩功能受限，血流通过狭窄的主动脉瓣时受到阻碍。这会增加左心室的负荷，并导致左心室肥厚。肥厚的左心室可能无法有效地将血液泵出，导致血液回流至肺部，引起肺淤血和呼吸困难。②心绞痛：由于主动脉狭窄会导致左心室肥厚，心肌需氧量增加，但由于狭窄的主动脉瓣限制了心室收缩时的血流供应，使心肌供氧不足。这种缺血状态可能导致心绞痛，即胸痛或不适感，通常在活动或情绪激动时加重。③晕厥：主动脉狭窄限制了左心室的血流排出，导致心输出量减少。在剧烈活动或体力负荷增加时，心脏需要更多的血液供应来满足身体的需求，但由于狭窄的主动脉瓣无法提供足够的血流。这

可能导致供血不足，引起暂时性的脑缺血，从而导致晕厥。

8. 起始足量 缓慢减药 长期维持。肾病综合征是一种以蛋白尿、水肿和低蛋白血症、高脂血症为特征的一组临床症候群。糖皮质激素是常用的治疗药物之一，其使用原则为起始足量、缓慢减药、长期维持，目的是为了控制病情、减轻炎症反应和保护肾脏功能。初始治疗时，使用足够剂量的糖皮质激素可以迅速控制炎症反应和减少蛋白尿。这是因为糖皮质激素具有抗炎和免疫抑制作用，可以抑制免疫反应和减少炎症损伤。在病情得到控制后，逐渐减少糖皮质激素的剂量。这是因为长期高剂量的糖皮质激素使用可能会引发一系列副作用，如骨质疏松、免疫抑制等。缓慢减药可以减少副作用的发生，同时维持病情的稳定。肾病综合征是一种慢性疾病，需要长期治疗和维持。长期维持的目的是防止疾病复发和进展，减少肾脏损伤。

9. Ⅷ因子 Ⅸ因子。血友病 A 是因为缺乏或减少凝血因子Ⅷ（血友病因子 A）而引起的。凝血因子Ⅷ是血液凝固过程中重要的因子之一，缺乏或减少会导致血液凝固功能受损，易出现出血症状。血友病 B 是因为缺乏或减少凝血因子Ⅸ（血友病因子 B）而引起的。凝血因子Ⅸ也是血液凝固过程中的重要因子，缺乏或减少会导致血液凝固功能受损，出现出血倾向。这两种血友病都是遗传性疾病，诊断时可以通过检测凝血因子Ⅷ和凝血因子Ⅸ的活性水平来确定血友病类型。

10. 糖皮质激素 非甾体类抗炎药 免疫抑制剂。类风湿关节炎是一种慢性炎症性关节疾病，主要特征是关节炎和全身炎症。药物治疗是管理类风湿关节炎的主要方法，常用的药物包括糖皮质激素、非甾体类抗炎药和免疫抑制剂，

可起到控制炎症反应、减轻症状、保护关节和改善生活质量的作用。每个患者的治疗方案应根据病情严重程度、症状和个体情况来确定，需要在医生的指导下进行。

11. 升高 降低。酸中毒指的是血液 pH 下降，即血液酸性增加。在酸中毒情况下，细胞内的钾离子会从细胞内释放到血液中，以维持电荷平衡。这会导致血液中钾离子浓度升高。碱中毒指的是血液 pH 升高，即血液碱性增加。在碱中毒情况下，细胞内的钾离子会从血液中进入细胞内，以维持电荷平衡。这会导致血液中钾离子浓度降低。

12. 脾 肾 肝 胃 结肠。腹部损伤时常见的受损脏器依次为脾脏、肾脏、肝脏、胃、结肠等的原因如下：①脾脏：脾脏位于左上腹部，位置较为脆弱。在腹部损伤中，脾脏往往容易受到冲击、撞击或挤压，导致脾脏破裂、出血等损伤。脾脏具有丰富的血供，因此在损伤时容易出现大量出血。②肾脏：肾脏位于腰部，负责排泄废物和调节体液平衡。腹部损伤时，肾脏常常受到直接的冲击或挤压，导致肾脏破裂、出血或损伤。③肝脏：肝脏是腹腔内最大的脏器，位于右上腹部。由于其较大的体积和前置位置，肝脏在腹部损伤中容易受到直接或间接的撞击、刺伤或挤压等影响。腹部损伤时，肝脏可能发生破裂、出血等损伤。④胃：胃位于腹腔中部，是消化道的一部分。在腹部损伤中，胃可能会发生破裂、穿孔或出血等损伤，特别是在严重的腹部外伤或创伤性撞击下。⑤结肠：结肠是消化道的一部分，位于腹腔。腹部损伤时，结肠可能会受到刺伤、穿孔或断裂等损伤，导致腹腔内的内容物泄漏。对于怀疑腹部损伤的患者，应及时进行评估、诊断和治疗。

13. 小脑幕切迹疝 枕骨大孔疝 大脑镰下疝。脑疝可分为三种类型：①小脑幕切迹疝：小脑幕是连接大脑半球和小脑的薄膜结构。当颅内压力增高时，小脑组织可被挤压并向颅内下方移位，压迫脑干。②枕骨大孔疝：枕骨大孔是位于颅底的一个解剖结构，允许中脑的部分通过颅底进入颈椎管。当颅内压力增高时，脑组织可通过枕骨大孔向下移位，压迫脑干和脊髓。③大脑镰下疝：大脑镰是位于大脑两半球之间的结构，帮助维持大脑的正常位置和稳定性。当颅内压力增高时，大脑组织可通过大脑镰向下移位，形成大脑镰下疝。脑疝的发生严重且危险，可能会压迫重要的神经结构，导致神经功能障碍和危及生命。因此，对于怀疑脑疝的患者，应及时进行诊断和治疗。

14. 合成 贮存 分泌。甲状腺是人体内一对位于颈部前方的内分泌腺体，它的主要功能包括合成、贮存和分泌甲状腺素。甲状腺腺细胞内含有甲状腺过氧化物酶和碘化酪氨酸，它们通过一系列化学反应，在甲状腺腺细胞内合成甲状腺激素 T_3（三碘甲状腺原氨酸）和 T_4（四碘甲状腺原氨酸）。甲状腺腺细胞内有大量的甲状腺球蛋白，新合成的甲状腺激素分子会与甲状腺球蛋白结合形成甲状腺激素的复合物，这些复合物被贮存在甲状腺的滤泡腔内。当机体需要甲状腺素时，甲状腺球蛋白复合物会从滤泡腔内释放出来，被甲状腺腺细胞摄取，然后在内质网中被分解，释放出甲状腺激素 T_3 和 T_4，进入血液循环分布到全身，对机体的新陈代谢、生长发育、体温调节、心血管功能等起到重要作用。

15. 停经 早孕反应 尿频 乳房变化 妇科检查示阳性体征。妊娠对女性身体产生了一系列的生理和代谢变化。

停经是妊娠最早期的一个显著表现，由于受精卵着床于子宫内膜，并释放绒毛膜促性腺激素（hCG），这会抑制垂体前叶的促卵泡激素的分泌，导致卵巢停止排卵，进而引起停经。早孕反应是指妊娠初期出现的一系列身体不适症状，如恶心、呕吐、食欲改变、乏力、易怒等。这些症状主要与妊娠激素（如 hCG 和雌激素）水平的改变以及身体代谢的调整有关。由于妊娠期间子宫逐渐增大，压迫膀胱，可导致尿频。此外，妊娠激素的增加也会导致肾脏滤过率的增加，尿液产量增多，进一步促使尿频的出现。在妊娠初期，雌激素和孕激素的增加会引起乳房充血、乳腺增生和乳头颜色加深等乳房变化。乳房可能变得敏感、胀痛，并出现乳腺管道扩张的表现。妇科检查时，医生可能会触及子宫增大、触感柔软，子宫颈柔软、闭合、松弛等阳性体征，这些变化是因为妊娠引起的子宫和子宫颈的生理性改变。总的来说，早期妊娠的临床表现是由于妊娠引起的激素变化、器官压迫以及身体代谢的调整等生理变化所致。这些表现对于女性可能是明显的体验，也有助于医生进行早期妊娠的诊断和评估。

三、判断题

1. ×　引起小儿低钾的主要原因包括以下几种情况：①含钾食物摄入过少：如果儿童平时摄入含钾的食物较少，如由于食欲不佳或偏食等，会导致儿童出现低钾血症。钾对于正常的神经和肌肉功能至关重要。②钾丢失过多：某些情况下，儿童身体过度丢失钾，也会导致低钾。如频繁的呕吐或剧烈的腹泻会导致大量的钾丢失。针对小儿低钾，需要及时补充钾。一种常用的方法是口服氯化钾或其他含钾药物。但补钾的剂量必须根据具体情况和医生的建议进行调整，以避免补钾过量或不足引发其他问题。总之，儿童摄入含钾食物不足或丢失过多钾都可能导致低钾血症，因此平衡饮食和适时补钾对于维持儿童的正常生理功能至关重要。应根据具体情况咨询医生并进行合理的补钾治疗。

2. √　产后出血指的是分娩后子宫内膜剥脱后的出血情况。一般来说，产后出血在产后的 24 小时内是最常见的，称为早期产后出血。这个时期多由于子宫收缩不足或子宫收缩功能异常而导致大量出血。

3. √　甲地孕酮是一种黄体酮类口服避孕药，常用于紧急避孕，如事后避孕药。它可以在性行为后的 72 小时内或 120 小时内使用，以防止意外怀孕。甲地孕酮属于紧急避孕药，而不是常规的口服避孕药。炔诺酮是一种合成孕酮类似物，常与炔雌醇结合使用，作为常规口服避孕药的成分之一。炔诺酮具有抗雄激素和抗利尿激素的作用，可以减轻与雌激素相互作用引起的水肿和体重增加。炔雌醇则是一种合成雌激素，用于调节月经周期和避免意外怀孕。

4. √　新生儿缺血缺氧性脑病（HIE）是指新生儿在分娩过程中缺氧和（或）脑血流减少导致的脑损伤。惊厥是 HIE 的常见表现之一，苯巴比妥是治疗新生儿缺血缺氧性脑病惊厥的首选药物之一。苯巴比妥是一种抗惊厥药物，通过增强抑制性神经递质 GABA 的作用，抑制脑部异常放电，从而控制和预防惊厥发作。在新生儿缺血缺氧性脑病中，惊厥是由脑部缺氧引起的电生理异常所致。苯巴比妥可通过抑制异常放电，减少或控制惊厥的发作，并有助于保护受损的脑组织。

5. √　苯丙酮尿症（PKU）是一种

遗传代谢病，因苯丙氨酸羟化酶基因突变导致酶活性降低，导致苯丙氨酸无法正常代谢，从而在体内积累。针对苯丙酮尿症，患儿的饮食管理是关键，主要目标是限制苯丙氨酸的摄入。苯丙酮尿症患儿通常需要使用低苯丙氨酸的特殊配方奶粉，以减少苯丙氨酸的摄入。这种奶粉经过特殊处理，减少了苯丙氨酸的含量，以满足患儿的营养需求。苯丙酮尿症患儿可以摄入一些果蔬和淀粉类食物，因为它们通常含有较少的蛋白质，尤其是苯丙氨酸。

6. √ 先天性甲状腺功能减退症（CH）是指婴幼儿期出生时或出生后不久，甲状腺功能严重不足引起的甲状腺激素缺乏症。对于确诊的先天性甲状腺功能减退症患儿，甲状腺激素替代治疗是终生必需的。甲状腺激素对于儿童的正常生长和发育至关重要。在先天性甲状腺功能减退症患儿中，由于甲状腺功能缺陷，甲状腺激素无法正常合成和释放，导致体内甲状腺激素水平过低。如果不及时进行治疗，会对患儿的身体和智力发育造成严重影响。甲状腺制剂，如甲状腺素，通常作为替代治疗的首选药物。甲状腺制剂补充体内缺乏的甲状腺激素，帮助维持正常的生长发育和代谢功能。治疗方案通常是终身服用甲状腺制剂，剂量根据患儿的年龄和体重进行调整，并定期监测甲状腺激素水平来确保治疗效果。综上所述，一旦确诊先天性甲状腺功能减退症，患儿需要终身服用甲状腺制剂。及早开始治疗有助于维持正常的生长和智力发育，以提供最佳的生活质量。治疗方案和药物剂量应在医生的指导下进行。

7. × 甲型肝炎主要通过粪口途径传播，通常是由于食用被污染的食物或水源而引起的。这意味着甲型肝炎主要通过胃肠道途径传播，而不是胃肠道以外途径。大部分甲型肝炎患者通常能够自愈，而不是呈现慢性感染。相对于其他类型的病毒性肝炎（如乙型肝炎和丙型肝炎），甲型肝炎的慢性感染的发生率较低。相比乙型肝炎或丙型肝炎，甲型肝炎引起肝硬化和肝细胞癌的风险较低。

8. √ 挤压伤是指身体的某个部位受到外力挤压或压迫而引起的损伤。这种损伤通常发生在肌肉丰富的区域，如四肢、躯干，但不限于这些部位。挤压伤可以包括软组织挫伤、挤压骨折、神经血管损伤等。不仅仅是长时间的重物压迫，挤压伤还可以由其他原因引起。例如，车祸、工业事故、运动伤害或其他意外情况下的短时间的强力挤压等。

9. √ 发生心源性哮喘时，除应用强心苷、绿茶碱和吸氧等措施外，静脉注射小剂量吗啡可获得良好效果，作用机制之一就是抑制呼吸中枢，降低呼吸中枢对二氧化碳的敏感性，使呼吸变慢变深，缓解呼吸急促症状。

10. × 医师在某些情况下可以下达口头医嘱。口头医嘱是指医师通过口头方式向护士或其他医疗人员传达患者的治疗指示或药物处方。尽管口头医嘱是常见的临时性指示，但在紧急情况下，它们可以被用于迅速采取必要的治疗措施。然而，为了确保医疗的准确性和安全性，大多数医疗机构都鼓励医师使用书面医嘱。书面医嘱更具有明确性和可追溯性，有助于减少误解和错误。口头医嘱通常会尽快书面确认，以确保医疗记录的完整性。

四、名词解释

1. 血浆半衰期：指血浆中的药物浓度在原有的基础上下降1/2所需要的

时间。

2. 基础代谢率：是指基础状态下单位时间内的能量代谢。

3. 漏斗胸：是指胸骨中下部向后凹陷畸形，常以胸骨剑突根部为最深处，同时附着于凹陷部胸骨两侧的肋软骨亦随之下陷弯曲，构成畸形的两侧壁，呈漏斗状。

4. TURP 综合征：行 TURP（经尿道前列腺切除术）时，由于大量等渗冲洗液进入静脉系统而引起以血液稀释和低钠血症为主要特征的并发症。

5. 骨折延迟愈合：骨折经治疗，超过一般愈合所需的时间，骨折断端仍未出现骨折连接，针对原因经过适当的处理，仍可达到骨折愈合。

五、简答题

1. 应激引起原发性高血压的机制包括：（1）在应激情况下，交感－肾上腺髓质系统会被激活，导致外周血管收缩和阻力增加，同时心排血量也会增加。（2）应激会引起肾素－血管紧张素－醛固酮系统的激活。这个系统会释放肾素，进而促使血管紧张素的生成，增强血管收缩作用。此外，醛固酮的释放会导致血容量增加。（3）应激可能会在多个环节上激活与高血压相关的基因遗传易感性。这意味着应激可能会影响一些与高血压发生有关的基因表达和调控。这可能是高血压在某些人群中更容易发生的原因之一。这些因素可能都与高血压的发生和进展有关。

2. 行甲状腺大部分切除术的指征包括：①由于气管、食管或喉返神经受压引起临床症状者。②胸骨后甲状腺肿。③巨大甲状腺肿影响生活和工作者。④结节性甲状腺肿继发功能亢进者。⑤结节性甲状腺肿疑有恶变者。

3. 动脉瘤的分级标准如下所示：

分级	标准
0级	未破裂的动脉瘤，有或无神经系统症状和体征
I级	微量出血，无意识障碍，可有轻度头痛和颈项强直，有或无神经系统症状与体征
II级	少量出血，无意识障碍，有明显头痛和颈项强直，可有轻偏瘫及颅神经功能障碍
III级	中等量出血，轻度意识障碍，颈项强直，有明显的神经功能障碍
IV级	较大量出血，昏迷，偏瘫，可有颅内压增高及植物神经功能障碍
V级	严重出血，深昏迷，去大脑强直，双侧瞳孔散大

4. 子宫位于盆腔中央，呈轻度前倾前屈位，维持子宫的正常位置与子宫的韧带密不可分，其中有以下四条主要韧带：①子宫圆韧带：起于子宫角，它的作用是使子宫底部保持前倾位置。②子宫阔韧带：起于子宫两侧，限制子宫向两侧倾斜，保持其稳定的位置。③子宫主韧带：起于子宫颈两侧，固定宫颈的位置，防止子宫下垂。④子宫骶韧带：起于子宫颈的后上方，它的作用是维持子宫处于前倾位置。这些韧带共同发挥作用，保持子宫在盆腔中的稳定位置，确保其正常功能和解剖结构的正确性。如果这些韧带受到损伤或松弛，可能会导致子宫位置异常，如子宫后屈或下垂，进而引起一些妇科问题。

5. 各种检查申请单是医疗文件中重要的组成部分。在填写申请单时，要求医师书写整洁、字迹清楚、术语准确，并且不得进行涂改。主治医师按规定逐项填写各项检查申请单，确保眉栏项目不遗漏，并正确标明送检标本的名称，确保与申请单上的号码一致。申请单应包含以下内容：简明的病历摘要、前次检查结果、临床诊断、检查目的、申请日期，以及医师的全名签字或盖印章。对于急诊或紧急检查，应在申请单右上角注明"急"字。对于复查患者，应注明前次检查的编号（如X线号）和结果。特殊检查要求应予以注明，例如X线检查时患者不能站立、敷料不能去除、患者不能移动、需要到病室进行检查或需要特定体位摄片等，这些要求应在申请单上注明。

6. 胆囊结石的临床表现：（1）胆绞痛：典型的发作是在进食油腻食物后或体位改变时，胆囊强力收缩引起的绞痛。疼痛位于右上腹或上腹部，呈阵发性，有时会持续加剧，可以向右肩、背部放射，伴有恶心和呕吐。（2）上腹隐痛：在进食过多、摄入肥腻食物、工作紧张或休息不好时，可能会感到上腹部或右上腹隐痛，也可能会出现饱胀不适、嗳气和呃逆等症状。（3）胆囊积液：当胆囊结石长期卡住或阻塞胆囊管但未合并感染时，胆囊黏膜会吸收胆汁中的胆色素，并分泌黏液性物质，导致胆囊内积液。这种积液呈透明无色，被称为白胆汁。（4）其他情况：极少引起黄疸。小结石可能会通过胆囊管进入胆总管内形成胆总管结石。Mirizzi结石通过Oddi括约肌时可能会引起损伤或于壶腹部卡住，导致胆源性胰腺炎。长期的结石压迫可以引起胆囊炎症慢性穿孔，导致胆囊与十二指肠或结肠形成瘘管，而大结石通过瘘管进入肠道时偶尔可能引起肠梗阻，这被称为胆石性肠梗阻。结石及炎症的长期刺激可能会诱发胆囊癌。（5）Mirizzi综合征：是一种特殊类型的胆囊结石，胆囊管与肝总管伴行过长或胆囊管与肝总管汇合位置过低，持续在胆囊颈部卡住的较大胆囊管结石会压迫肝总管，导致肝总管狭窄。反复的炎症发作会进一步导致胆囊肝总管瘘、胆囊管消失、结石

部分或全部堵塞肝总管。临床特点是反复发作的胆囊炎及胆管炎，明显的梗阻性黄疸。

7. 肾周围脓肿的治疗原则：（1）在早期肾周围脓肿尚未形成之前，应及时使用适当的抗生素进行治疗，并进行局部理疗。（2）一旦脓肿形成，应该进行切开引流治疗，或者在B超的指引下进行置管引流，同时联合有效的抗菌药物治疗。（3）对于肾周围脓肿若是由尿路结石引起的脓肾，或是由感染的肾积水引起的，若该侧肾功能严重受损，考虑进行肾切除术；至于切开引流术和肾切除术是同时进行，还是分为两个阶段进行，应根据病情作出决定。

8. 骨筋膜室综合征的临床表现：（1）疼痛：在创伤后，肢体会出现持续性剧烈疼痛，并且疼痛会逐渐加剧。这是骨筋膜室内神经受压和缺血的早期重要表现。（2）指或趾呈屈曲状态，肌力减弱。当进行被动牵引时，会引起剧烈的疼痛。（3）受影响的肢体表面皮肤略红，温度稍高，肿胀，并且有严重的压痛。在触诊时可以感觉到室内张力增高。（4）远侧脉搏和毛细血管充盈时间正常，没有明显异常。

9. 胎儿窘迫指胎儿在子宫内因急性或慢性缺氧危及其健康和生命的综合症状。根据胎儿窘迫发生的速度可分为慢性胎儿窘迫和急性胎儿窘迫。胎儿窘迫严重时可危及胎儿生命，因此一旦发生，应立即进行干预处理。（1）积极寻找窘迫的原因，并排除心衰、呼吸困难、贫血、脐带脱垂等情况。（2）纠正酸中毒，以恢复胎儿的酸碱平衡。（3）尽快终止妊娠，终止妊娠的指征包括：①胎心率低于120次/分或高于180次/分，并伴有羊膜破裂、感染等情况；②羊水出现重度污染，B超显示羊水池；③持续胎心缓

慢，达 100 次/分以下；④胎心监测反复出现晚期减速或重度可变减速，胎心持续在 60 次/分以下超过 6 分钟；⑤胎心图基线变异消失，伴有晚期减速；⑥胎儿头皮血液 pH 值低于 7.20。（4）如果宫颈尚未完全扩张，而胎儿窘迫情况不严重，可以通过给母体吸氧来提高血氧含量，以改善胎儿的氧供应。（5）如果宫口已经完全扩张，胎儿的先露部位已经达到坐骨棘平面以下 3cm，应同时给母体吸氧，并尽快进行助产，通过阴道分娩将胎儿娩出。

10. 人工主动免疫与人工被动免疫的主要区别：（1）人工主动免疫是指通过接种菌苗、疫苗或类毒素等物质刺激机体产生特异性免疫反应，从而获得免疫力的方法。这些接种物质被称为疫苗，其特点是作用时间较长，但发挥作用的速度较慢，常用于预防疾病。（2）人工被动免疫是指通过人工方法将含有特异性抗体的免疫血清或淋巴因子等免疫物质接种到人体内，以获得免疫力的方法。与人工主动免疫不同，人工被动免疫注射的是现成的免疫物质，因此免疫作用迅速，但维持时间较短，通常用于治疗或紧急预防疾病。

模拟试卷（二）全解

一、选择题

1. E 骨髓分为红骨髓和黄骨髓，红骨髓主要分布于扁骨、不规则骨和长骨骺端的骨松质中，具有活跃的造血功能。

2. E CO_2 使呼吸加深加快的原因是刺激中枢化学感受器。当 CO_2 在血液中积累时，中枢化学感受器受刺激，引发呼吸中枢的兴奋，导致呼吸加深加快，以增加 CO_2 的排出。

3. A 热变性是指 DNA 双链在高温下解开，使两条链分离。在这个过程中，DNA 的溶液黏度会下降，吸光度在 260nm 波长处会增加，而 T_m 值（解链温度）与 DNA 中 C-C 对的百分含量有关。此外，DNA 的热变性是可逆的，即在降温后，DNA 双链可以重新结合形成双链结构。

4. D 质粒丢失后细菌并不一定会立即死亡。质粒是染色体以外的遗传物质，可以自主复制，并分为两种类型：相容性质粒和不相容性质粒。相容性质粒可以在同一细菌细胞中共存，而不相容性质粒则不能。质粒具有可自行丢失或人工处理清除的特性，并且可以在细菌间进行水平基因转移。

5. E 舌扁桃体是一种淋巴组织，位于舌根部。它由淋巴细胞和其他免疫细胞组成，起着免疫防御的作用。丝状乳头、菌状乳头、轮状乳头和叶状乳头都是舌的结构特征，与淋巴组织无直接关联。

6. D 肾门是肾内侧缘中部凹陷处，有肾血管、肾盂以及神经和淋巴管出入。

7. D 在人体生理功能调控中，控制部分的活动会根据受控部分的反馈信息而减弱，以保持稳定的内部环境。这种调控方式被称为负反馈调节。负反馈调节是一种自我调节的机制，通过负反馈回路来抑制或减弱受控变量的变化，使其维持在一个相对恒定的范围内。例如，体温调节、血糖调节等都是通过负反馈调节来实现的。

8. B 发现心肌缺血和诊断心绞痛最常见的检查方法是心电图。心电图（ECG）是一种简便、无创、经济的检查方法，通过记录心脏电活动的变化，可以反映心肌缺血和心绞痛的存在。心绞痛通常是由冠状动脉供血不足引起的，当冠状动脉狭窄或阻塞导致心肌缺血时，心电图上会出现特定的表现，如 ST 段压低或抬高、T 波倒置等。心电图的变化可以提示医生心肌缺血的可能性，并帮助进行心绞痛的诊断。

9. B 阴离子间隙（AG）是指血浆中未测量的阴离子和未测量的阳离子之间的差异。正常情况下，血浆中未测量的阴离子和未测量的阳离子应该是相等的，所以阴离子间隙为 0。当体内发生代谢性酸中毒时，会产生额外的阴离子，导致阴离子间隙增高。正常血氯性代谢性酸中毒是指由于肾脏功能障碍或某些代谢紊乱导致血浆中碳酸氢盐浓度下降，造成酸中毒的一种类型。在这种情况下，酸性物质增加，未测量的阴离子增多，导致阴离子间隙增高。

10. E 氯沙坦属于血管紧张素 II 受体拮抗剂（也称为 ARBs）。它通过选择性地阻断血管紧张素 II 受体，阻止血管紧张素 II 与受体结合产生效应。血管紧张素 II 是一种强效的血管收缩剂，它通过与受体结合，引起血管收缩、增加血管阻力，以及促进肾素－血管紧张素－醛固酮系统的激活，导致血压升高。

11. D 氟烷是一种全身麻醉药物，它通过多种机制产生麻醉效应。其中，氟烷麻醉引起血压下降的主要原因是抑制压力感受器的敏感性。压力感受器位于血管壁和心脏中，可以感知血压的变化并通过反射机制调节血管阻力和心脏收缩力，以维持血压稳定。氟烷抑制了压力感受器的敏感性，使其对血压变化的感知减弱，导致血管阻力和心排血量的调节能力降低，从而引起血压下降。

12. B B超（超声波检查）是一种常用的无创性检查方法，对于腹部疾病的筛查和诊断有很好的应用价值。根据该患者的临床表现，B超是首选的影像学检查方法，因为其可以帮助检查肝胆系统的情况，包括肝脏、胆囊、胆管等。用来评估胆囊和胆管是否存在梗阻或结石，肝脏是否存在肿块或肿瘤，以及其他可能导致黄疸的原因。

13. B 难复性疝指的是疝囊内容物只能部分回纳入腹腔，肠壁无明显血循环障碍的疝。在这种情况下，很难通过非手术方法进行复位。通常需要手术干预来修复和解决疝囊的问题。

14. B 患者出现呕血1次和柏油样大便3天，过去有上腹饥饿痛史，夜间痛醒，呕血后腹痛消失，考虑的诊断应该是胃、十二指肠溃疡。胃、十二指肠溃疡是一种常见的消化系统疾病，常表现为上腹部疼痛、饥饿感、夜间痛醒以及呕血等症状。

15. D 肝癌的淋巴结转移是除肺转移外的第二常见肝外转移途径，常见转移部位主要为肝门部淋巴结以及腹腔干途径淋巴结。

16. A 颅内最常见的脑肿瘤类型是胶质瘤。胶质瘤是一种起源于神经胶质细胞的肿瘤，包括星形细胞瘤、少突胶质细胞瘤和室管膜瘤等。它们占据了颅内肿瘤的大部分比例，是颅内最常见的脑肿瘤类型。

17. B 缩窄型食管癌的瘤体形成明显的环形狭窄，累及食管全部周径，会较早出现梗阻。

18. B 二尖瓣狭窄右室负荷加大时心电图可见右束支传导阻滞或右室肥大。二尖瓣狭窄是指二尖瓣开放不畅，导致左心房和左心室之间的血液流动受限。当二尖瓣狭窄导致右室负荷加大时，心电图可能会显示右束支传导阻滞或右室肥大的表现。

19. E 溶栓治疗的绝对禁忌证包括：①活动性内出血：指正在进行或有明显的、难以控制的出血，如消化道出血、泌尿道出血等。②近期自发性颅内出血：指在最近的时间内发生的颅内出血，包括脑出血、蛛网膜下腔出血等。③严重的高血压：如未能控制的重度高血压（收缩压 > 180 mmHg，舒张压 > 110mmHg），存在出血风险。④大手术、分娩或器官活检后的2周内：由于手术创面未完全愈合，存在明显的出血风险。⑤出血性中风或中风嫌疑：溶栓治疗可能增加出血风险，对于出血性中风或中风嫌疑患者需慎重考虑。⑥大动脉瘤或动脉血管畸形：溶栓治疗可能导致血管破裂，增加出血风险。⑦出血性疾病或凝血功能异常：如血友病、重型血小板减少症等，溶栓治疗可能加重出血。这些情况被认为是溶栓治疗的绝对禁忌证，因此，在进行溶栓治疗前，应对患者进行全面评估，排除绝对禁忌证的存在。

20. E 病程记录或病志记录频率：一般每2～3天记录一次，危重患者及病情突变者，每天或随时记录。

21. D 颅咽管瘤是由外胚叶形成的颅咽管残余的上皮细胞发展起来的一种常见的胚胎残余组织肿瘤，为颅内最常见的先天性肿瘤，好发于鞍上部。

22. E 脑膜瘤是起源于脑膜的肿瘤，可以发生在颅内的各个部位，但颅底的嗅沟、鞍区和斜坡上部是其常见好发部位。嗅沟位于额叶内侧底部，鞍区位于垂体下方，斜坡上部位于额叶内侧底表面，这些部位的解剖特点使得脑膜瘤易于发生。脑膜瘤的好发部位也与脑膜的解剖分布有关，因为这些区域有较多的脑膜组织存在。

23. B 神经鞘瘤是一种起源于神经鞘的相对良性肿瘤，多发生于颅内的脑干 CPA 区，也就是后颅窝的桥小脑角区，或者是脊髓的神经鞘、神经根的起源部位。

24. A 髓母细胞瘤是好发于儿童的颅内恶性肿瘤，肿瘤位于小脑蚓部者约占 80%。

25. C 血管网状细胞瘤又名血管母细胞瘤，为颅内真性血管性肿瘤，占颅内肿瘤的 1.3%～2.4%。大多发生于小脑半球，偶见于脑干，发生于大脑半球者极少见。

26. C 肛温正常值为 36.5℃～37.7℃。

27. B 口腔温度的正常值应该在 36.3℃～37.2℃。

28. B 非霍奇金淋巴瘤分型如下：①低度恶性：小淋巴细胞型、滤泡性小裂细胞型为主型、滤泡性小裂与大细胞混合型；②中度恶性：滤泡性大细胞为主型、弥漫性小裂细胞型、弥漫性大小细胞混合型、弥漫性大细胞型；③高度恶性：大细胞免疫母细胞型、淋巴母细胞型、小无裂细胞型；④杂类：复合型、蕈样霉菌型、组织细胞型、骨髓外浆细胞瘤、不能分类的和其他。

29. D 解析见 28 题。

30. E 解析见 28 题。

31. A 普通处方与第二类精神药品处方印刷用纸为白色；急诊处方印刷用纸为淡黄色，右上角标"急诊"；儿科处方印刷用纸为淡绿色，右上角标"儿科"。麻醉药品和第一类精神药品处方印刷用纸为淡红色，右上角标注"麻、精一"。第二类精神药品处方印刷用纸为白色，右上角标注"精二"。

32. C 解析见 31 题。

33. D 解析见 31 题。

34. C 右半结肠癌可以出现低热、合并难以纠正的缺铁性贫血及大便隐血阳性，并且可能还伴有上腹部不适。

35. A 慢性溃疡性结肠炎是一种慢性炎症性肠病，主要累及结肠。患者常常出现慢性低热，通常体温在 37.5℃ 以下。此外，溃疡性结肠炎可导致肠道黏膜糜烂、溃疡形成，引起慢性或反复发作的腹泻。这些炎症和组织损伤导致肠道吸收功能减退，容易导致营养不良和缺铁性贫血。大便隐血阳性是指在大便样本中检测到血液，这是溃疡性结肠炎常见症状之一，可能是由于肠道黏膜损伤引起的出血。因此，慢性溃疡性结肠炎可出现低热、合并难以纠正的缺铁性贫血及大便隐血阳性。

36. ABCD 膀胱镜检查的并发症：全身及尿路感染、出血、尿道损伤，直肠损伤等。

37. ABDE 引起性病的常见病原体有病毒、细菌、真菌、原虫、寄生虫等 30 多种。不同病原体会引发不同种类的性病，引起性病的常见病原体主要有以下几种：①病毒：如人类乳头瘤病毒感染可导致尖锐湿疣，人类免疫缺陷病毒可引起艾滋病等；②支原体、衣原体：例如支原体可引起非淋菌性尿道炎，沙眼衣原体可引起性病性淋巴肉芽肿；③螺旋体：如梅毒螺旋体可引起梅毒；④细菌：如淋病奈瑟菌、肉芽肿荚膜杆菌等可以引起淋病、软下疳；⑤原虫和寄生虫：如阴道内毛滴虫感染易引起阴道毛滴虫，疥螨寄生在人体皮肤表皮内可引起疥疮，体外寄生虫阴虱可导致阴虱病。HBV 是乙型肝炎病毒，不会引起性病。

38. ABCDE 慢性肺源性心脏病常见的辅助检查征象：（1）血液检查：①红细胞计数和血红蛋白常增高；②全血黏度和血浆黏度常增加；③红细胞沉降率变慢；④肝肾功能可有异常；⑤电解质可有改变。（2）X 线检查：①肺动脉高压征：肺动脉段弧形突出或其高度 ≥ 3mm；右下肺动脉干扩张，其横径 ≥ 15mm；其横径与气管横径比值 ≥1.07；中央动脉拱张，外周血管纤细，形成"残根"征；②右心室增大征：心脏呈垂直位。（3）心电图检查：①电轴右偏、极度顺钟向转位、$RV_1 + SV_5 \geq 1.05mV$ 及高尖 P 波等右心室肥大改变；②在 V_1、V_2，甚至延至 V_3，可出现酷似陈旧性心肌梗死图形的 QS 波。（4）超声心动图：右心室内径增宽（≥20mm），右心室流出道内径增大（≥30mm），右心室前壁及室间壁的厚度增加，左、右心室内径比值 <2，右肺动脉内径或肺动脉干及右心房增大等。（5）其他：①肺功能检查：早期或缓解期慢性肺心病患者有意义；②低氧血症或合并高碳酸血症：慢性肺心病肺功能失代偿期可出现；③痰细菌学检查：急性加重期慢性肺心病可指导抗生素的选用；④右心导管检查：可作为肺心病的早期诊断。

39. ABCD 甲状腺功能亢进症的诊断标准：①高代谢症状和体征；②甲状腺肿伴或不伴血管杂音；③血清 FT_4 增高、TSH 减低。具备以上三项诊断即可成立。

40. ABCDE 雌激素的生理作用：①促进女性第二性征发育，如子宫及其性器官等的发育和成熟，保持阴道呈酸性状态，避免细菌感染引起阴道炎，促进乳房发育着色。②促进子宫内膜腺体的增殖和修复，提高子宫平滑肌对催产素的敏感性。在输卵管中加速卵子的运行速度，促进受精卵着床。③刺激卵泡发育，并且还可以间接影响促性腺激素的释放水平，间接影响卵巢生理功能。④此外，雌激素还可以促进骨质致密，所以对于绝经期妇女的骨质疏松症，可用通过注射雌性激素的方式来治疗。

二、填空题

1. 椎体 椎弓 椎孔。椎骨由前方的椎体和后方的椎弓两部分构成，两者围成的孔称椎孔。椎孔相连构成椎管，容纳脊髓。

2. 体循环平均充盈压 心脏收缩力量 体位改变 骨骼肌的挤压作用 呼吸运动。影响静脉回心血量的因素：①体循环平均充盈压改变，即血量和血管容积的改变。通常强调的每天少量多次就是为补充失去的水分，比如尿液、汗液等。其他因素不变时体循环平均充盈压越高，静脉回流量越多。②心脏收缩力量越强，静脉回流量越多，如运动员经过不停锻炼，心脏收缩力是比较强的。③体位的改变，即重力作用。若由直立位突然转卧位时，静脉回流量是增多的。④骨骼肌的挤压作用，骨骼肌交替收缩与舒张可促进静脉回流。⑤呼吸运动对静脉回流量有影响，呼吸运动增强，静脉回流量增多。

3. 细而长 倾斜 短而粗 垂直。①右主支气管：较短而粗且走向垂直，与气管中轴延长线之间的夹角小于30°；

②左主支气管：较细而长且走向倾斜，与气管中轴延长线之间的夹角大于40°。

4. 锥体形纤维浆膜囊　纤维心包　浆膜心包。心包为一纤维浆膜囊，包绕于心及大血管的根部。是包裹在心脏外面的一层薄膜，心包和心脏壁的中间有浆液，能润滑心肌，使心脏活动时不跟胸腔摩擦而受伤。可分为浆膜心包和纤维心包。

5. "全或无"现象　不衰减性传导　脉冲式发放。动作电位主要特点：（1）"全或无"：只有阈刺激或阈上刺激才能引起动作电位。动作电位过程中膜电位的去极化是由钠通道开放所致，所以刺激引起膜去极化，只是使膜电位从静息电位达到阈电位水平，而与动作电位的最终水平无关。所以，阈刺激与任何强度的阈上刺激引起的动作电位水平是相同的，这就被称之为"全或无"。（2）不衰减性传导：在细胞膜上任意一点产生动作电位，那整个细胞膜都会经历一次完全相同的动作电位，其形状与幅度均不发生变化。（3）脉冲式发放：动作电位是以脉冲的形式发放的，即它以突发的、短暂的电信号形式传递。动作电位的发放是由神经细胞膜上离子通道的开闭所控制的。

6. 腋下　口腔　肛门。临床常用的体温测试部位有腋下，口腔，肛门。肛门测量的体温最高，口腔其次，腋下最低。

7. 35～45mmHg　40mmHg。动脉血 $PaCO_2$ 的正常值是 35～45mmHg，平均值是 40mmHg。

8. 环氧化　前列腺素（PG）。解热镇痛药的作用机制主要是通过抑制环氧化酶，从而减少体内前列腺素的合成，由于前列腺素参与了机体发热的过程，前列腺素合成减少可以使体温下降。前列腺素还会导致局部炎症以及疼痛等病理生理改变，因此在退热的同时还有镇痛以及抗炎作用。常用的解热镇痛药主要有吲哚美辛、布洛芬、阿司匹林等。

9. 热　痛　功能障碍。非特异性感染的常见临床表现包括：①红：感染部位出现红色，是由于血管扩张和血流增加，导致局部充血的结果。②肿：感染引起的炎症反应导致组织液渗出和细胞浸润，使得局部组织肿胀。③热：感染引起的炎性介质释放导致局部组织温度升高，表现为感染部位的热感。④痛：炎症反应刺激神经末梢，引起局部疼痛和不适感。⑤功能障碍：由于感染部位的炎症和肿胀，可导致组织功能受限或活动受限。

10. Cooper 韧带　乳房淋巴管　淋巴回流。乳腺癌的患者出现皮肤酒窝征，主要原因是肿瘤侵入了 Cooper 韧带，使其收缩变短，而致肿瘤表面皮肤出现凹陷，即所谓的酒窝征。乳腺癌时，如皮下淋巴管被癌细胞堵塞，引起淋巴回流障碍，出现真皮水肿，皮肤呈"橘皮样"改变。

11. 息肉型（也称肿块型）　溃疡局限型　溃疡浸润型　弥漫浸润型。进展期胃癌按 Borrmann 分型法分为四型：Ⅰ型（肿块型）：边界清楚且突入胃腔的块状肿块。Ⅱ型（溃疡局限型）：边界清楚、略隆起的溃疡状癌灶。Ⅲ型（溃疡浸润型）：边缘模糊不清楚的浸润性溃疡状癌灶。Ⅳ型（弥漫浸润型），癌组织沿胃壁各层全周性浸润生长而致边界不清。若全胃受累胃腔缩窄、胃壁僵硬如革囊状，称为皮革胃，此型恶性程度最高，转移较早，预后最差。

12. 头痛　呕吐　视神经乳头水肿。颅内压增高有三个主征就是头痛、呕吐、视神经乳头水肿：①头痛：早晚加重，且疼痛感较强，有持续性，且不容易缓解，一般的止痛剂、镇静剂效果不好；②呕吐：与一般胃肠炎的呕吐不一样，它是由于颅内高压刺激呕吐中枢后，造成的喷射状呕吐，且没有胃肠炎的症状；③视神经乳头水肿：可通过眼底镜观察视神经乳头的水肿情况，观察是否有充血、静脉怒张、边缘不清、水肿等症状。

13. 漏斗部缺损 膜部缺损 肌部缺损。室间隔缺损分三类，包括膜部的缺损、漏斗部的缺损和肌部的缺损。

14. 羊膜腔压力过高 胎膜破裂 血窦开放。羊膜腔压力过高、胎膜破裂和血窦开放是导致羊水栓塞发生的基本条件。当羊膜腔内的压力升高，胎膜破裂时，羊水可以进入母体血液循环系统，通过开放的血窦进入肺血管，导致羊水栓塞的发生。羊水栓塞是一种罕见但严重的产科急症，可导致母亲和胎儿的严重并发症甚至死亡。及时识别和处理羊水栓塞是至关重要的。

15. IgE 抗特异性过敏原抗体。Ⅰ型超敏反应主要通过检测血清中的 IgE（免疫球蛋白 E）水平和特异性过敏原抗体来进行实验室诊断。在Ⅰ型超敏反应中，机体对特定过敏原产生过敏反应，导致 IgE 的产生和释放，进而引起过敏症状。

三、判断题

1. √ 蛛网膜下腔出血是各种原因引起的脑血管突然破裂，血液流至蛛网膜下腔的统称。它并非一种疾病，而是某些疾病的临床表现，其中 70% ～80% 属于外科范畴。临床将蛛网膜下腔出血分为自发性和外伤性两类，自发性蛛网膜下腔出血常见的病因为颅内动脉瘤和脑（脊髓）血管畸形。

2. √ 非淋菌性尿道炎（NGU）的主要病原体通常是沙眼衣原体和支原体。沙眼衣原体和支原体是常见的性传播疾病的病原体，它们可以引起尿道炎和其他生殖道感染。NGU 的病原体还包括其他的支原体亚种、尿道支原体、淋球菌以及其他细菌、病毒或寄生虫。确诊 NGU 需要进行相应的实验室检测，以确定病原体和选择适当的治疗方法。

3. √ 开放性骨折处理的目标通常包括三个方面：①控制感染：开放性骨折伴随着皮肤和软组织的破裂，易受细菌感染。因此，处理开放性骨折的首要任务是控制感染。这包括清洁伤口，去除污染物和坏死组织，使用抗生素预防或治疗感染。②复位骨折并促进愈合：复位是指将骨折骨片正确地重新定位到正确的位置。这可以通过手动或外科手术的方式完成。复位后，通常需要使用各种固定器材（如金属钢板、钢钉、钢丝等）来稳定骨折，促进骨折的愈合。③修复软组织损伤：开放性骨折通常伴随着软组织的损伤，如肌肉、血管和神经。修复软组织损伤是为了恢复软组织的功能和结构，使其能够支持和保护骨折，并促进愈合过程。

4. × 骨肉瘤最常见的转移部位是肺，而不是肝。骨肉瘤是一种恶性肿瘤，通常起源于骨骼中的肌肉组织。它可以通过血液或淋巴系统进行转移，最常见的转移部位是肺。其他常见的转移部位包括骨骼、淋巴结和其他软组织。

5. × 手术开始前，由洗好手的手术人员（一般是第一助手），用无菌卵圆钳夹持已浸泡消毒液的小纱布或棉球，用力均匀地涂擦消毒手术区皮肤，消毒范围至少要包括切口周围 15cm 的区域。

6. × 通常在迅速失血超过全身总血量的 20% ～30% 时，就会出现血压下降、休克等严重症状；失血超过 50% 时，就会出现严重休克，导致死亡。

7. × 左锁骨上淋巴结是胃肠道肿

瘤尤其是胃癌很容易转移的淋巴结，主要经胸导管直接转移，所以此处淋巴结肿大往往是相当一部分胃癌患者就诊的原因。当然也不能说此处的转移性癌灶一定来源于胃肠道，也可能来源于腹腔其他地方的肿瘤，比如肝癌、宫颈癌等，但胃肠道肿瘤占绝大部分。

8. √ 脊柱具有支持躯干、保护内脏、保护脊髓以及进行运动的功能。

9. √ 根据对肺损伤作用途径的不同，可分为直接肺损伤因素（肺源性ARDS）与间接肺损伤因素（肺外源性ARDS）。直接肺损伤因素中的误吸就是对胃内容物、烟雾以及毒气等的误吸。

10. √ 吗啡属于一种阿片类止痛药，主要用于中、重度疼痛的止痛，作用部位在中枢；阿司匹林为水杨酸的衍生物，经近百年的临床应用，证明对缓解轻度或中度疼痛，如牙痛、头痛、神经痛、肌肉酸痛及痛经效果较好，也用于感冒、流行性感冒等发热疾病的退热，风湿痛的治疗等，其作用部位主要在外周神经末梢。近年来发现阿司匹林对血小板聚集有抑制作用，能阻止血栓形成，临床上用于预防短暂脑缺血发作、心肌梗死以及手术后血栓的形成等。

四、名词解释

1. **心理应激**：心理压力医学上又称心理应激，是指来自心理的、社会的、文化的各种事件，被大脑皮质接受，在认知、人格特征等因素的作用下，大脑将刺激信号加以转换成为抽象观念，并进行加工、处理、储存，再通过神经﹣内分泌﹣免疫系统间的相互作用而导致各种疾病。

2. **休克指数**：是用来评估休克严重程度的指标，正常为1/2，休克指数越大说明休克越严重。

3. **肿瘤免疫**：通过激活体内的免疫细胞以及免疫系统，特异性的清除癌变的细胞。

4. **创伤性关节炎**：继发于创伤的骨关节炎，多发于踝关节、膝关节、髋关节等承重部位。主要表现为关节疼痛、压痛、肿胀、僵硬等。

5. **产褥期抑郁症**：是指产妇在产褥期内出现抑郁症状，是产褥期精神综合征中最常见的一种类型。关于其发病率，国内资料极少，国外报道发生率高达30%。通常在产后2周出现症状，表现为易激惹、恐怖、焦虑、沮丧和对自身及婴儿健康过度担忧，常失去生活自理及照料婴儿的能力，有时还会陷入错乱或嗜睡状态。

五、简答题

1. 锌缺乏的临床表现：①消化功能减退。②生长发育落后。③免疫功能降低。④智力发育延迟。⑤反复口腔溃疡、创伤愈合延缓及夜盲症。

2. 侧脑室、第3脑室、第4脑室脉络丛都可产生脑脊液；侧脑室的脑脊液通过室间孔流入第3脑室，再经中脑水管流入第4脑室，通过外侧孔和正中孔流入蛛网膜下腔，最后经蛛网膜粒渗入上矢状窦归入静脉。

3. 代谢性酸中毒的治疗原则是给予碱性药物如 $NaHCO_3$ 等；呼吸性酸中毒的治疗原则是改善通气，如血 pH 值过低，在改善通气的同时使用少量 $NaHCO_3$ 等。

4. 阿托品是一种竞争性 M 胆碱受体阻断药，具有广泛的药理作用。随着用药剂量的增加，它可以逐渐减少腺体分泌、扩大瞳孔、加快心率、产生调节麻痹效果，并抑制胃肠道和膀胱平滑肌。当使用阿托品的某一种作用时，其他作用就会成为副作用。常见的副作用包括口干、瞳孔扩大、视物模糊、心率加快、皮肤干燥和潮红等症状。

5. 血液的生理功能：①运输物质，营养物质、氧、代谢产物以及激素等均要通过血液运送。②缓冲作用，血液中有5对缓冲系统，可对进入血液的酸性或者碱性物质进行缓冲，使血液pH值不发生较大波动。③防御功能，血液中的白细胞及各种免疫物质对机体有保护作用。④生理止血功能，血液中有血小板及凝血因子等，当毛细血管损伤之后，血小板及凝血因子等起止血作用。⑤体液调节功能，通过运输激素，实现体液调节。⑥血浆构成机体内环境的一部分，借此进行物质交换。

6. 休克时引起心脏功能障碍的原因包括：①血压降低，特别是舒张压降低，造成冠状动脉灌流量减少，心肌缺氧受损。②因组织灌注减少所导致的代谢性酸中毒可能抑制心肌收缩力（如pH下降至7.0，心排血量可降低50%）。③高钾血症可引起心肌收缩减弱。④胰腺细胞缺血、缺氧可产生心肌抑制因子，造成心肌收缩无力。⑤心肌微循环内血栓可导致心肌局灶性坏死。⑥内毒素可引起中毒性心肌炎，导致心肌收缩无力。

7. 补体的生物学活性是指在补体活化过程中产生的多种生物学效应，这些效应可以扩大免疫反应。根据这些效应的特点，补体的生物学活性可以分为五类。首先是细胞溶解作用，当补体活化到C5b时，C5b会插入就近的细胞膜上，与C6、C7和C9结合形成膜攻击复合物C5b6789。这个复合物可以形成通道，使细胞或细菌的膜破裂，导致细胞或细菌的溶解死亡。其次是调理作用，C3b与病原体或免疫复合物共价键结合后，可以与吞噬细胞表面的C3b受体（CR1）结合，以促进吞噬过程，起到补体的调理作用。补体还可以引起炎症反应。C3a和C5a具有过敏毒素作用，它们与肥大细胞结合后，会释放组胺和其他血管活性介质。另外，C5a对粒细胞具有趋化作用，综合起来导致组织充血、水肿和渗出等炎症表现。补体还可以清除免疫复合物。补体（C3b）具有免疫粘连作用，新产生的C3b可以与病原体或免疫复合物中的抗原成分共价结合。这些与病原体或免疫复合物共价结合的C3b可以再与血小板或红细胞表面的C3b受体（CR1）结合，将病原体或免疫复合物黏附在血小板或红细胞上，从而减少血液中游离的免疫复合物及病原体的数量，并使它们易于被吞噬细胞捕捉和吞噬，从而消除对机体的危害。最后是补体的免疫调节作用，它可以在免疫应答的各个环节发挥调节作用。

8. 呼吸性碱中毒是因为肺泡通气过度，体内生成的 CO_2 排出过多，导致血液中 H_2CO_3 降低，最终造成低碳酸血症，血 pH 上升。病因：代谢亢进（如发热等）；医源性（呼吸机使用不当导致过度通气）；颅脑疾病或精神紧张导致呼吸系统功能异常（如中枢神经系统疾病、癔症、忧虑等）；其他（如肝衰竭等）。呼吸性碱中毒的临床表现有：有呼吸急促的表现。引起呼吸性碱中毒后，患者可有眩晕、手、足和口周麻木和针刺感，肌震颤、手足搐搦，及 Trousseau 征阳性。治疗原则：积极治疗原发病；以纸袋罩住口鼻，增加呼吸道死腔，能够减少 CO_2 的呼出，以提高血 $PaCO_2$；由于呼吸机使用不当引起的应调整呼吸频率及潮气量；其他措施还包括吸入 5% CO_2 的氧气等。

9. 预防性应用抗生素的原则：涉及感染病灶或者切口接近感染区域的手术；操作时间长、创面大的手术；肠道手术；开放性创面，创面已污染或有广泛软组织损伤，创伤至实施清创的间隔时间较长，或者清创所需时间较长以及难以彻底清创者；涉及大血管的手术；癌肿手术；需要置入人工制品的手术；脏器移植手术。

10. 肝硬化腹水形成是门静脉高压及肝功能减退共同作用的结果，是肝硬化肝功能失代偿期最突出的临床表现。形成原因：①血浆胶体渗透压下降：肝脏合成白蛋白能力下降而导致低蛋白血症，血浆胶体渗透压下降，血管内液体进入组织间隙，在腹腔内可形成腹水；②门静脉压力升高：门静脉高压时，肝窦压升高，大量液体进入窦周间隙，导致肝脏淋巴液生成增加，淋巴液由肝包膜直接漏入腹腔而形成腹水；③有效血容量不足：肝硬化时机体呈现高心输出量、低外周阻力的高动力循环状态，有效循环血容量下降，激活交感神经系统、肾素－血管紧张素－醛固酮系统，造成肾小球滤过率下降，水钠重吸收增加，水钠潴留；④其他因素：心房钠尿肽相对不足及机体对其敏感性下降、抗利尿素分泌增加可能同水钠潴留有关。

模拟试卷（三）全解

一、选择题

1. B 对女性来说，正常的红细胞数量是 $(3.5\sim5)\times10^{12}/L$，平均值为 $4.2\times10^{12}/L$。

2. B 迷走神经是自主神经系统的一条重要分支，它对胃肠道具有调节作用。当迷走神经兴奋时，可以引起胃肠平滑肌的活动增强，促进胃肠蠕动和消化物的推进。同时，迷走神经的兴奋还可以刺激消化腺增加分泌，包括胃液、胰液和肠液等，以促进食物的消化和吸收。

3. E 水的重吸收与 Na^+ 泵的活动是密切相关的。在近端小管的重吸收过程中，Na^+ 泵的活动创建了浓度梯度，使得 Na^+ 从尿液中进入细胞内，进而引起水的重吸收。

4. B 阿托品类药物可解除胃肠平滑肌痉挛，但散大瞳孔，可加重房角闭塞，使眼压升高，以致病情加剧，为青光眼患者的禁忌用药。

5. C 内源性致热原是一种由细胞产生的物质，可以引发体温调节中枢的反应，导致发热。其中，单核细胞是产生和释放内源性致热原最多的细胞类型。其他选项中的肿瘤细胞、中性粒细胞、神经胶质细胞和朗格汉斯细胞虽然也可以产生一些炎症介质，但相对于单核细胞来说，它们产生和释放内源性致热原的能力较低。

6. D 腹部平片分立位腹部平片和卧位腹部平片。立位腹部平片主要用于检查急腹症，可以明确诊断消化道穿孔、急性肠梗阻、典型的肠扭转。对急性胆囊炎、急性阑尾炎、急性腹膜炎有一定的参考价值。卧位腹部平片主要检查泌尿系结石，对肾、输尿管、膀胱的阳性结石可以明确诊断，对阴性结石也有间接诊断作用。腹部平片还可以检查阳性异物。对实质脏器出血诊断意义不大。

7. A 病理生理学是研究疾病过程中细胞、组织和器官功能异常的学科。其主要研究方法为动物实验。通过在动物模型中进行实验，可以观察和研究疾病的发生机制、病理生理变化以及治疗方法的有效性等。动物实验可以控制变量、重复实验，从而更好地理解疾病的发展和治疗过程。其他选项中的病例讨论、疾病调查、病史分析和尸体解剖也是病理生理学研究的方法，但相对于动物实验来说，它们的应用范围较窄。

8. E 黄韧带：连接椎弓板之间的韧带，协助围成椎管，限制脊柱过度前屈。

9. A 在临床上，判断脑压最常用的方法是观察患者的意识程度。脑压增高会导致脑组织受压，影响神经元的功能，从而导致意识状态的改变。患者的意识程度通常通过格拉斯哥昏迷评分表（GCS）来评估，其中包括观察患者的眼睛反应、语言反应和运动反应等。意识程度的改变可以提供脑压增高的线索，但不能直接测量脑压的具体数值。其他选项中的瞳孔大小、血压高低和心率等指标在一定程度上也可以反映脑压的变化，但它们并不是直接用于判断脑压的最好方法。

10. D 线粒体是细胞内的能量生产中心，其中的氧化磷酸化过程产生 ATP。在线粒体内，$NADH+H^+$ 经过苹果酸穿梭进入线粒体内膜，然后通过呼吸链的氧化还原反应最终参与 ATP 的合成。在这个过程中，每个 NADH + H⁺分子能够产生约 3 个 ATP 分子。因此，NADH + H⁺的磷氧比值约为 3。

11. C 磺胺类药物的作用机制：借助和 PABA 竞争性抑制二氢叶酸合成酶，抑制二氢叶酸合成，影响核酸的生成，从而抑制细菌的生长繁殖。

12. C 血清病为常见的Ⅲ型超敏反应性疾病。通常在初次接受大剂量抗毒素（马血清）1 ~ 2 周后，出现发热、皮疹、关节肿痛、全身淋巴结肿大、荨麻疹等症状。主要是体内马血清尚未清除就产生了相应抗体，两者结合形成中等大小的可溶性循环免疫复合物所致。

13. D 静脉血氧分压与血氧含量高于正常可以见于亚硝酸盐中毒。亚硝酸盐中毒会导致血红蛋白的铁离子氧化，使其无法与氧结合形成氧合血红蛋白，从而导致血氧含量增加。此外，亚硝酸盐还会导致血管扩张，使得静脉血氧分压也增加。其他选项中的静脉血氧分压和血氧含量都会降低。

14. C 根据临床实践指南，《医疗机构临床路径管理办法》规定，医师在抢救急危患者时下达的口头医嘱，应在抢救结束后 6 小时内补记医嘱。这是为了确保及时记录和完善患者的治疗过程和医嘱内容，以便于后续的医疗管理和评估。

15. C A 项，肩胛下角位于背部，是肩胛骨的下方突起，通常与第 7 肋骨水平或第 7 肋间隙平行，或者相当于胸椎的第 8 椎体水平。B 项，胸骨角位于胸骨的上部，是胸骨柄与胸骨体的连接处，通常与第 2 前肋骨平行。C 项，第 7 颈椎又名隆椎，棘突特长，末端不分叉，活体易于触及，常作为计数椎骨序数的标志。D 项，肋脊角位于背部，是第 12 肋骨与脊柱的交界处，其内侧是肾脏和输尿管的起始部分。E 项，腋窝和锁骨上窝是人体淋巴结较为集中的区域，通过触诊这些部位可以检查淋巴结肿大的情况。

16. C 高分辨率 CT（HRCT）较普通 CT 而言，诊断支气管扩张的敏感性、特异性更高，尤其对临床疑为轻度支气管扩张患者，其诊断准确性可超过支气管造影；此外，HRCT 操作简单，安全无痛苦，且能同时观察支气管壁及周围肺实质的异常，这更是支气管造影所不能相比的。

17. D 根据患者的病史和临床表现，应首先考虑腹腔内出血作为引起患者神志不清、低血压、心率增快和代谢性酸中毒的原因。腹主动脉瘤手术后出血是一种严重的并发症，可能导致大量内出血，血压下降，心排血量减少，导致脏器灌注不足和代谢性酸中毒。其他选项中的肺部感染、脑血管意外、腹腔感染和急性血管栓塞在此情况下的可能性较低，然而，需要进一步的检查和评估以确定确切的原因。

18. C ER（＋）的乳腺癌患者可以选用内分泌治疗的药物—他莫昔芬。其是一种抗肿瘤的激素类药物，主要用于治疗乳腺癌，也用于卵巢癌、子宫内膜癌及子宫内膜异位症等的治疗。

19. C 根据患者的情况，确诊为怀孕，但由于停经 50 天伴有恶心、呕吐，可能存在妊娠相关的并发症，如有妊娠剧吐或者宫外孕的可能性。在这种情况下，人工流产吸宫术是最佳的终止妊娠方法。它是一种较为安全和有效的方法，可以在医生的监护下进行，以确保妊娠的终止并同时处理任何可能的并发症。药物流产、静脉滴注缩宫素、人工流产钳刮术以及引产在这种情况下可能不太适用或不够安全。

20. B 新生儿溶血行换血治疗，换血量一般为患儿血量的 2 倍（150～180ml/kg）。

21. E 原发性醛固酮增多症的主要症状包括高血压、神经肌肉功能障碍、肾脏表现以及心脏表现等。高血压是原发性醛固酮增多症最早出现的症状，并且呈现出血压呈大幅度增高的现象。神经肌肉功能障碍以肌无力和周期性麻痹最为常见，在低钾现象出现再进行补钾后，会出现手足搐搦的症状。肾脏表现主要为尿多，口渴、多饮，尿蛋白增多，还易出现尿路感染的症状。心脏表现主要是心律失常，常见的表现为阵发性室上性心动过速，严重时也有发生心室颤动的可能。如果患儿患原发性醛固酮增多症，还会导致其出现生长发育障碍的现象。

22. C 急性肾盂肾炎起病急，典型症状包括高热、膀胱刺激症状、腰痛等。

23. D 膀胱肿瘤早期典型的临床表现是间歇性的肉眼血尿，80% 以上患者都是出现此首发症状而就诊。

24. B 肾癌是常见的导致血尿的原因之一，肾癌血尿的特点主要表现为无痛性的肉眼全程血尿，血尿常常没有明显的血凝块，同时伴有发热、腰痛及腰部肿块等临床表现。

25. A 膀胱结石的最典型临床症状是突发排尿中断伴尿痛不适，疼痛可向龟头放散，变换体位后又可恢复排尿，多有肉眼血尿或者镜下血尿。

26. A 副作用是指药物在治疗剂量下产生的与治疗无关的不适反应，通常较轻微，危害不大，可自行恢复，预知避免。

27. B 耐受性是指反复用药以后机体对药物的敏感性不断降低的现象。

28. E 哌替啶是一种镇痛药物，属于苯二氮䓬类药物。它具有药物依赖性

的风险，长期或滥用哌替啶可能导致药物依赖性的形成。其他选项如副作用（A）、耐受性（B）、停药反应（C）以及毒性反应（D）在哌替啶的特征中并不是主要问题。

29. B 重组人促红细胞生成素（EPO）可治疗贫血。

30. D 类风湿关节炎是一种自身免疫性疾病。$TNF-\alpha$ 是一种炎症介质，参与炎症反应的调节和维持，而且在类风湿关节炎的发病过程中发挥着关键的致病作用。其他选项如 $\beta-$干扰素（A）、EPO（B）、$\alpha-$干扰素（C）和 NK 细胞（E）与类风湿关节炎的致病因子无直接关联。

31. C 在排卵前的卵泡发育过程中，雌激素水平逐渐上升，促使子宫内膜增厚，为受精卵的着床做准备。同时，卵泡也会分泌孕激素，以促进排卵的发生。因此，排卵前卵泡分泌雌激素和孕激素，两者均有。

32. A 在雌激素的作用下，子宫内膜发生增生性变化。

33. A 氨苄西林属广谱青霉素，对革兰阳性及阴性菌均有杀菌作用，对革兰阴性菌作用更强，用于以革兰阴性菌为主的感染，如伤寒、副伤寒、败血症和肺部、尿路及胆道感染等。耐酸，可口服。不耐酶，对耐青霉素酶的菌株如金黄色葡萄球菌引起的感染无效。

34. B 抗铜绿假单胞菌广谱青霉素对铜绿假单胞菌作用强，主要用于铜绿假单胞菌感染的疾病，如烧伤及败血症等，亦可用于其他革兰阴性菌所致的感染，常用药物包括羧苄西林、磺苄西林、替卡西林、呋布西林、阿洛西林、哌拉西林、美洛西林等。

35. D 针对耐药金黄色葡萄球菌感染的治疗，通常需要使用更强效的抗生

素，如万古霉素、利奈唑胺、万古霉素联合利奈唑胺等。氨苄西林和羧苄西林并不是主要用于治疗耐药金黄色葡萄球菌感染的药物。

36. ABCD 水痘并发脑炎者应给予对症处理。应采取以下措施：吸氧，以确保大脑供氧充足；止惊，即控制癫痫发作，防止进一步损害脑部；降低颅内压，通过使用适当的药物或其他方法降低颅内压力；保护脑细胞，包括保证充足的营养供应、维持电解质平衡等措施。至于降温，在水痘并发脑炎的治疗中并不是主要措施。

37. ABCD 三日疟是由疟原虫引起的一种疟疾，其发病特点包括：①隔两日热发作：三日疟的典型特点是热发作间隔为两天，即热发作、无热间隙、再次热发作，循环往复。②三日疟肾病，以非洲患儿为多：三日疟可引起肾损害，称为三日疟肾病，该病在非洲儿童中较为常见。③疟原虫可在骨髓内存活数十年而复发：疟原虫感染后，部分寄居在骨髓内，可以存活数十年，导致复发感染。④无症状的虫血症较多见，成为输血方面的重要问题：在三日疟感染者中，有相当比例的患者可以出现无症状的虫血症，这促成了输血引起的疟疾传播。恶性疟和三日疟只有复燃，没有复发。未经足量高效血内裂殖体杀灭药治疗后所见的类似情况，统称复燃。

38. ABDE 蛛网膜下腔麻醉的适应证主要有：①下腹部，比如阑尾切除术、直肠的手术等。②盆腔脏器：子宫、卵巢的各种手术。③下肢手术：如股骨、胫腓骨、足部。④肛门部，例如痔疮。⑤会阴部位的手术，比如阴道修补术、经阴子宫切除术、宫颈锥切术等。另外还有膀胱、尿道的各种手术都可以采取蛛网膜下腔阻滞麻醉。

39. ABCE 根据移植用器官的供者和受者关系，器官移植可分为：自体移植、同质移植、同种移植、异种移植。

40. ABCDE 医疗事故是指医疗机构及其医务人员在医疗活动中，违反医疗卫生管理法律、行政法规、部门规章和诊疗护理规范、常规，过失造成患者人身损害的事故。

二、填空题

1. 深度 频率 节律 运动受限。肺部检查视诊时，注意呼吸的类型、深度、频率、节律和运动受限，是因为这些观察可以提供有关患者呼吸功能和可能存在的肺部疾病的重要信息。有助于进行肺部疾病的早期筛查和诊断。

2. 急性感染。外科感染按病程分类：（1）急性感染：病变以急性炎症为主，病程在 3 周以内的外科感染。（2）慢性感染：病程超过 2 个月的外科感染。

3. 尽早去除引起休克的原因 尽快恢复有效循环血量 纠正微循环障碍 改善心脏功能 恢复人体的正常代谢。休克的治疗原则：（1）尽早去除引起休克的原因。（2）尽快恢复有效循环血量。（3）纠正微循环障碍。（4）改善心脏功能。（5）恢复人体的正常代谢。

4. 顽固性低氧血症。急性呼吸窘迫综合征（ARDS）的临床表现以进行性呼吸困难和顽固性低氧血症为特征，是因为 ARDS 是一种严重的肺部病变，与肺泡的损伤和炎症反应有关。①进行性呼吸困难：ARDS 患者由于肺泡损伤和炎症反应，导致肺泡的通气功能受损，通气不畅，从而引起进行性的呼吸困难。患者可能感到气喘、气短，呼吸频率增加。②顽固性低氧血症：ARDS 患者由于肺泡损伤和炎症反应，导致肺泡通气和氧气交换受到严重影响，造成顽固性低氧血症。即使给予高浓度的氧气供给，血氧饱和度仍然很低。ARDS 的发生机制主要包括肺毛细血管通透性增加、肺泡表面活性物质破坏和炎症细胞浸润等，导致肺泡水肿、纤维化和肺泡萎陷。这些病理变化会导致肺功能受损，造成进行性呼吸困难和顽固性低氧血症。

5. 意识障碍发生较晚 呼吸骤停发生较早。急性枕骨大孔疝的临床特点是意识障碍发生较晚，呼吸骤停发生较早。这是因为在急性枕骨大孔疝中，颅内压增高导致脑组织的移位和受压，进而影响脑干和延髓的功能。这种情况下，脑干功能的紊乱会先导致呼吸中枢受抑制，从而引起呼吸骤停。而意识障碍的发生较晚，是因为意识障碍通常是由脑组织功能受损导致的，而在急性枕骨大孔疝中，脑组织的移位和受压可能会引起脑干和延髓功能紊乱，而较晚影响到大脑皮质，导致意识障碍的出现。

6. 症状 细胞学 食管钡餐 食管镜。早期食管癌的诊断一定要根据患者症状、细胞学检查、食管钡餐造影及食管镜检查的结果综合分析，再确定诊断。①患者症状：患者的症状可以提供初步的线索，如吞咽困难、胸痛、体重下降等。虽然早期食管癌可能没有明显症状，但仍需综合考虑患者的临床表现。②细胞学检查：通过从食管黏膜表面或刷取标本中观察细胞形态，可以初步判断是否存在异常细胞，并进行初步分类。这种方法简便、无创，但可能存在假阴性结果。③食管钡餐造影：通过口服钡剂并进行 X 线检查，可以观察到食管壁的形态、病变部位、大小、病变边界等信息。它可以帮助发现食管黏膜的异常变化，如溃疡、狭窄、结节等。④食管镜检查：食管镜检查是最直接、最可靠的方法，通过光纤内镜检查食管黏膜的细微结构和肿瘤形态，可以确定病变的位置、形态、大小，以及取材进行组织活检。食管镜检查可以提供病理学诊断的最终证据。

7.3 桡背侧 "银叉"畸形 "枪刺"样畸形。Colles 骨折是桡骨远端距关节面 3cm 以内的骨折，常伴有远侧骨折断端向背侧倾斜，前倾角度减少或呈负角，可见的特殊畸形为"银叉"畸形和"枪刺"样畸形。

8. 康唑类（氟康唑、伊曲康唑、伏立康唑） 两性霉素 B 卡泊芬净。治疗真菌性肺炎常用药物有康唑类（氟康唑、伊曲康唑、伏立康唑）、两性霉素 B、卡泊芬净。

9. 硬化剂注射 食管静脉套扎术。关于食管静脉曲张破裂出血的内镜治疗，目前主要采用的方法是硬化剂注射和食管静脉套扎术。硬化剂注射是在内镜引导下，将硬化剂注射到破裂的食管静脉曲张血管内，使其硬化闭塞，阻止出血。常用的硬化剂有乙氧丙胺等。硬化剂注射可以快速止血，且治疗过程简单、操作容易。食管静脉套扎术是在内镜下，将一根或多根橡胶环套在破裂的食管静脉曲张血管上，通过压迫和缩小血管的直径来止血。食管静脉套扎术可以长期有效地预防食管静脉曲张再出血。这两种内镜治疗方法的选择取决于病情的严重程度、患者的整体状况和医生的经验。在一些情况下，硬化剂注射和食管静脉套扎术也可以结合使用。

10. 产力异常 产道异常 胎儿异常。难产的主要原因有产力异常、产道异常、胎儿异常。

11. 40 天。脊髓灰质炎患者的隔离期应为自病日起隔离 40 日。

12. 脊椎动物 呼吸道 消化道 神经系统。冠状病毒仅感染脊椎动物，与人和动物的多种疾病有关，可引起人和动物呼吸道、消化道和神经系统疾病。

13. 麻醉诱导期 麻醉维持期 麻醉苏醒期。全身麻醉的过程主要分为麻醉诱导、维持和苏醒三个阶段。

14. 访谈 观察 心理测试。临床心理评估的主要方法包括：①访谈：通过与个体进行交谈和沟通，了解其内心感受、思维方式、情绪体验等。访谈可以是结构化的，按照预先设定的问题进行，也可以是非结构化的，根据个体的回答进行深入探讨。通过访谈，心理专业人员可以获取个体的主观体验和意识层面的信息。②观察：通过观察个体的行为、表情、语言和身体姿态等来获取信息。观察可以是直接的，即心理专业人员直接观察个体的行为；也可以是间接的，通过观察个体在特定环境中的反应。观察可以提供客观的行为表现和非言语信息。③心理测试：心理测试是使用标准化的测量工具，以客观的方式评估个体的心理特征和心理功能。心理测试包括问卷调查、量表评估、认知测试等。通过心理测试，可以评估个体的认知能力、情绪状态、人格特征等，提供客观的量化数据。

15. 颈内动脉末段 大脑前动脉近侧段 前交通动脉 大脑后动脉近侧段 后交通动脉。脑底动脉环（Willis 环）：由两侧颈内动脉末段、后交通动脉、大脑后动脉近侧段、大脑前动脉近侧段及前交通动脉组成。

三、判断题

1. √ 腓总神经损伤会导致小腿的前外侧感觉异常，严重情况下还可能出现足的背伸力量减弱和足下垂畸形。此外，还可能出现小腿前外侧和足背内侧的感觉异常，并且影响到伸拇伸趾的活动，使其受限并呈屈曲状态。

2. √ 一些动物源性传染病（动物作为传染源的疾病），如鼠疫、兔热病、森林脑炎、蜱传回归热、钩端螺旋体病、恙虫病、肾综合征出血热、流行性乙型脑炎、炭疽、狂犬病、莱姆病以及布氏菌病等，经常存在于具有该病的动物传染源、传播媒介及病原体在动物间传播的自然条件的地区，当人类进入该地区时可被传染而得病，这些地区称为自然疫源地，这些疾病称为自然疫源性疾病。

3. √ 试管婴儿技术在我们国内已经发展了 30 余年，是合法的，但并不是每个人都符合进行试管婴儿生殖技术的要求，如有需求必须要到有资质的、正规的试管婴儿专科进行测定是否具备试管婴儿的条件。

4. √ 非法行医罪是未经取得医师职业资格的人非法行医，为他人治病，情节严重的行为。犯本罪的，处三年以下有期徒刑、拘役或者管制，并处或者单处罚金；严重损害就诊人身体健康的，处三年以上十年以下有期徒刑，并处罚金；造成就诊人死亡的，处十年以上有期徒刑，并处罚金。

5. × 休克患者应采取中凹卧位，也就是头与下肢均抬高 10° ~ 30°。中凹卧位适用于休克患者，抬高头部，有利于气道通畅，改善缺氧症状；抬高下肢，有利于下肢静脉血回流，增加回心血量。

6. √ 非特异性感染又称化脓性感染或一般感染，如疖、痈、丹毒、急性乳腺炎、急性阑尾炎等。

7. × 胃、十二指肠溃疡合并出血较轻者，可以采用药物进行针对性处理。比如，口服止血药物、使用抑酸药物、输血补液，冷 0.9% 氯化钠注射液洗胃、补液对症治疗等，出血可停止。但也会有 5% ~ 10% 的患者出血仍继续。用药物治疗期间，需时刻关注患者症状，若药物治疗无效，则需及时于内镜下止血或手术治疗，防止病情加重而影响治疗效果。

8.× 对于颅内的肿瘤来说，如需确诊，首先要根据患者的症状、体征及追问病史，包括体格检查及头颅CT，或磁共振的影像学检查来帮助判断，但一般情况下仅作为辅助诊断的依据，想达到完全确诊的目的，还是建议借助手术的方式将颅内的肿瘤完整切除，手术以后留取少量的肿瘤组织做病理切片，依据病理切片的结果，来帮助判断是否为脑部的良性或者恶性肿瘤，及肿瘤的良恶性程度，这才是最终的确认依据。

9.√ 女性外生殖器指生殖器的外露部分，又称外阴，位于两股内侧间，前为耻骨联合，后为会阴，包括阴阜、大阴唇、小阴唇、阴蒂和阴道前庭。

10.√ 肝肺综合征（HPS）是在慢性肝病和（或）门静脉高压的基础上出现肺内血管异常扩张、气体交换障碍、动脉血氧合作用异常，引起的低氧血症及一系列病理生理变化和临床表现，临床特征为排除原发心肺疾患后的三联征——基础肝脏病、肺内血管扩张以及动脉血氧合功能障碍。肝肺综合征是终末期肝脏病的严重肺部并发症。

四、名词解释

1. ED$_{50}$： 指半数有效量，指在一群试验动物中能使半数（50%）动物产生阳性药效反应的剂量，是反映药效的定量指标。

2. 抗体： 指B细胞特异性识别抗原后，增殖分化成为浆细胞所产生的一类能与相应抗原特异性结合的、具有免疫功能的糖蛋白。

3. 医疗过失 是指在医疗活动中，由于医务人员的过失行为而导致的医疗纠纷。

4. 橘皮征： 癌细胞致乳房淋巴管阻塞，皮肤淋巴回流障碍，皮肤水肿，而毛囊和皮脂腺处的皮肤与皮下组织紧密相连，使该处水肿不明显，皮肤呈点状凹陷，为晚期乳腺癌征象。

5. 脑疝： 是因颅内压增高使部分脑组织由压力较高的部位通过颅脑之间的裂隙向压力低的部位移位，从而出现一系列临床症状和体征。

五、简答题

1. 食管全长可分4段：①从食管入口至胸骨切迹为颈段；②胸骨切迹至气管分叉为上胸段；③气管分叉至贲门入口等分为二，分别为中胸段与下胸段。

2. ①十字法：从臀裂顶点向左或右划一水平线，然后从髂嵴最高点作一垂直平分线，在外上1/4为注射部位。②连线法：取髂前上棘和尾骨连线的外上1/3处，此为注射部位。

3. 颅内肿瘤的主要表现为颅内压增高症状（头痛、恶心、呕吐和视盘水肿）、局灶性神经功能障碍，局灶症状有两种表现形式：①刺激性症状，如癫痫、疼痛、肌肉抽搐等；②正常神经组织受到挤压和破坏而导致的神经功能丧失，即麻痹性症状，如偏瘫、失语以及感觉障碍等。

4. 有以下情况时，应行急诊开胸探查术：胸膜腔内进行性出血；心脏大血管损伤；严重肺裂伤或气管、支气管损伤；胸腹联合伤；食管破裂；胸壁大块缺损；胸内存留较大的异物。

5. 膀胱破裂的确定方法：（1）导管检查：若能导出约300ml尿液或注入300ml生理盐水又能抽出等量液体说明无破裂。（2）膀胱造影：是最可靠的方法，注入15%泛影葡胺300ml，观察是否有造影剂外渗。

6. 影响骨折愈合的因素：（1）全身因素：年龄，健康状况等。（2）局部因素：骨折的类型及数量，骨折部位的血液供应，软组织损伤严重程度，软组织嵌入，感染。（3）治疗方法：反复多次手法复位，切开复位时软组织剥离过多，清创时过多摘除碎骨，过度牵引，骨折固定不牢靠，过早或者不恰当的功能锻炼等。

7. 股骨颈骨折的分类和治疗：（1）股骨颈骨折的分类：①根据骨折线部位分类：经股骨颈骨折、股骨头下骨折、股骨颈基底骨折。②根据骨折线方向分类：内收骨折、外展骨折。③根据移位程度分类：不完全骨折，完全骨折但不移位，完全骨折部分移位，完全骨折完全移位。（2）股骨颈骨折的治疗：①非手术治疗：卧床，穿防旋鞋，皮肤牵引。②手术治疗：闭合复位内固定，切开复位内固定，人工关节置换。③预防各种卧床并发症。

8. 腺垂体功能减退症的治疗：（1）病因治疗：肿瘤患者可通过手术、放疗以及化疗等措施；对于鞍区占位性病变，应解除压迫及破坏作用，减轻即缓解颅内高压症状，提高生活质量。（2）激素替代治疗：补充不足的靶腺激素使之接近正常的分泌模式，如肾上腺皮质激素、甲状腺激素、性激素及促性腺激素等。（3）垂体危象处理：垂体危象可表现为低体温、低血压、高热以及低血糖等类型。首先给予静脉推注 50% 葡萄糖液 40~60ml 抢救低血糖，继而补充 10% 葡萄糖盐水，每 500~1000ml 中加入氢化可的松 50~100mg 静脉滴注，以解除急性肾上腺功能减退危象。有循环衰竭者根据休克原则治疗，合并感染者应积极抗感染治疗，有水中毒者主要加强利尿，可给予泼尼松或者氢化可的松。低温与甲状腺功能减退有关，可给予小剂量甲状腺激素，并用保暖毯逐渐加温。禁用或慎用麻醉剂、镇静药、催眠药或者降糖药等。

9. 肾盂肾炎的抗感染用药原则：（1）选用对致病菌敏感的抗生素。无病原学结果之前，首选对革兰阴性杆菌有效的抗生素，特别是首发尿路感染。治疗 3 天症状无改善，应根据药敏结果调整用药。（2）抗生素在尿路及肾内的浓度要高。（3）选用肾毒性小，副作用少的抗生素。（4）单一药物治疗失败、严重感染、混合感染及耐药菌株出现时应联合用药。（5）对不同类型的尿路感染给予不同的治疗时间。（6）少数患者症状控制之后，尿细菌培养为阳性，可采用低剂量抑菌疗法。连续半年至一年，控制复发。

10. 支气管扩张症的治疗首先是治疗基础疾病，其次是控制感染等。具体为：（1）基础病的治疗：是支气管扩张症的最基本治疗措施。（2）感染控制：根据患者的临床表现和痰细菌药敏试验结果指导抗生素的使用，初始治疗常常需要经验性治疗（如使用氨苄西林、阿莫西林或头孢克洛）。抗生素疗程通常为 7~14 天。（3）改善气流受限：使用支气管舒张剂可以改善气流受限，有助于清除分泌物，对于伴有气道高反应和可逆性气流受限的患者通常有显著疗效。（4）清除气道分泌物：常用方法包括使用痰液稀化药物、支气管扩张药物，以及进行振动、拍背和体位引流等胸部物理治疗。在必要时，可以采用纤维支气管镜吸痰。（5）手术治疗：对于局限性支气管扩张症，在经过充分的内科治疗后仍然反复发作的情况下，可以考虑进行外科手术切除病变肺组织。对于晚期病例，适合的患者可以考虑进行肺移植。

模拟试卷（四）全解

一、选择题

1. D 缺铁性贫血的首选治疗措施为口服铁剂，如琥珀酸亚铁与富马酸亚铁等，元素铁 150～200 mg/d，餐后服用，忌与茶同服。网织红细胞在服用后逐渐上升，7 天左右达高峰，血红蛋白 2 周后上升，1～2 个月恢复正常。此时继续补铁 3～6 个月，或血清铁蛋白 >50μg/L 后停药。

2. D 腹主动脉的不成对分支有肠系膜下动脉。腹主动脉在腹腔中向下走行，分为成对分支和不成对分支。其中，成对分支包括腰动脉、肾动脉、肾上腺中动脉和睾丸动脉（男性）或卵巢动脉（女性）。不成对分支则包括肠系膜下动脉。

3. B 根据题目描述，这个人的血清与 B 型血的红细胞不凝集，同时其红细胞与 B 型血的血清也不凝集。根据血型凝集反应的规律，可以判断这个人的血型为 B 型血。

4. E 通过鸟氨酸循环生成尿素，尿素分子中的两个氮原子，一个来源于游离的氨，一个来源于天冬氨酸。

5. C 可乐定是一种 α 受体激动剂，主要用于降低血压。当患者长期使用可乐定后，如果突然停药或减量，会导致血压反跳性升高，出现停药综合征。停药综合征的症状包括血压升高、头痛、心悸、焦虑、失眠等。

6. B 根据题目中提到的乙肝患者是"大三阳"，即 HBsAg（乙肝表面抗原）阳性、HBeAg（乙肝 e 抗原）阳性、抗 HBc IgM（乙肝核心抗体 IgM）阳性。因此，能出现在化验单上的数据是 B 选项：HBeAg（+）、HBsAg（+）、抗 HBc IgM（+）。在其他选项中，A 选项中缺少抗 HBc IgM，C 选项中缺少抗 HBc IgM 和 HBeAg，D 选项中缺少抗 HBc IgM，E 选项中缺少抗 HBc IgM。

7. A 对于 Rh⁻ 的孕妇，如果她的第一胎是 Rh⁺ 的胎儿，存在 Rh（D）血型不合，可能引发母体产生抗 Rh 抗体。为了防止再次妊娠的 Rh⁺ 胎儿产生溶血症，应给 Rh⁻ 母亲注射抗 Rh 因子抗体（抗 D 免疫球蛋白）。这种抗体能够抑制 Rh⁺ 红细胞的免疫反应，防止抗体的产生，从而保护 Rh⁺ 胎儿免受溶血症的影响。在其他选项中，B 选项的 Rh 抗原是 Rh⁺ 的血型特征，不适合给 Rh⁻ 母亲注射；C 选项和 D 选项的免疫抑制剂和免疫增强剂在这种情况下不适用。

8. C 既往史包括患者既往的健康状况和过去曾经患过的疾病（包括各种传染病）、外伤手术、预防注射、过敏，尤其是与目前所患疾病有密切关系的情况。

9. D 红细胞血型的特异物质类型是指存在于红细胞膜上的凝集原，也被称为血型抗原。不同的血型系统有不同的凝集原，例如 ABO 血型系统中的 A 抗原和 B 抗原，Rh 血型系统中的 Rh 抗原等。这些凝集原决定了红细胞的血型类型。红细胞膜上的凝集原能与血浆中相应的抗体结合，导致血型不匹配时出现凝集反应。

10. B 甲状腺癌根治术是一种手术治疗甲状腺癌的方法，通常会切除甲状腺。在甲状腺癌根治术后，剩余的甲状旁腺组织在手术中可能被损伤，导致甲状旁腺功能减弱。甲状旁腺是体内调节血钙水平的重要腺体，当其功能减弱时，血钙水平可能会下降。

11. C A 选项：术前应做 X 线胸片检查。X 线胸片检查可以帮助评估肺部情况，了解患者的病情和可能存在的异常情况。B 选项：术前应禁食 4~6 小时。这是为了避免在镜检过程中因麻醉或镜头进入食道引起呕吐而导致的误吸。C 选项：术前均应做肺通气功能检查及血气分析。术前的肺通气功能检查和血气分析并非是常规要求，一般情况下不需要进行这些检查。D 选项：术前半小时注射阿托品及苯巴比妥。阿托品和苯巴比妥是用于镇静和扩张气道的药物，可以帮助减少患者的不适感和提供更清晰的视野。E 选项：术后应禁食 2 小时。术后禁食是为了避免因麻醉或镜检过程中引起的吞咽困难或呕吐而导致的误吸。

12. C 休克是一种严重的血液循环障碍，通常由有效血容量不足或心脏泵血功能不足引起。在休克中，血压下降是估计休克程度的主要指标之一，可以帮助医生评估休克的严重程度和决定相应的治疗措施。在其他选项中，血压下降不是诊断休克的唯一依据，也不是休克最常见的临床表现。血压下降虽然可以导致组织细胞缺氧，但它并不是组织细胞缺氧的主要指标。血压下降也不是休克最早的临床表现。

13. D 毒血症是指细菌或其他病原体进入血液循环，大量繁殖并产生大量毒素，导致全身中毒症状的一种疾病。

14. B 在治疗肿瘤的药物中，周期非特异性药物主要有：烷化剂类如氮芥、环磷酰胺，抗生素如丝裂霉素、博来霉素，顺铂、放线菌素 D、多柔比星、柔红霉素以及三尖杉酯碱和高三尖酯碱等。

15. E 根据题目描述，该患者因十二指肠溃疡大出血住院，已输血 600mL，

此时血压低、脉率快、肠鸣音活跃。根据情况，应考虑进行紧急手术来控制出血源。选项 A、B 和 C 都是针对血压低进行的处理措施，但并没有直接解决出血的问题。选项 D 提到了使用三腔二囊管压迫止血，但对于十二指肠溃疡大出血，通常需要手术干预。因此，最合适的措施是输血＋急诊胃大部切除术。这是一种常用的手术方法，可以切除溃疡出血的部分，控制出血源，防止继续出血，并恢复血流动力学稳定。

16. C 根据患者的病史和症状，高空坠落后出现左枕部着地伤，随后出现进行性意识障碍和右侧瞳孔逐渐散大。这种情况下，应首先考虑颅脑损伤并伴有急性硬膜下血肿。A、B、D 选项中的硬膜下血肿都与右侧瞳孔逐渐散大不符。E 选项中的小脑血肿不太可能导致进行性意识障碍和瞳孔异常。

17. D 对离断的肢体现场不做无菌处理，严禁冲洗、浸泡、涂药，尽快用无菌或清洁敷料包裹离断的肢体，并立即干燥冷藏保存，方法是将包裹好的断肢放入清洁的塑料袋内，再将其放入有盖的容器中，周围加放冰块，保持在 4℃ 左右。避免离断肢体直接与冰块接触，以防发生冻伤，同时防止离断肢体直接与冰水接触，以防组织细胞水肿。

18. B 老年人烧伤后易发生休克和急性肾损伤，且心功能可能较差。在输液过程中，维持适当的尿量对于监测肾脏功能和保持循环稳定非常重要。通常正常成年人的尿量应维持在每小时 0.5mL/kg 以上，老年人由于肾功能可能减退，尿量的要求可能更高。根据常规的推荐，老年人烧伤后的尿量应维持在每小时 20~30mL 以上，以确保适当的尿液排出和肾脏功能的维持。

19. E 在严重的 Ⅱ 型呼吸衰竭患者

中，当患者吸入高浓度氧时，氧分压升高，可能导致自由氧的生成增加，从而引发氧中毒。氧中毒可能导致肺部损伤、中枢神经系统损伤和其他器官损伤。因此，在这种情况下，需要避免给予高浓度氧，以防止氧中毒的发生。

20. C 正常的止血过程需要多个因素。血小板质和量的正常对于形成血栓和血管损伤处的血栓起到重要作用。血管壁的正常对于维持血管的完整性和稳定性至关重要。凝血因素的正常则决定了血液在血管损伤处形成血栓的能力。因此，正常止血过程需要血小板的质和量、血管壁以及凝血因素的正常。

21. D 张力性气胸的急救处理：①迅速使用粗针头穿刺胸膜腔减压，并外接单向活瓣装置；②紧急时可在针柄部外接剪有小口的柔软塑料袋、气球或避孕套等，使胸腔内高压气体易于排出，而外界空气不能进入胸腔。

22. A 开放性气胸的急救处理：用无菌敷料如凡士林纱布、棉垫或者清洁器材如塑料袋、衣物、碗杯等制作不透气敷料及压迫物，在伤员用力呼气末封盖吸吮伤口，并加压包扎，变为闭合性气胸，赢得挽救生命的时间，并迅速转送至医院。

23. B 对于严重的闭合性气胸，需进行胸膜腔穿刺抽尽积气，或者行胸膜腔闭式引流术，促使肺膨胀，同时应用抗生素预防感染。

24. C 心脏压塞是指心包腔内液体增长的速度过快或积液量过大时，压迫心脏而限制心室舒张及血液充盈的现象。在心脏压塞的紧急处理中，剑突下开窗术是一种常用的方法。该手术通过在剑突下部位切开胸壁，以减轻胸腔内的压力，使心脏得到解压，恢复正常功能。这是一种迅速和有效的处理心脏压塞的

方法。

25. C 2期（平台期）：①Ca^{2+}、Na^+内流与K^+外流处于平衡；②平台期为心室肌细胞动作电位持续时间长的主要原因，也是心肌细胞与神经细胞与骨骼肌细胞动作电位的主要区别。

26. E 静息电位的产生机制为K^+外流的平衡电位。

27. E hnRNA 是在真核生物的细胞核中合成的 RNA 前体，也称为原初转录产物。hnRNA 在合成后会经历剪接过程，形成成熟的 mRNA 分子。在剪接过程中，hnRNA 的内含子（intron）会被剪除，而外显子（exon）则会被连接起来，形成成熟的 mRNA 分子。剪接是一个关键的 RNA 加工过程，它决定了 mRNA 的最终编码信息。

28. A tRNA 的三级结构是倒"L"型。

29. C rRNA 与核糖体蛋白共同构成核糖体。原核生物和真核生物的核糖体皆由易解聚的大、小两个亚基组成，它们是蛋白质生物合成的场所。

30. B 转录是 DNA 的信息转写为 RNA 的过程。在转录的初始阶段，RNA 聚合酶与 DNA 中的启动子区域结合，形成转录起始复合物。随着转录的进行，RNA 聚合酶沿着 DNA 模板链逐渐移动，同时合成 RNA 链。在 RNA 聚合酶前部，形成了一个空泡状结构，这个结构被称为转录泡。转录泡中的 DNA 链解旋，使得 RNA 聚合酶可以读取 DNA 模板链并合成 RNA 链。因此，转录时形成空泡状结构的是 mRNA。

31. A 催乳素是一种由垂体前叶分泌的激素。在怀孕初期，催乳素的分泌量开始逐渐增加，随着妊娠的进行，分泌量也随之增加。这是因为催乳素的主要目标是促进乳腺的发育和准备分泌乳

汁。随着胎盘的增大，催乳素的分泌量也相应增加。在孕末期，催乳素的分泌量达到高峰。

32. B 胎盘在妊娠期间会产生多种激素，其中包括催乳素和血清绒毛膜促性腺激素（hCG）。催乳素是一种重要的激素，它促进乳腺的发育和乳汁的分泌。催乳素的分泌量随着胎盘量的增多而增加。hCG 在妊娠早期起着重要的作用，它维持了黄体的功能，促进了孕激素的分泌。hCG 的分泌量在妊娠早期随着胎盘量的增多而增加，但在妊娠后期，由于胎盘已经形成完全，hCG 的分泌量不再随着胎盘量增多而分泌增多。

33. C 铅中毒可以用依地酸二钠钙、促排灵、二巯基丁二酸钠、硫乙胺、青霉胺等药物进行解毒。

34. D 苯中毒目前没有特效的解毒剂，并且对血液透析是无效的。当有毒的物质进入体内的时候，可尝试血液灌流的治疗。针对急性苯中毒，若是吸入中毒，最主要的是让患者尽快脱离中毒现场，移到新鲜的空气中，将污染的衣服脱去，减少与有毒物质的进一步接触。同时用肥皂水清洗皮肤，注意保暖。让患者深呼吸促进苯的大量排出，减轻症状。如果是昏迷患者，应当保持气道通畅，并且辅助通气。当患者出现急性中毒的时候，应该及时抢救，尽早地催吐洗胃。若是慢性中毒，应该综合性的对症处理，对造血系统造成的各种损害，应该给予对症的治疗。

35. D 杀虫脒中毒后的特效解毒药包括亚甲蓝，对高铁血红蛋白症引起的发绀有效；2% 碳酸氢钠溶液用于洗胃；烟酰胺可促进杀虫脒降解。

36. ABDE 生长激素缺乏性侏儒症：生长速度极为缓慢，成年后多仍保持童年体形和外貌，皮肤较细腻而干燥，有皱纹，皮下脂肪有时可略丰满，成年后身高一般不超过 130cm，X 线摄片可见骨龄幼稚，骨骺久不融合。患者至青春期后，性器官不发育，第二性征缺如。智力发育一般正常，学习成绩与同年龄者无差别。

37. ABDE 早孕反应是指妊娠初期出现的一系列症状，如恶心、呕吐、乏力等，通常在妊娠 6 周前后开始出现。胎动是指胎儿在子宫内活动，通常孕妇会在妊娠 18~20 周自觉胎动。超声多普勒法，最早在孕 7 周时可听到胎心。听诊器是一种医学工具，可以用来听取身体内部的声音，包括胎儿的心跳。一般在妊娠 18 周左右，医生可以使用听诊器听到胎心。免疫学妊娠试验是一种通过检测孕妇体内的妊娠相关激素水平来确定是否怀孕的方法。通常在妊娠 8~10 周时，阳性率最高。

38. ABDE 4 个月的婴儿会有意识地哭笑；5 个月能辨别人声；6 个月能认识熟人和陌生人；7 个月能听懂自己的名字；8 个月会观察大人的行动；9 个月看见熟人会伸手要抱或与人合作游戏。一般婴儿在 10~11 个月时能模仿成人的动作，招手"再见"。1 岁能独走，能弯腰拾东西；一般要到 18 个月才会明确表示自己有大小便；2 岁能双脚跳；3 岁能穿脱简单衣服。

39. ABCE 血常规检查中以白细胞计数和分类的用途最广。白细胞总数显著增多常见于化脓性细菌感染，如流行性脑脊髓膜炎、败血症和猩红热等。革兰阴性杆菌感染时白细胞总数往往升高不明显甚至减少，例如布氏菌病、伤寒及副伤寒等。病毒性感染时白细胞总数通常减少或正常，如流行性感冒、登革热和病毒性肝炎等。原虫感染时白细胞总数也常减少，如疟疾、黑热病等。蠕虫感染时嗜酸性粒细胞通常增多，如钩虫、血吸虫、肺吸虫感染等。嗜酸性粒细胞减少则见于伤寒、流行性脑脊髓膜炎等。

40. BDE 明显缺氧但未见发绀可能的原因有重度贫血、CO 中毒和氰化物中毒。重度贫血会导致血红蛋白数量减少，从而降低了氧的运载能力，导致明显缺氧但未出现发绀。CO 中毒会使血红蛋白与 CO 结合，阻碍氧的结合和释放，也会导致缺氧但未见发绀。氰化物中毒会导致细胞呼吸链被阻断，使细胞无法利用氧进行代谢，也会出现明显缺氧但未见发绀。合并 CO_2 潴留和合并呼吸性酸中毒并不会导致明显缺氧、未见发绀。

二、填空题

1. 去甲肾上腺素　增多。心交感神经兴奋时，其节后纤维释放的去甲肾上腺素与心肌细胞膜上的肾上腺素能 β_1 受体相结合，可使心率加快，兴奋经房室交界的传导速度加快，心房肌、心室肌收缩力加强，结果导致心输出量增加。

2. 皮肤癣菌　新生隐球菌　白假丝酵母菌。常见的致病性真菌包括白假丝酵母菌、新生隐球菌和皮肤癣菌。

3. 发热　窦道穿孔　胆道出血和胆管撕裂　迷走神经反射性休克　腹泻或急性胰腺炎　导管脱出。胆道镜检查的并发症包括：①发热：一般在 38℃ 左右，多为一过性，待胆道持续开放引流，常可自行消退。②窦道穿孔：常因操作粗暴引起。应强调取石在术后 6 周进行，以防窦道壁过薄易致穿孔，且操作宜在直视下循腔推进。③胆道出血和胆管撕裂：多因操作粗暴及胆管黏膜炎症未有效控制所致，一般不需特殊处理。④迷走神经反射性休克：由于胆镜插入胆管所引起迷走反射所致。⑤腹泻：常因盐水注入过多所致。⑥急性胰腺炎：较少

见。⑦导管脱出：较常见，一旦发生后应立即换管。

4. 长期医嘱　临时医嘱　备用医嘱。医嘱分为长期医嘱、临时医嘱和备用医嘱三类。

5. 骨骼标志　人工划线标志　自然陷窝　肺下界。胸部的体表标志包括骨骼标志、人工划线标志、自然陷窝、肺下界。

6. 出血　穿孔　幽门梗阻　癌变。消化性溃疡可能出现的并发症为：出血、穿孔、幽门梗阻、癌变。其中，15%～25% 的患者可并发出血，1%～5% 的患者可发生游离穿孔，2%～4% 的患者可发生幽门梗阻，胃溃疡的癌变率估计在 1% 之下。

7. 蛋白尿　水肿　高血压　血尿　肾功能损害。蛋白尿是原发性肾小球病的主要表现之一。由于肾小球滤过膜的损伤，蛋白质会从血液中泄漏到尿液中，导致蛋白尿的出现。水肿是由于肾小球滤过膜的损伤导致肾小球滤过功能下降，引起水钠潴留，从而导致水肿。高血压在原发性肾小球病中也很常见。肾小球的病变会导致肾脏调节血压的功能受损，引起血压升高。血尿是指尿液中出现红细胞，也是原发性肾小球病的常见表现。肾功能损害是原发性肾小球病的严重后果。可表现为尿酸潴留、肌酐升高等。

8. 多尿　多饮　多食　体重减轻。三多一少是糖尿病的典型临床表现，三多指多尿、多饮、多食；一少是体重减少。

9. 苏木紫小体　洋葱皮样病变。系统性红斑狼疮（SLE）发生的根本原因是免疫耐受的终止和破坏，导致大量自身抗体产生，最主要的是抗核抗体。SLE 的特征性病理变化有脾小动脉周围纤维化，出现洋葱皮样改变，肾小球内出现苏木

紫小体等。

10. 非浸润性癌 早期浸润性癌 浸润性特殊癌 浸润性非特殊癌 其他罕见癌。乳腺癌的病理分型分为非浸润性癌、早期浸润性癌、浸润性特殊癌、浸润性非特殊癌及其他罕见癌。

11. 腹痛 黄疸 消瘦。在临床上，胰头癌最常见的临床表现常常是腹痛、消瘦和黄疸：①腹痛：患者常常会出现上腹部疼痛和上腹部饱胀、不适的感觉，这种症状往往是胰头癌的首发症状。在早期由于胰管梗阻，管腔内的压力增高，患者可表现为上腹部钝痛、胀痛，而疼痛还可放射至后腰部，少数患者可以出现剧烈的疼痛；②消瘦：随着病情的发展，腹部疼痛的症状可以明显加重，影响到患者的睡眠和饮食，患者就可以出现明显的消瘦、营养不良的状态。③黄疸：是胰头癌的一个主要的症状及体征，随着病情的发展，黄疸可呈进行性的加重，可伴有皮肤的瘙痒。

12. 膨隆型 突出型 脱垂游离型 Schmorl结节型。腰椎间盘突出症的分型为膨隆型、突出型、脱垂游离型、Schmorl结节型。

13. 胎盘 胎膜 脐带 羊水。胎儿的附属物是指胎儿以外的组织，包括胎盘、胎膜、脐带和羊水。

14. 复温 喂养 补液 控制感染 纠正器官功能紊乱。新生儿寒冷损伤综合征的治疗原则：（1）复温（治疗的关键）；（2）喂养；（3）补液（液体供给60~80ml/kg）；（4）控制感染（适当应用抗生素）；（5）纠正器官功能紊乱。

15. 头痛 腰痛 眼眶痛。流行性出血热的"三痛"是指头痛、腰痛和眼眶痛。

三、判断题

1. √ 2岁以下婴幼儿，不宜选用后臀注射，宜选用臀中肌或臀小肌，为避免损伤坐骨神经。

2. × 目前世界上HIV（人类免疫缺陷病毒）的主要传播途径是性传播。

3. √ 缺铁性贫血是指由于体内铁的储存不足或吸收障碍导致的贫血。在缺铁性贫血中，由于缺乏铁元素，造血过程中的血红蛋白合成受到影响，导致血红蛋白水平降低。同时，由于缺铁也会影响红细胞的形成和功能，因此红细胞数量也有所下降，但不如血红蛋白降低明显。而巨幼红细胞贫血是指红细胞的形态异常，红细胞体积增大且形态不规则。在这种贫血中，红细胞数量减少更为明显，而血红蛋白水平相对较高。因此，缺铁性贫血时血红蛋白降低比红细胞降低明显，而巨幼红细胞贫血则相反。

4. × 结核性脑膜炎的脑脊液中的多核白细胞（淋巴细胞和浆细胞）是其典型的特征之一，不仅仅见于早期病例，也可在晚期病例中持续存在。此外，结核性脑膜炎的脑脊液检查还可以出现高蛋白、低糖和高氯化物等异常。因此，结核性脑膜炎的脑脊液检查结果应综合临床表现和其他实验室检查结果进行评估和诊断。

5. √ 唐氏综合征最突出、最严重的临床表现是中、重度智能发育落后。

6. √ 葡萄胎是胎盘绒毛的一种良性病变，可发生在育龄期的任何年龄。绒毛膜癌是高度恶性的滋养细胞肿瘤。

7. × 止痛药物可能掩盖阑尾炎的症状，使得医生难以确定病情的严重程度。这可能延误诊断和治疗。正确的做法是在医生的指导下进行适当的保守治疗，如休息、液体摄入、抗生素治疗等。

8. √ 支气管哮喘的治疗：（1）缓解哮喘发作：支气管舒张药是缓解哮喘

急性发作的首选药物，包括 β_2 受体激动剂、抗胆碱药、茶碱类。（2）控制哮喘发作（抗炎药）可选用糖皮质激素，主要针对哮喘慢性非特异性炎症机制，是当前防治哮喘最有效的药物。

9. √ 阿托品和去氧肾上腺素都可以用于扩瞳，但它们对眼压的影响是不同的。阿托品是通过抑制睫状肌收缩来扩大瞳孔，同时也会影响房水流动，导致眼压升高。而去氧肾上腺素在扩瞳时对眼压没有明显的影响，因为其是通过刺激平滑肌收缩来扩大瞳孔，对房水流动没有直接影响。因此，在患有青光眼等眼压升高的患者中，去氧肾上腺素可能更为安全，而阿托品可能不适用。在使用这些药物时，应根据患者的具体情况和医生的建议进行决策。

10. × 突触传递是单向的。

四、名词解释

1. TI： 指治疗指数，是半数致死量（LD_{50}）和半数有效量（ED_{50}）的比值，用以表示药物的安全性。治疗指数大的药物相对治疗指数小的药物安全。

2. 抑郁症： 又称抑郁障碍，以显著而持久的心境低落为主要临床特征，是心境障碍的主要类型。临床可见心境低落与其处境不相称，情绪的消沉可以从闷闷不乐到悲痛欲绝，自卑抑郁，甚至悲观厌世，可有自杀企图或行为；甚至发生木僵；部分病例有明显的焦虑和运动性激越；严重者可出现幻觉、妄想等精神病性症状。每次发作持续至少2周以上，长者甚或数年，多数病例有反复发作的倾向，每次发作大多数可以缓解，部分可有残留症状或转为慢性。

3. 有效循环血量： 是指单位时间内通过心血管系统进行循环的血量，但不包括储存于肝、脾和淋巴血窦中或停滞于毛细血管中的血量。

4. 颅内压增高： 是神经外科常见临床病理综合征，是颅脑损伤、脑肿瘤、脑出血、脑积水和颅内炎症等所共有的征象，由于上述疾病使颅腔内容物体积增加，导致颅内压持续在 $200\text{mmH}_2\text{O}$（2.0kPa）以上，从而引起相应的综合征。颅内压增高会引发脑疝危象，可使患者因呼吸循环衰竭而死亡，因此对颅内压增高及时诊断和正确处理，十分重要。

5. 脂肪栓塞综合征： 是骨折早期并发症之一，发生于成人，是由于骨折处髓腔内血肿张力过大，骨髓被破坏，脂肪滴进入破裂的静脉窦内，可引起肺、脑脂肪栓塞。

五、简答题

1. 宫内节育器是一种安全、有效、简便、经济、可逆的避孕工具，目前是我国育龄妇女的主要避孕措施，但下列情况禁用宫内节育器避孕：月经过多、过频；子宫畸形；生殖道急、慢性炎症；生殖器官肿瘤；宫颈过松、重度陈旧性宫颈裂伤或子宫脱垂；严重全身性疾患。

2. 颅底骨折的临床表现：①前颅底骨折：鼻腔出血或者脑脊液鼻漏，眼睑和球结膜下淤血（熊猫眼）；②中颅底骨折：脑脊液鼻漏或者耳漏，面神经或者听神经损伤；③颅后窝骨折：乳突或枕下部瘀斑（Battle征）、后组脑神经损伤。

3. 清创缝合术的术后处理：（1）根据全身情况输液或输血。（2）合理应用抗生素，以免伤口感染，促使炎症消退。（3）注射破伤风抗毒素；若伤口深，污染重，应同时肌内注射气性坏疽抗毒血清。（4）抬高伤肢，促使血液回流。（5）查看注射伤肢血运、伤口包扎松紧是否合适、伤口是否有出血等。（6）通常应根据引流物情况，在术后24~48h内拔除伤口引流条。（7）伤口出血或发生感染时，应立即拆除缝线，检查原因，进行处理。

4.缺氧患者可有发绀但也可没有发绀，当低张性缺氧时，脱氧血红蛋白增加，若其浓度在50g/L以上时，可产生发绀；贫血导致的血液性缺氧，由于血红蛋白量少，缺氧时脱氧血红蛋白难以达到50g/L，故不出现发绀；又如CO中毒导致的缺氧，形成的碳氧血红蛋白呈樱桃红色，故也难见发绀。

5.治疗癫痫应根据癫痫发作的类型和药物的特点合理选药。大发作首选卡马西平或苯妥英钠，也可用苯巴比妥等；精神运动性发作常选用卡马西平、苯妥英钠、苯巴比妥以及丙戊酸钠；小发作首选乙琥胺，也可用丙戊酸钠或者氯硝西泮；治疗癫痫持续状态首选地西泮静脉注射。

6.乳头湿疹样乳腺癌的特点：乳头有瘙痒、烧灼感，以后乳头及乳晕部的皮肤变粗糙、糜烂和湿疹样，进而形成溃疡，有时覆盖黄褐色鳞屑样痂皮。较晚发生腋部淋巴结转移。

7.处理水、电解质及酸碱失衡的基本原则：（1）充分掌握患者病史，详细检查患者体征。（2）行实验室检查（如血、尿常规，肝、肾功能，动脉血气，血生化，血尿渗透压测定等）。（3）综合以上资料，确定水、电解质及酸碱失调的类型及程度。（4）在积极治疗原发病的同时，应分轻重缓急，依次予以调整纠正。首要处理：积极恢复患者血容量、纠正缺氧、纠正酸碱失衡以及积极治疗高钾血症。

8.延迟复苏患者入院时大多已有严重休克，按照一般补液公式进行补液效果不佳，应当在严密观察及血流动力学监测下，进行快速补液治疗，也就是在入院后1~2h内补足按公式计算应该补充的液体量，以尽快改善组织灌注，使心排血量及血压接近正常水平。同时应积极采取其他治疗措施。

9.腹股沟斜疝多见于儿童和青壮年，疝内容物经腹股沟股管突出，可进阴囊，外观呈椭圆形或者梨形，在回纳疝块后压住深环疝块不再突出，其疝囊在精索前方，而其疝囊颈在腹壁下动脉外侧，其发生嵌顿的机会较多；腹股沟直疝则多见于老年人，其疝内容物自直疝三角突出，不进阴囊，外观呈半圆形，在回纳疝块后压住深环疝块仍突出，其疝囊在精索后方，而其疝囊颈在腹壁下动脉内侧，其发生嵌顿的机会较少。

10.肝癌早期缺乏典型临床表现，一旦出现症状及体征，说明疾病多已进入中、晚期。临床表现常有：①肝区疼痛：多为持续性钝痛、刺痛或者胀痛，主要是因为肿瘤迅速生长，使肝包膜张力增加所致。右半肝顶部的癌肿累及横膈，疼痛可牵涉右肩背部。癌肿坏死、破裂，导致腹腔内出血时，表现为突发的右上腹剧痛，有腹膜刺激征等急腹症表现。②全身及消化道症状：无特异性，常不易引起注意。主要表现为乏力、消瘦、食欲减退以及腹胀等。部分患者可伴有恶心、呕吐、发热以及腹泻等症状。晚期则出现黄疸、贫血、腹水及恶病质等。③肝大：肝增大呈进行性，质地坚硬，边缘不规则，表面凹凸不平呈大小不等的结节或肿块。④发生肺、骨以及脑等脏器转移者，可产生相应症状；少数患者可有低血糖、红细胞增多症、高血钙症以及高胆固醇血症等特殊表现。

模拟试卷（五）全解

一、选择题

1. C 现行的《医疗事故处理条例》，将医疗事故分为四个等级：一级、二级、三级、四级。

2. C 当一个人意识到病情严重，感到死亡的威胁时，典型的反应是感到震惊并否认疾病。这是一种常见的心理防御机制，人们往往不愿意接受或承认自己面临死亡的可能性，而倾向于否认或逃避这个现实。

3. B 锁骨下静脉穿刺部位：锁骨下径路以锁骨中点，锁骨下方约 1cm 处为穿刺点最常用。

4. B 儿童在半岁至 4 岁阶段对住院诊治的心理反应最为强烈。在这个年龄段，儿童的认知和语言能力正在发展，他们对分离和陌生环境可能感到焦虑和恐惧。他们可能会对与父母分离、陌生的医院环境、陌生的医护人员以及医疗过程感到不安和恐惧，表现出情绪不稳定、哭闹、回避等行为。因此，对于这个年龄段的儿童，特别需要家长和医护人员的支持和关怀，以缓解他们的焦虑和恐惧情绪。

5. E 精索是从腹股沟管深环至睾丸上端的一对柔软的圆索状结构，其内主要有输精管、睾丸动脉、蔓状静脉丛、输精管动、静脉、神经、淋巴管和鞘韧带等，自皮下环以下，精索外被三层被膜（由外到内分别是精索外筋膜、提睾肌、精索内筋膜）。

6. E 心动周期缩短时，收缩期与舒张期并不会均等缩短。实际上，心动周期缩短是由于心率增快，主要是收缩期的时间缩短，而舒张期的时间相对稳定。

7. D 酶的竞争性抑制作用具有的动力学特点是 K_m 值增大，V_{max} 值不变。

8. A 香豆素类是一类含有 4 - 羟基香豆素基本结构的物质，口服后参与体内代谢发挥抗凝作用，故称口服抗凝药。

9. D 致病性葡萄球菌是一种常见的致病菌，其致病性主要由其产生的一系列毒素和酶所致。凝固酶是能使含有枸橼酸钠或肝素抗凝剂的人或兔血浆发生凝固的酶类物质，致病珠大多数能产生，故凝固酶是鉴别葡萄球菌有无致病性的指标。

10. D 先天性丙种球蛋白缺乏症患者反复持久的细菌感染常发生在学龄期。在学龄期，儿童开始接触更多的病原体，而丙种球蛋白缺乏症会导致免疫系统功能异常，使患者更容易感染细菌。因此，在学龄期，丙种球蛋白缺乏症患者常常会出现反复持久的细菌感染。

11. C 正常儿童颅缝闭合时间为出生后 6～18 个月。

12. A 肺功能检查是判断气流持续受限的主要客观指标，对慢性阻塞性肺病（COPD）诊断、严重程度评价、疾病进展、预后及治疗反应等有重要意义。

13. D 开富特是一种血管紧张素转换酶抑制剂，常被用于治疗高血压。尽管开富特是一种常用的抗高血压药物，但它具有副作用，其中最常见的是刺激性干咳。这是由于开富特抑制了血管紧张素转换酶，导致血管紧张素Ⅱ的缺乏，进而引发刺激性咳嗽。其他选项中，倍他乐克、硝苯地平、氢氯噻嗪和苯磺酸氨氯地平在一般情况下不会引起刺激性干咳。

14. D ¹³¹I 治疗是一种常用的治疗甲状腺功能亢进症的方法，适应证包括成人 Graves 甲亢伴甲状腺肿大 Ⅱ 度以上、甲亢手术后复发、甲状腺毒症心脏病或甲亢伴其他病因的心脏病、甲亢合并白细胞和（或）血小板减少或全血细胞减少。然而，对于年龄 <20 岁的患者，¹³¹I 治疗一般不作为首选治疗方法，因为这个年龄段的患者对辐射的敏感性较高，可能会增加患者发展为甲状腺癌的风险。

15. D 甲状腺功能亢进症是一种由于甲状腺过度活跃而引起的疾病，通常表现为甲状腺肿大、性情急躁、基础代谢率增高、心悸、乏力等表现。甲状腺肿大是甲状腺功能亢进症的常见特征之一，但并不导致腺体坚硬如石的感觉。

16. E 肠套叠是一种儿童常见的引起急性腹痛的疾病，通常发生在 5 岁以下的儿童。典型的临床表现包括腹痛、肿块、血便、面色苍白、呕吐和果酱样便。腹部检查时，肿块位于脐右上方，右下腹触诊有空虚感。钡剂灌肠行 X 线检查可显示肠套叠的经典表现，即钡影呈"杯口状"。其他选项中，肠梗阻（A）通常伴有持续性呕吐、腹胀和排气困难等症状。阿米巴虫感染（B）通常表现为慢性腹泻，而不是急性腹痛。急性阑尾炎（C）通常表现为右下腹痛，但不会有肿块和血便的症状。疟疾（D）通常表现为周期性的寒战、高热和贫血，与患者的症状不符。

17. B 开放性气胸的急救处理原则是将开放性气胸立即变为闭合性气胸，赢得挽救生命的时间。

18. D 分泌期早期：月经周期第 15 ~ 19 日。此期内膜腺体更长，屈曲更明显。腺上皮细胞的核下开始出现含糖原的小泡，称核下空泡，此为分泌早期的组织学特征。

19. C 牛乳人工喂养量的计算，一般按每日能量需要计算：婴儿每日能量需 100 ~ 120kcal/kg，需水分 150ml/kg。100ml 含 8% 糖的牛乳约能供应 100kcal，因此婴儿每日需加糖牛奶 100 ~ 120ml/kg。题中发育正常的男婴，每天应给予 8% 糖牛奶为 600ml，因此，男婴大概 6kg，所需水分为 900ml。900 − 600 = 300ml，因此该男婴还应补充水分量为 300ml。

20. E 猩红热是由 A 组链球菌引起的急性呼吸道传染病。

21. B 对于部分室间隔缺损患儿而言，缺损可以逐渐闭合，不过这个概率不大。

22. C 差异性发绀是动脉导管未闭的特殊表现，临床表现为头颈、上肢正常无发绀而躯干、下肢出现发绀现象。

23. E 法洛四联症患儿喜蹲踞的原因是此体位可暂时缓解缺氧症状，由于蹲踞时下肢屈曲，增加体循环阻力，使右向左分流减少，从而增加肺血量，此外下肢屈曲使静脉回心血量减少，减轻心脏负荷，使动脉血氧饱和度升高。

24. D 周围性发绀是指皮肤、黏膜和指甲床呈现青紫色。肺动脉口狭窄是一种先天性心脏畸形，指肺动脉瓣口狭窄或主动脉与肺动脉之间的狭窄。在肺动脉口狭窄的情况下，血液从右心室流向肺动脉时受到限制，导致血液在体循环中的氧饱和度降低。这会导致周围组织和皮肤呈现发绀的特征，即由于缺氧而呈现青紫色。因此，周围性发绀可见于肺动脉口狭窄。

25. C 鼻咽癌转移到颈部多属于淋巴转移。

26. A 直肠癌转移到肝属于血行转移。

27. D 克鲁根勃瘤（Krukenberg tumor）是指胃黏液癌细胞浸润至胃浆膜

后可脱落至腹腔，播种于女性卵巢，在双侧卵巢种植性转移形成的转移性黏液腺癌。因此克鲁根勃瘤（Krukenberg tumor）的发生是种植性转移。

28. D 胃癌种植转移：侵及浆膜层脱落入腹腔，种植于肠壁和盆腔，如种植于卵巢，称为克鲁根勃瘤。

29. D 通气不足，多因麻醉过深或哌替啶、吗啡、硫喷妥纳用量大而引起，主要表现为二氧化碳潴留。

30. A 对于饱食后的急症患者，行全身麻醉时可能发生反流和误吸，可发生在诱导期，也可以发生在手术中或麻醉苏醒期，特别是儿科和产科的患者。

31. B 胎盘娩出后，子宫需要收缩以止血并防止过多的出血。缩宫素是一种能够促使子宫收缩的药物，常用于产后出血的预防和治疗。当胎盘娩出后出血较多时，肌内注射缩宫素可以帮助子宫收缩，减少出血量，并促进止血。

32. A 为预防产后出血，可在胎儿前肩娩出后静脉注射麦角新碱0.2mg，或缩宫素10U加于20ml 25%葡萄糖溶液内静脉注射。

33. C 急性心肌梗死的临床表现常有持久的胸骨后剧烈疼痛、急性循环功能障碍、心律失常，心功能衰竭、发热，白细胞计数和血清心肌损伤标志酶的升高以及心肌急性损伤与坏死的心电图进行性演变。

34. A 变异型心绞痛常常是在安静状态下出现胸痛，疼痛位于胸骨部位或者心前区的部位，可向左肩后背以及左上肢放射，也可在夜间睡眠或者是下午的时间段发生，疼痛持续时间一般为3~5分钟，心电图表现为ST段抬高。

35. D 室性心动过速（ventricular tachycardia）是一种心脏电活动异常引起的心律失常，通常表现为心室率快

于100次/分的连续性心搏。室性心动过速的典型表现并不包括心前区疼痛（选项A）和发热、白细胞增高（选项B）。

36. ABCDE 儿科特殊病史：必须记载生产史、喂养史、生长发育史、预防接种史以及生活史，3岁以下儿童应重点记录。

37. ABDE 低血容量性休克的主要特点包括：由于血容量不足，循环血量减少，导致血压降低。由于血容量不足，心脏回心血量减少，导致中心静脉压降低。为了维持灌注压，机体会通过收缩外周血管来增加外周阻力。为了补偿血容量不足，机体通过心动过速来增加心排血量。在低血容量休克中，每搏输出量通常会降低。

38. BCE 破伤风是由破伤风梭菌产生的毒素而引起的感染性疾病。破伤风患者的咽喉肌肉会痉挛，导致呼吸困难，严重时可引起窒息。破伤风毒素会对中枢神经系统产生影响，导致血压下降和心脏功能受损，最终引起循环衰竭。在破伤风病程中，患者可能会出现呼吸抑制或呼吸衰竭，导致二氧化碳潴留，引起酸中毒。因此，破伤风患者较常见的并发症包括窒息、循环衰竭和酸中毒。角弓反张是破伤风的典型症状，不是并发症。高热在破伤风中并不常见。

39. ABCDE 脑疝是指脑组织通过颅内结构的缺陷或异常通道向颅外移位的情况。脑疝的病因可以有多种：严重的颅脑外伤可以导致脑组织受压迫，从而引起脑疝。脑脓肿是由细菌感染引起的颅内脓肿，如果不及时治疗，脓肿内的炎性物质可以导致脑组织肿胀和脑疝。颅内肿瘤的生长可以导致脑组织的位移和受压，进而引发脑疝。某些寄生虫病和肉芽肿性疾病（如结核病）影响脑组织，引起脑疝的风险增加。在颅内压增

高的情况下，如果腰穿放液不当，可能导致颅内压力不平衡，从而引发脑疝。

40. BD 严重烧伤患者出现脓毒症早期表现时，无须等待血培养结果，考虑经验性用药。抗生素联合应用过程中，应注意防止发生真菌感染。如出现真菌感染，应停用广谱抗生素，同时应用抗真菌药。

二、填空题

1. 帮助确诊 帮助分型 帮助确定原发性或继发性 疗效判断指导治疗。脑电图在癫痫诊断中具有重要的价值。它可以帮助医生进行以下方面的判断和评估：（1）帮助确诊：脑电图可以记录和检测到癫痫发作时脑电活动的异常。特定的脑电图图形模式（如间歇性尖波、慢波、高幅度慢波等）可以作为癫痫的特征性表现，有助于确定患者是否患有癫痫。（2）帮助分型：不同类型的癫痫有不同的脑电图特征。通过分析脑电图的特征，可以帮助医生确定癫痫的类型，如部分性癫痫、全面性癫痫等。（3）帮助确定原发性或继发性：脑电图可以帮助医生区分癫痫发作的原发性和继发性。原发性癫痫是指没有可识别的器质性病因的癫痫，而继发性癫痫是由其他疾病或脑损伤引起的。（4）疗效判断指导治疗：脑电图可以用于评估癫痫治疗的效果。通过监测脑电图的变化，医生可以判断治疗是否有效，是否需要调整药物剂量或换用其他治疗方法。

2. 降低 升高 手足搐搦。碱中毒时，血浆中的游离 Ca^{2+} 浓度会降低。这是因为碱中毒会导致酸碱平衡紊乱，使血液呈碱性状态，从而使血浆中的 Ca^{2+} 与蛋白质结合形成不可离解的复合物。由于游离 Ca^{2+} 的浓度降低，神经肌肉兴奋性升高，患者可能会出现手足搐搦等症状。

3. 主动脉裂孔 食管裂孔 腔静脉裂孔。膈肌的三个裂孔分别是主动脉裂孔、腔静脉裂孔以及食管裂孔。

4. 迂回通路 直捷通路 动 - 静脉短路（非营养通路）。微循环的三条通路：①迂回通路：又称营养通路，是物质交换的主要场所；②直捷通路：少量物质交换的场所，保持循环血量恒定；③动 - 静脉短路：又称非营养通路，无物质交换。可增加或减少散热，调节体温。

5. 乙酰乙酸 β - 羟丁酸 丙酮。酮体是脂肪氧化代谢过程中的中间代谢产物。包括乙酰乙酸、β - 羟丁酸和丙酮。

6. 强心苷 普萘洛尔。心房颤动或扑动首选强心苷，窦性心动过速首选 β 受体阻断药普萘洛尔，也可选用维拉帕米。

7. 单链 RNA。流行性乙型脑炎病毒的形态为球形，核酸类型为单股正链 RNA，有包膜，对脂溶剂、酸敏感。

8. 前尿道损伤 后尿道损伤 尿道黏膜损伤。尿道损伤的分类包括前尿道损伤、后尿道损伤和尿道黏膜损伤。

9. 血脂异常 年龄和性别 高血压 吸烟 糖尿病和糖耐量异常。动脉粥样硬化的特点是动脉管壁增厚变硬、失去弹性和管腔缩小，由于在动脉内膜上积聚的脂质外观呈黄色粥样，因此称为动脉粥样硬化。发病原因尚不完全明确，其危险因素包括：血脂异常，高血压，吸烟，糖尿病和糖耐量异常，年龄因素等。

10. 难治性贫血 环形铁粒幼细胞性难治性贫血 难治性贫血伴原始细胞增多 难治性贫血伴原始细胞增多转变型 慢性粒 - 单核细胞白血病。骨髓增生异常综合征（MDS）分为 5 型：难治性贫血、环形铁粒幼细胞性难治性贫血、难治性贫血伴原始细胞增多、难治性贫血伴原始细胞增多转变型、慢性粒－单核细胞白血病。

11. 血压　基础代谢。 高血压是本病的主要特征。典型的高血压症状是阵发性高血压，也可为持续性，或持续性高血压阵发性加剧。嗜铬细胞瘤可以影响体内的代谢过程，导致基础代谢率的增加。患者可能出现体重减轻、多汗、心悸、颤抖等症状。

12. 急诊手术　限期手术　择期手术。 外科手术按照手术的时限性可以分为三类：①急诊手术：急诊手术是指需要立即进行的手术，以挽救生命或防止重大并发症的发生。急诊手术通常是在患者出现急性疾病、创伤或其他紧急情况时进行的。②限期手术：限期手术是指需要在一定时间范围内进行的手术，但不需要立即进行。这类手术通常是为了治疗患者的慢性疾病或预防进展、改善生活质量等目的而进行的。③择期手术：择期手术是指可以在较为灵活的时间范围内进行的手术。这类手术通常是为了治疗非急性、非限期的疾病或症状而进行的，可以根据患者的具体情况、医生的安排和患者的意愿来确定手术时间。

13. 单纯性肠梗阻　绞窄性肠梗阻　机械性肠梗阻。 肠梗阻根据发病机制可分为单纯性肠梗阻、绞窄性肠梗阻、机械性肠梗阻。

14. 子宫内膜层　子宫肌层　浆膜层。 子宫壁由三层组织构成，由内向外依次是子宫内膜层、子宫肌层、浆膜层。

15. 由上到下　由近到远　由粗到细　由低级到高级　由简单到复杂。 生长发育的一般规律是由上到下、由近到远、由粗到细、由低级到高级、由简单到复杂。

三、判断题

1. × 按照《医院分级管理标准》将医院分为一、二、三级，每级再划分为甲、乙、丙三等，其中三级医院增设特等级别，因此医院共分三级十等。

2. × 自闭症又称孤独症，是广泛性发育障碍的代表性疾病，与心理因素无关。虽然孤独症的病因还不完全清楚，但已证实孤独症存在遗传倾向性，并与感染、免疫、妊娠等因素相关。

3. × 生长是指儿童身体各器官、系统的长大，可有相应的测量值来表示其量的变化。

4. √ 紧急避孕药是一种应急措施，用于在性行为后尽可能早地避免怀孕。它们通常包含高剂量的激素，如黄体酮或黄体生成素，可以延迟或阻止排卵，从而减少受精的机会。然而，紧急避孕药并不是一种常规的避孕方法，不能替代其他常规的避孕方法，如口服避孕药、避孕环、避孕药丸等。紧急避孕药的效果并不像常规避孕方法那样可靠，而且不适合长期使用。

5. √ 急性痢疾反复发作或迁延不愈2个月以上者，称为慢性痢疾。

6. √ 麻疹是一种由麻疹病毒引起的急性传染病，其前驱期是指发病前的一段时间。在麻疹的前驱期，口腔麻疹黏膜斑是最具有诊断价值的体征。

7. √ 侵蚀性葡萄胎是指葡萄胎组织侵入子宫肌层或转移至子宫以外，为妊娠滋养细胞肿瘤。侵蚀性葡萄胎均来自良性葡萄胎，多数在葡萄胎清除后6个月内发生。

8. × 急性血源性骨髓炎是一种严重的感染性疾病，常见于儿童和青少年。最常见的致病菌是金黄色葡萄球菌，不是乙型链球菌。

9. √ 急性梗阻性化脓性胆管炎的

治疗原则是立即解除胆道梗阻并引流，胆管内压降低后，情况常常能暂时改善，有利于争取时间继续进一步治疗。

10. √ 血浆渗透压包括血浆晶体渗透压和血浆胶体渗透压，正常值为290～310mmol/L。

四、名词解释

1. 超敏反应：某些抗原或半抗原物质再次进入致敏的机体，在体内引起特异性体液或细胞免疫反应，由此导致组织损伤或生理功能紊乱，称为变态反应或超敏反应。超敏反应根据其发生机制的不同分为4型，即Ⅰ型、Ⅱ型、Ⅲ型和Ⅳ型。

2. 意识障碍：临床上将人的觉醒状态、定向力、意识内容出现障碍称为意识障碍。意识障碍可表现为嗜睡、昏睡和昏迷。昏迷分为浅昏迷、中昏迷及深昏迷。

意识障碍分级比较

分级	对疼痛反应	唤醒反应	无意识自发动作	腱反射	对光反射	生命体征
嗜睡	（＋，明显）	（＋，呼唤）	＋	＋	＋	稳定
昏睡	（＋，迟钝）	（＋，大声呼唤）	＋	＋	＋	稳定
浅昏迷	＋	—	可有	＋	＋	无变化
中昏迷	重刺激可有	—	很少	—	迟钝	轻度变化
深昏迷	—	—	—	—	—	显著变化

3. 开放伤：有皮肤破损者称开放伤，如擦伤、撕裂伤、切割伤、砍伤和刺伤等。一般而言，开放伤易发生伤口感染，但某些闭合性伤如肠破裂等也可造成严重的感染。

4. 条件性感染：在人体局部和（或）全身的抗感染能力降低的条件下，本来栖居于人体但未致病的菌群可以变成致病微生物，所引起的感染称为条件性或机会性感染。

5. 烧伤休克：是指大面积烧伤的患者早期出现的休克症状，即因大面积皮肤组织损伤，导致大量血液进入组织间隙，造成组织水肿，有效循环血量减少导致脑、心脏、肾脏等重要器官缺血缺氧所引起的临床征象。主要表现为：恶心、呕吐、心率增加、血压下降、尿量减少、烦躁不安等。在临床治疗中，一般采用烧伤补液计算公式，依据患者的体重、烧伤面积及深度，计算患者所需的补液量，以维持患者的生命体征。

五、简答题

1. 环甲膜穿刺术部位在环状软骨与甲状软骨之间，正中线上的柔软处。或者在环甲间隙的中心作穿刺点。一般自甲状软骨以下，环状软骨弓以上，两侧环甲肌以内的区域都可进针。

2. 原发性肝癌的临床表现：肝区疼痛；肝大；黄疸；肝硬化征象，腹水、脾大、静脉侧支循环形成等；恶性肿瘤的全身性表现，如进行性消瘦、发热、食欲不振等；转移灶症状，如发生肺、骨、胸腔等处转移，可产生相应症状。

3. 人工流产的并发症包括：（1）吸宫不全：术后出血达10天以上，对抗感染治疗无效者，应考虑为吸宫不全。（2）子宫损伤：子宫穿孔和子宫颈撕裂。（3）流产后感染：子宫内膜炎及附件炎。（4）术中出血：多发生于钳刮术。（5）人工流产综合征：心动过缓、心律失常、面色苍白、大汗淋漓、头晕、胸闷及血压下降，甚至发生晕厥及抽搐。（6）宫腔粘连：由于内口创伤或感染所致。（7）月经失调：多表现在术后3个月内，常见无排卵周期或非典型分泌期内膜。（8）空气栓塞和羊水栓塞：较罕见，预后不良。

4. 基本心肺复苏（BLS）：C—胸外按压：部位在胸骨中下三分之一处或者成年男性两乳头连线的中点，幅度为成年人5～6cm，肘部不能弯曲；频率为100～120次/分；胸外按压与人工呼吸的比例为30：2。特别强调胸外按压的连续性。A—开放气道：清除气道异物或者分泌物，可采用仰头举颏法。B—人工呼吸：口对口、口对鼻、口对气管造口吹气。D—早期除颤。高级心血管生命支持（ACLS）：A—气道控制：尽可能早地气管插管。B—有效呼吸：证实插管成功并固定牢靠；证实最初的通气和氧合。C—循环支持：生命体征监测，建立静脉通道和药物控制心律。D—鉴别诊断：鉴别可逆转的病因或诱因。

5. 烧伤面积的计算方法主要包括手掌法和中国新九分法。

（1）手掌法：手指并拢单掌面积为体表的1%。

（2）中国新九分法详见下表。

中国新九分法标准

部位		面积		儿童面积
头颈	发部	3%	1×9%=9%	9%+（12-年龄）%
	面部	3%		
	颈部	3%		
两上肢	双上臂	8%	2×9%=18%	
	双前臂	6%		18%
	双手	4%		
躯干	躯干前面	13%	3×9%=27%	27%
	躯干后面	13%		
	会阴	1%		
	双臀	5%		
两下肢	双大腿	21%	5×9%+	46%-（12-年龄）%
	双小腿	13%	1×9%=46%	
	双足	7%		

注：儿童因头部面积相对较大，两下肢相对较小，应根据年龄计算。

6. 原发性高血压是指病因不明的高血压，占所有高血压病例的95%。继发性高血压或症状性高血压则是指约5%的高血压与其他疾病有关。根据病程和起病缓急，原发性高血压可分为以下两种类型：（1）缓进型高血压：起病较隐匿，进展缓慢，病程可长达20～40年。（2）高血压急症：指短期内血压急剧升高，并常伴有心脏、脑部和肾脏功能障碍。主要有以下几种类型：①急进型高血压：有3%～4%的中度和重度缓进型高血压病例可能发展为急进型高血压，也有少数起病即表现为急进型高血压。其病理变化主要表现为细动脉纤维素样坏死或增殖性变化，尤其以肾脏损害最为突出。临床表现主要包括血压急剧升高（舒张压≥130mmHg），眼底出血和视盘水肿（Ⅲ或Ⅳ级），肾功能不全，可能伴有心脏和脑功能障碍。如果不及时治疗，多数患者在半年内会死于肾衰竭、脑卒中或心力衰竭。该类型多见于青壮年，如果不治疗，会迅速发展为高血压脑病，也被称为恶性高血压。②高血压危象：短时间内血压明显升高，患者可能出现头痛、烦躁、心悸、多汗、呕吐和视物模糊等症状。收缩压可达到260mmHg以上，舒张压达到120mmHg以上。其发生机制与交感神经亢进和血循环内儿茶酚胺分泌过多有关。③高血压脑病：血压突然或短时间内明显升高，同时出现中枢神经功能障碍，如严重头痛、眩晕、呕吐、意识改变，甚至发生抽搐和昏迷。这是由于血压过高突破了脑血管的自身调节机制，导致脑血管扩张，脑灌注过多，液体渗出到血管周围的脑组织中，造成脑水肿。

7. 预防接种的禁忌证：①患自身免疫性疾病及免疫缺陷病者。②有明确过敏史者禁接种白喉类毒素、麻疹疫苗（特别是鸡蛋过敏者）、破伤风类毒素、脊髓灰质炎糖丸疫苗（牛奶或奶制品过敏）、乙肝疫苗（酵母过敏或对疫苗中任何成分过敏）。③患有结核病、急性传染病、心脏病、肾炎、湿疹及其他皮肤病者不予接种卡介苗。④在接受免疫抑制剂治疗期间，发热、腹泻以及急性传染病期忌用脊髓灰质炎疫苗。⑤由于百日咳菌苗偶可产生神经系统的严重并发症，因此本人及家庭成员患癫痫、神经系统疾病、有抽搐史者禁用。⑥患有肝炎、急性传染病或者其他严重疾病者不宜进行免疫接种。

8. 艾滋病医护人员的防护要点：医护人员接触艾滋病患者时需穿隔离衣，戴一次性手套。接触患者后和接触另一个患者之前必须洗手。护士在操作前应向患者做好解释工作，取得合作，对不合作的患者或者污染危险性较大的操作应由技术熟练的两人配合，操作可尽量集中安排，并严格按照规范操作程序进行。当进行侵入性治疗及护理操作如手术、穿刺以及注射等时，注意不要误伤自己。使用注射器时，要确保针头牢固安装在针管上，采血后不要把注射器针套套回去。有条件的单位最好使用真空采血管及相应蝶形针具等，以保护抽血者不直接接触血液标本。用过的利器必须放到特殊的容器中。若手套被血液或体液污染，则必须及时更换手套或洗净手套，避免通过污染的手套将病毒传给其他患者；用后的针具应放在坚硬的厚塑料容器内，统一消毒毁形处理。

9. 新冠肺炎防护手段的主要内容包括：（1）保持基本的手及呼吸道卫生，如用肥皂水和清水勤洗手。（2）养成安全的饮食习惯，比如烹调时彻底煮熟食物。（3）在可能的情况下避免同表现出呼吸道疾病症状（例如咳嗽和打喷嚏）的人密切接触。（4）避免前往人多密集的场所。（5）避免在未加防护的情况下接触野生或养殖动物。

10. 传染性非典型肺炎的症状和体征：起病急，以发热为首发症状，体温通常 > 38℃，偶有畏寒；可伴有头痛，关节、肌肉酸痛，腹泻，乏力；常没有上呼吸道卡他症状；可有咳嗽，多为干咳、少痰，偶有血丝痰；可有胸闷，严重者出现呼吸加速、气促，或者明显呼吸窘迫。肺部体征不明显，部分患者可闻及少许湿啰音，或有肺实变体征。

模拟试卷（六）全解

一、选择题

1. C 当机体发热时，常常出现高渗性脱水。发热导致机体体温升高，进而刺激机体的代谢活动加快，身体对水分的需求也会增加。同时，发热还会导致皮肤出汗增多，进一步加剧了水分的流失。在这种脱水形式下，体内水分的丢失比溶质的丢失更为显著，导致血液中溶质的浓度相对升高。因此，当机体发热时，由于排汗增多和呼吸损失水分等，机体容易出现高渗性脱水。

2. D 纤维支气管镜检查无法直接窥视肺野的浸润性病灶，它主要用于观察和诊断支气管内的病变。

3. B 严重医疗差错是指在医疗过程中发生的严重错误或失误，可能对患者的健康造成严重的影响或危害。选项 B（在未做皮试的情况下给患者注射了青霉素，但未引起不良反应）是一个严重的医疗差错。由于未进行皮试，可能无法及时发现患者对青霉素的过敏反应，这可能导致严重的过敏反应，甚至危及患者的生命。

4. C 焦虑是最常出现的应激情绪反应，是对预期将要发生的危险或面对可能会导致不良后果的事物时，所体验到的一种紧张、担心和恐惧情绪。

5. B 呼吸深快，呼出气带有酮味是代谢性酸中毒最明显的表现之一。当身体处于酸中毒状态时，呼吸系统会通过呼吸深快来试图借助呼出二氧化碳来调节酸碱平衡。此外，体内酮体的积累也可能导致呼出气中带有酮味。

6. A 甲状旁腺功能亢进症是指甲状旁腺分泌过多甲状旁腺激素（PTH）导致的一种内分泌疾病。血钙升高、血磷降低是甲状旁腺功能亢进症的典型表现。

7. C 腹膜炎是腹腔脏器的腹膜层发生感染和炎症的疾病。反跳痛是腹膜炎的标志性体征之一。当医生用手压迫腹部，然后突然松开时，患者感到明显的疼痛，这就是反跳痛。这是由于腹腔脏器的炎症刺激了腹膜，导致腹膜对压力的敏感性增加所致。

8. A 夏柯三联征是急性胆管炎的一种表现，主要包括高热寒战、黄疸以及腹痛。

9. A 血栓闭塞性脉管炎（Buerger病）好发于具有吸烟史的年轻男性，为周围慢性血管闭塞性炎症。吸烟与本病的经过和预后关系密切。可能是血栓闭塞性脉管炎发病的一个重要因素。

10. A 甘露醇是治疗颅内压增高最常使用的一线药物，临床应用较为广泛。

11. C 一般来说，泌尿系统感染的抗菌治疗通常应直到症状消失并且尿细菌培养转阴后 2 周。

12. D 伸直型肱骨髁上骨折与肘关节后脱位的鉴别要点：①发病年龄不同，伸直型肱骨髁上骨折多见于儿童，肘关节后脱位多见于成人。②局部表现不同，伸直型肱骨髁上骨折，局部可触及骨擦感和假关节活动，而肘关节后脱位时肘后出现空虚，可扪及凹陷，有关节的弹性固定。③肘后三角关系不同，伸直型肱骨髁上骨折的肘后三角关系正常，而肘关节后脱位的肘后三角关系紊乱。

13. A 在正常情况下，子宫在妊娠 16 周左右才会达到盆腔。

14. C 氢氟酸是一种强酸，对皮肤和组织造成严重的化学烧伤。在氢氟酸烧伤的创面疼痛治疗中，可以使用钙制剂进行镇痛。钙离子可以与烧伤创面上的氢氟酸结合，形成不溶性的钙氟盐，从而减轻创面疼痛并防止进一步的组织损伤。

15. E A 项，服糖后 1h 血糖 ≥ 10.0mmol/L 是妊娠期糖尿病的诊断标准之一；B 项，根据国际妊娠期糖尿病的诊断标准，空腹血糖≥5.1mmol/L 可以被认为是妊娠期糖尿病的诊断标准之一；C 项，服糖后 2h 血糖≥8.5mmol/L 也是妊娠期糖尿病的诊断标准之一；D 项，多食、多饮、多尿是妊娠期糖尿病的常见症状之一。妊娠期糖尿病会导致血糖升高，使身体无法正常利用血糖，从而引起多食、多饮、多尿等症状；选项 E，多胎妊娠并不是妊娠期糖尿病的诊断标准之一。

16. B 术后阴道出血超过 10 日，血量过多，或流血后又有多量流血，应考虑吸宫不全。

17. E 糖皮质激素提高机体对有害刺激的耐受力，减轻中毒症状。

18. C 水痘潜伏期为 2～3 周，传染期 2～3 周，出疹时间一般在发热后 1 天内。

19. D 根据患者的病史和体征，可以初步怀疑该患者患有三尖瓣关闭不全。而心脏的扩大通常是由于心腔的增大或心肌壁增厚引起的。根据题干中提到的心脏右缘呈弧形扩大，可以初步判断是右心房扩大。三尖瓣关闭不全是指三尖瓣在舒张期时不能完全关闭，导致部分血液从右心室回流到右心房。这种回流会导致右心房扩大，从而导致右心房在胸部 X 线片上呈弧形扩大的表现。其他选项中的右心室、左心房、肺动脉以及左心房、右心房和右心室的扩大都不符

合该患者的病情描述。

20. D 氨基糖苷类抗生素是一类广谱抗生素，包括庆大霉素、链霉素等。它们的主要不良反应包括：①过敏反应：氨基糖苷类抗生素可引起过敏反应，包括皮疹、荨麻疹、过敏性休克等。②肾毒性：氨基糖苷类抗生素可引起肾毒性，包括肾小球损伤、肾小管损伤等。③耳毒性：氨基糖苷类抗生素可引起耳毒性，包括听力下降、耳鸣等。④神经肌肉阻断作用：氨基糖苷类抗生素可引起神经肌肉阻断作用，包括肌无力、呼吸肌麻痹等。然而，氨基糖苷类抗生素不具有肝毒性，不会对肝脏产生直接的毒性作用。

21. A 化脓性脊柱炎是一种严重的感染性疾病，常由细菌感染引起。其影像学表现与脊柱结核有所不同。化脓性脊柱炎的典型影像学表现：①蔓延数个椎体：化脓性脊柱炎通常涉及多个相邻的椎体，感染可以在椎体之间蔓延。②晚期增生明显：在化脓性脊柱炎的晚期，骨性增生可以出现。这是机体为了对抗感染而进行的反应。③骨性融合成块：在一些化脓性脊柱炎的治疗过程中，由于骨组织的修复和愈合，椎体之间的空隙可以发生骨性融合，形成一块连续的骨块。

22. C 脊柱肿瘤是指在脊柱骨组织中形成的不良生长的肿瘤。脊柱肿瘤通常在一个特定的椎体上形成，而不是蔓延到多个椎体。这是与化脓性脊柱炎和脊柱结核不同的特征。在脊柱肿瘤中，椎间隙通常保持正常。这与脊柱结核和化脓性脊柱炎不同，因为二者常常导致椎间隙变窄。脊柱肿瘤可以导致椎弓根的破坏。这是脊柱肿瘤的常见影像学表现之一。

23. D 脊柱骨关节炎是一种慢性的

退行性骨关节疾病，主要影响脊柱的关节和椎间盘。脊柱骨关节炎会导致椎体之间关节面的骨质增生，形成骨刺。同时，由于骨质增生和关节炎症，椎间关节的间隙会变窄。在脊柱骨关节炎中，椎体的边缘可以出现骨质硬化。这是由于骨质增生和关节退行性变所导致的。脊柱骨关节炎通常不会导致明显的骨质破坏。椎体的结构可以相对保持完整。

24. E 脊柱结核是由结核分枝杆菌侵袭脊柱部位引起的疾病。其典型的影像学表现包括椎体破坏、椎体压缩呈楔形以及椎间隙变窄。椎体破坏是脊柱结核的主要特征之一，由于感染引起的骨骼破坏，椎体可以出现不同程度的坏死和溶解。这种破坏可以导致椎体的变形和塌陷。椎体压缩呈楔形是指由于椎体破坏和塌陷，椎体的前缘和后缘压缩程度不一致所形成的楔形外观。这种楔形压缩是脊柱结核常见的表现之一。椎间隙变窄是指由于椎体破坏和塌陷，椎间隙的高度发生减小。

25. B 强直性脊柱炎（也称为强直性脊柱关节炎）是一种慢性的自身免疫性疾病，主要累及脊柱和骶髂关节。强直性脊柱炎通常累及多个椎骨，而不仅仅是单个椎骨。这是与其他脊柱疾病的区别之一。强直性脊柱炎常伴有双骶髂关节的病变。这些关节的炎症会导致关节的肿胀、僵硬和疼痛。在强直性脊柱炎的晚期，炎症可以引起韧带的钙化。这些钙化的韧带在影像学上呈现出竹节样的外观。

26. D 在临床上引发毛细支气管炎的主要病原体是病毒、细菌等，最常见的就是呼吸道合胞病毒。

27. A 细菌性肺炎是由细菌感染引起的肺部炎症。其中，肺炎链球菌是最常见的病原菌。肺炎链球菌是一种革兰

阳性球菌，它可以引起社区获得性肺炎和医院获得性肺炎。它通常通过空气传播，进入呼吸道并引起感染。其他选项中的金黄色葡萄球菌、腺病毒、呼吸道合胞病毒和肺炎支原体也可以导致肺炎，但相对于肺炎链球菌来说，它们的发病率较低。

28. C 药物的不同给药方式或给药途径会产生不一样的药理作用。硫酸镁口服具有导泻的作用，可作为泻药；静脉注射硫酸镁可产生抗惊厥的作用。因此硫酸镁可用于治疗惊厥。

29. E 吗啡用于镇痛、心源性哮喘、腹泻、咳嗽的治疗。

30. B 地西泮为治疗癫痫持续状态的首选药物。

31. C 绒毛膜癌的主要转移方式是血行转移。绒毛膜癌是一种恶性的与妊娠相关肿瘤，绒毛膜癌具有高度侵袭性和血管侵犯能力，它能够通过血液循环进入全身，并转移到远处的器官和组织。绒毛膜癌的血行转移可涉及多个器官，最常见的转移部位包括肺、肝和大脑。其他可能受到绒毛膜癌血行转移的器官包括骨骼、肾上腺、脾脏等。

32. B 宫颈癌的主要转移方式是淋巴转移。淋巴转移是宫颈癌的常见转移途径，尤其是在早期和中期宫颈癌中。这是因为宫颈部位有丰富的淋巴管道和淋巴结，使得癌细胞较容易通过淋巴管道扩散到周围淋巴结。需要注意的是，宫颈癌也可以通过血液转移扩散到其他部位，如肺、肝、骨骼等。但相对于淋巴转移，血液转移在宫颈癌中相对较少见。

33. A 锁骨中线胸膜下界投影是指胸膜下界在锁骨中线上的投影位置，通常位于第 8 肋水平。

34. A 腋中线肺下界投影是指肺下

界在腋中线上的投影位置，通常位于第 8 肋水平。

35. B 腋中线胸膜下界体表投影是指胸膜下界在腋中线上的体表投影位置，通常位于第 10 肋水平。

36. ABCE 青霉素是一种广谱抗生素，对许多细菌有很好的抗菌作用。根据题目所给选项，以下细菌对青霉素敏感：①革兰阳性球菌，例如链球菌、葡萄球菌等。②革兰阳性杆菌，例如白喉杆菌、破伤风杆菌等。③革兰阴性球菌，如流感嗜血杆菌。④螺旋体，如梅毒螺旋体。青霉素对这些细菌的细胞壁合成起到抑制作用，因此它们对青霉素敏感。然而，对于革兰阴性杆菌而言，一些菌株已经发展出了青霉素酶，能够降解青霉素，从而导致对青霉素的抗药性。

37. ACD 胆固醇可以转化成胆汁酸、类固醇激素、维生素 D_3。

38. ACD Ⅲ型变态反应是一种免疫反应，通常涉及免疫复合物的形成和沉积在组织中引起炎症反应。链球菌感染后引起的肾小球肾炎是一种典型的Ⅲ型变态反应，由免疫复合物在肾小球沉积引起炎症和肾脏损害。血清病是由外源性抗原引起的Ⅲ型变态反应，免疫复合物形成并沉积在血管壁和其他组织中，导致炎症和组织损伤。类风湿关节炎是一种慢性炎症性关节疾病，免疫复合物在关节组织中沉积，引起关节炎和组织损害。属于Ⅲ型变态反应。

39. ABCDE 乳房行触诊检查时应注意检查乳房的硬度、弹性、有无压痛和包块。发现包块时注意其部位、大小、外形、硬度和活动度及有无压痛等。

40. AB 维生素 D 缺乏性佝偻病是由于维生素 D 缺乏引起的一种骨骼发育异常疾病。为了确诊维生素 D 缺乏性佝偻病，通常需要进行以下检查：①血生化检查：血液中的 25 - 羟基维生素 D 浓度是诊断维生素 D 是否缺乏的重要指标。佝偻病患者通常会显示 25 - 羟基维生素 D 水平低下。②骨骼 X 线检查可以显示佝偻病患者的骨骼异常特征，如骨质疏松、骨折、骨形变等。其他选项如临床表现、体格检查和骨密度也可以提供一定的诊断线索，但不能作为确诊维生素 D 缺乏性佝偻病的金标准。

二、填空题

1. 运动神经传导检查。运动神经传导检查是通过刺激和记录运动神经的传导速度和反应，以评估神经肌肉连接的状态。它可以帮助检测运动神经的功能异常，如神经损伤、神经炎、肌无力等。因此，确定异常神经支配的检查方法通常是运动神经传导检查。

2. 消瘦型 浮肿型 消瘦 - 浮肿型。蛋白质 - 能量营养不良是指一种因蛋白质和能量长期摄入不足所致的营养缺乏症。根据临床特征可分为消瘦型、浮肿型、消瘦 - 浮肿型。

3. IgG IgM IgA IgD IgE。免疫球蛋白有 IgG、IgM、IgA、IgD、IgE。

4. 青霉素 红霉素 复方磺胺甲噁唑。猩红热的治疗首选青霉素，这是因为青霉素对于猩红热的致病菌 A 组链球菌有很好的疗效。青霉素通常以注射剂的形式给予。对于对青霉素过敏的患者，可以考虑使用红霉素作为替代治疗药物。红霉素属于大环内酯类抗生素，对链球菌具有一定的抗菌活性。红霉素通常以口服剂或静脉注射剂的形式给予。另外，复方磺胺甲噁唑也可以作为猩红热的治疗选择之一。复方磺胺甲噁唑是一种广谱抗菌药物，可以用于治疗多种细菌感染。通常以口服剂或静脉注射剂的形式给予。

5. ≤8.3mmol/L （＋＋） 阴性。糖尿病患者在择期手术前控制血糖水平的目标是将其控制在≤8.3mmol/L 以下。此外，尿糖应低于（＋＋），尿酮体应为阴性。手术期间，糖尿病患者的血糖水平需要严密监测和控制。高血糖可能导致血液黏稠度增加、伤口愈合延迟、感染风险增加，以及术后并发症的发生率提高。因此，将血糖控制在≤8.3mmol/L以下有助于减少这些并发症的风险。尿糖的存在表明血糖控制不良，即血糖浓度超过了肾小管对糖的重吸收能力。在手术前，尿糖应尽可能降至（＋＋）以下。这有助于减少尿液中的糖分，减轻肾脏负担，并减少尿路感染的风险。酮症酸中毒是一种严重的并发症，它可能在高血糖状态下产生。手术期间，糖尿病患者的胃肠道功能可能受到干扰，导致食物摄入减少，血糖供应不足，进而引发酮症酸中毒。因此，确保尿酮体为阴性有助于避免此类并发症。

6. 心率 呼吸 肌张力 喉反射 皮肤颜色。阿普加评分是以新生儿出生后1分钟的心率、呼吸、肌张力、喉反射以及皮肤颜色5项体征为依据，每项评分0～2分，满分为10分。8～10分提示正常的新生儿；4～7分提示轻度窒息，需要积极的处理；0～3分提示重度窒息，需要紧急的抢救处理。

7. 多饮 多食 多尿。妊娠期糖尿病典型的三大症状分别是多饮、多食、多尿。但也有很多患者没有明显的症状和表现。

8. 直接浸润 淋巴转移 血行转移。宫颈癌的转移途径有淋巴转移、直接浸润和血行转移。

9. 屈曲 内收 内旋 短缩畸形。髋关节后脱位的典型畸形是屈曲、内收、内旋和短缩畸形。

10. 梗阻性（非交通性）脑积水 非梗阻性（交通性）脑积水。按脑脊液系

统功能障碍的性质可分为梗阻性（非交通性）脑积水及非梗阻性（交通性）脑积水。前者由于室间孔、第三脑室、中脑导水管、第四脑室及其中孔和侧孔以及小脑延髓池的不通畅而发生；后者多因脑脊液分泌过剩或吸收障碍所致。

11. 胆囊管 肝总管 肝脏脏面。胆囊三角是指肝总管、胆囊管和肝脏脏面围成的三角形区域，有胆囊动脉经过。

12. 乳汁淤积 细菌入侵。乳汁淤积会导致细菌生长繁殖，细菌会沿淋巴管入侵造成感染。细菌的入侵主要是患儿含乳时间过长或者乳头有皲裂、破损等引发的感染。

13. 肌钙蛋白。肌钙蛋白含量的增高是诊断心肌梗死的敏感指标。

14. Bassini Halsted McVay Shouldice。修补或加强腹股沟管后壁常用的方法有4种，分别是Bassini、Halsted、McVay和Shouldice方法。①：Bassini方法是一种传统的腹股沟疝修补术，通过将髂内、外肌腱膜缝合到髂韧带上，修复腹股沟区域的疝孔。②Halsted方法是一种类似于Bassini方法的修补术，也是通过将髂内、外肌腱膜缝合到髂韧带上来修复疝孔，但在缝合技术上有所不同。③McVay方法是一种较新的腹股沟疝修补术，与Bassini和Halsted方法不同，McVay方法将腹内斜肌腱膜缝合到耻骨结节和腹直肌腱膜上，以修复疝孔。④Shouldice方法是一种独特的腹股沟疝修补术，它采用多层缝合技术，包括髂内、髂外肌腱膜和腹直肌腱膜的缝合。

15. 通气功能检查 支气管激发试验 支气管舒张试验。支气管哮喘行肺功能检查的主要内容包括通气功能检查、支气管激发试验和支气管舒张试验。①通气功能检查：通气功能检查用于评估肺部的通气能力。常见的通气功能检查包

括肺活量（包括用力呼气容积、用力吸气容积和用力肺活量）、最大呼气流量 – 时间曲线（PEF – T）、用力呼气峰流速（PEF）和肺功能参数的测定（如 FEV_1、FVC、FEV_1/FVC 等）。这些参数可以反映肺部的通气功能和气流动力学特征。②支气管激发试验：支气管激发试验用于评估支气管的激发反应，以确定支气管的过敏性和反应性。通常使用支气管激发剂（如甲胆碱或组胺）刺激支气管，通过测量呼气峰流速（PEF）或其他肺功能参数的变化来评估患者的支气管反应。通过这种试验可以确定患者是否存在支气管高反应性，从而有助于支气管哮喘的诊断和治疗。③支气管舒张试验：支气管舒张试验用于评估支气管的舒张能力，以确定支气管的狭窄程度和患者对支气管舒张剂的反应。通常使用支气管舒张剂（如短效 β_2 受体激动剂），通过测量呼气峰流速（PEF）或其他肺功能参数的变化来评估患者的支气管舒张反应。这种试验可以确定患者对支气管舒张剂的敏感性和治疗效果，从而指导哮喘的治疗策略。

三、判断题

1. × 医院评审的审批权限规定：三级特等医院由国家卫生部审批发证；二、三级医院由省、自治区、直辖市卫生厅（局）审批发证；一级医院由地、市卫生局审批发证。

2. × 婴儿出生后就开始逐步通过感觉器官对世界进行认知，2～3个月龄的婴儿已非常需要爱抚，护士经常对他们轻拍、抚摸、搂抱及逗笑，使其产生一种在母亲怀中的安全感；6月龄以上婴儿对住院的心理反应明显，护士应对患儿关心体贴、尽力沟通、避免呵斥、责备。

3. × 正常情况下，行腹部体格检查时是无法直接触及胰腺的。胰腺位于腹腔深处，被周围的器官和组织覆盖，包括胃、十二指肠、脾脏以及大血管等。

4. × 结核菌素试验是一种用于检测结核分枝杆菌感染的方法，但阳性结果并不表示患者没有感染过结核分枝杆菌。相反，阳性结果表明患者曾经与结核分枝杆菌接触，并且免疫系统对结核菌素产生了反应。

5. × 1mol 葡萄糖经糖酵解净生成 2molATP（用2产4）如果算上其生成的两个 NADH 经呼吸链氧化（$2 \times 2.5 = 5$），一共生成 7 个 ATP。

6. √ 肺功能检查是判断气流受限的主要客观指标，对慢性阻塞性肺疾病（COPD）的诊断、严重程度评价、疾病进展、预后及治疗反应等有重要意义。其中第一秒用力呼气容积占预计值百分比（FEV_1% 预计值）是评估 COPD 严重程度的良好指标；而第一秒用力呼气容积占用力肺活量的比值（FEV_1/FVC）则是评价气流受限的一项敏感指标。

7. × 变异型心绞痛首选钙通道阻滞剂。

8. × 重度二尖瓣狭窄是指瓣口面积 $< 1.0m^2$。

9. × 婴儿、面部皮肤、口腔、肛门、外生殖器等部位可选用刺激性小、作用较持久的 0.75% 吡咯烷酮碘消毒。

10. √ 法洛四联症是右室漏斗部或圆锥发育不全所致的一种具有特征性肺动脉狭窄和室间隔缺损的心脏畸形，主要包括四种解剖畸形：肺动脉狭窄、室间隔缺损、主动脉骑跨和右心室肥厚。

四、名词解释

1. 首次病程记录：是指患者入院后由经治医师或值班医师书写的第一次病程记录，应当在患者入院8小时内完成。首次病程记录的主要内容如下：（1）病例特点：应当在对病史、体格检查和辅助检查进行全面分析、归纳和整理后写出本病例特征，包括阳性发现和具有鉴别诊断意义的阴性症状和体征等。（2）拟诊讨论（诊断依据及鉴别诊断）：根据病例特点，提出初步诊断和诊断依据；对诊断不明的写出鉴别诊断并进行分析；对下一步诊治措施进行分析。（3）诊疗计划：提出具体的检查及治疗措施。

2. 淋巴结检查： 淋巴结遍布全身，体检仅能检查表浅部位的淋巴结。正常淋巴结的直径为 0.2～0.5cm，质地柔软，表面光滑，与毗邻组织无粘连，不易触及，无压痛。体检主要检查淋巴结大小、质地、活动度、压痛，以及粘连融合情况等。浅表淋巴结主要分布在颌下、颈部、腋窝和腹股沟等部位，检查部位一般包括耳前、耳后、乳突区、枕骨下区、颌下区、颏下区、颈前后三角、锁骨上窝、腋窝、滑车上、腹股沟等处。

3. 休克： 系各种强烈致病因素作用于机体，使循环功能急剧减退，组织器官微循环灌流严重不足，导致组织缺氧、循环淤滞、脏器功能障碍和细胞的代谢功能异常，以至重要生命器官功能、代谢严重障碍的全身危重病理过程。根据临床表现，结合收缩压降至 90 mmHg 以下，脉压 <20 mmHg，即可诊断为休克。

4. 肠源性感染： 肠道是人体中最大的"储菌所"和"内毒素库"。在健康情况下，肠黏膜有严密的屏障功能。在肠黏膜屏障功能受损或衰竭时，肠内致病菌和内毒素可经肠道移位而导致全身性感染。

5. 免疫逃逸： 是免疫抑制病原体通过其结构和非结构产物，拮抗、阻断和抑制机体的免疫应答。

五、简答题

1. 结肠镜检查一般很安全，很少有并发症，少见的并发症主要有消化道出血、肠道穿孔及腹腔感染，多在检查过程中取活检或者行镜下治疗的情况下发生，一般内科保守治疗即可，极少数需要手术治疗。

2. 叩诊是否有移动性浊音是用于检查有无腹水的方法。方法是患者取仰卧位，由腹中部开始，向两侧腹部叩诊，出现浊音时，板指手不离开腹壁，嘱被检查者右侧卧，使板指手在腹部的最高点，再叩诊，呈鼓音，当叩诊向腹下侧时，叩音又为浊音，再嘱被检查者换为左侧卧，同样方法叩击，这种由于体位不同而出现的浊音区变动现象称为移动性浊音。

3. 现行版《脑死亡判定标准》：（1）判定的先决条件：①昏迷原因明确；②排除了各种原因的可逆性昏迷。（2）临床判定：①深昏迷；②脑干反射消失；③无自主呼吸（靠呼吸机维持通气，自主呼吸激发试验证实无自主呼吸）。以上 3 项必须全部具备。（3）确认试验：①短潜伏期体感诱发电位，正中神经 SLSEP 显示双侧 N9 和（或）N13 存在，P14、N18 和 N20 消失；②脑电图显示电静息；③经颅多普勒超声 TCD 显示颅内前循环和后循环血流呈振荡波，尖小收缩波或血流信号消失。上述 3 项确认试验至少具备 2 项。（4）判定时间：临床判定和确认试验结果均符合脑死亡判定标准的可首次判定为脑死亡。首次判定 12h 后再次复查，结果仍符合脑死亡判定标准的，方可最终确认为脑死亡。

4. 病历书写的基本要求：（1）病历书写应当客观、真实、准确、规范、完整、及时。（2）病历书写应规范使用医学术语，表述准确，文笔精炼，语句通顺。（3）上级医务人员有审查修改下级医务人员书写病历的责任。实习医务人员、试用期医务人员书写的病历，应经过本医疗机构注册的医务人员审阅、修改并签名，以明确责任。

5. 甲胎蛋白（AFP）广泛用于原发性肝癌的普查、诊断、判断治疗效果及预测复发。在生殖腺胚胎瘤、少数转移性肿瘤以及妊娠、活动性肝炎以及肝硬化炎症活动期，AFP 可呈假阳性，但升高不如肝癌明显。血清 AFP 浓度一般与肝癌大小呈正相关。在排除妊娠、肝炎和生殖腺胚胎瘤的基础上，血清 AFP 检查确诊肝细胞癌的标准为：（1）>500μg/L 持续 4 周以上。（2）AFP 在 200μg/L 以上的中等水平，持续 8 周以上。（3）AFP 由低浓度逐渐升高。

6. 再生障碍性贫血的诊断标准：（1）全血细胞减少，网织红细胞百分数 <0.01，淋巴细胞比例增高。（2）通常无肝、脾肿大。（3）骨髓多部位增生减低，造血细胞减少，非造血细胞比例增高，骨髓小粒空虚。有条件者做骨髓活检，可见造血组织均匀减少。（4）除外导致全血细胞减少的其他疾病，如急性白血病、阵发性睡眠性血红蛋白尿等。（5）一般抗贫血治疗无效。

7. 低钾血症的治疗原则、补钾方法及注意事项：（1）低钾血症的治疗原则包括：首先要治疗原发病；其次，对于能够口服的患者，优先考虑口服氯化钾，对于不能口服的患者，可以通过静脉滴注氯化钾来补充；此外，并不要求在 1~2 天内完全纠正低钾状态。（2）补钾的方法：根据生理需要，每天补给 3~4g 氯化钾。一般情况下，对于轻度低钾患者，每天应该补给 4~5g 钾，而对于重度低钾患者，每天补给 6~8g 钾（包括生理需要量）。（3）补钾时需要注意以下事项：严禁静脉推注补钾；一天总补钾量不得超过 8g；补钾溶液的浓度应保持小于 0.3g/100ml；补钾的速度应低于 80 滴/分；补钾应在尿量大于 40ml/h 后进行，并注意观察尿量；补钾后应定期复查血钾浓度，直到达到正常水平；对于酸中毒和肝功能损害的患者，可以考虑使用谷氨酸钾来补钾。

8. 腹膜炎的临床表现：（1）腹痛：是最主要的临床表现，通常疼痛都很剧烈，难以忍受，呈持续性。深呼吸、咳嗽、转动身体时疼痛加剧。（2）恶心、呕吐：腹膜受到刺激，可导致反射性恶心、呕吐，吐出物多是胃内容物。（3）体温、脉搏：体温与脉搏的变化与炎症的轻重有关。开始时正常，之后体温逐渐升高、脉搏逐渐加快。（4）感染中毒症状：可出现高热、脉速、呼吸浅快、大汗以及口干等临床表现。病情进一步发展，可出现重度缺水、代谢性酸中毒及休克的表现。（5）腹部体征：腹胀、腹式呼吸减弱或消失，腹部压痛、腹肌紧张以及反跳痛是腹膜炎的标志性体征，以原发病灶所在部位最为明显。腹胀加重是病情恶化的一项重要标志。胃肠或胆囊穿孔可引起强烈的腹肌紧张，甚至呈"木板样"强直。腹部叩诊呈鼓音。听诊时肠鸣音减弱，肠麻痹时肠鸣音可能完全消失。

9. 颅内肿瘤的临床表现：（1）颅内压增高的症状和体征：主要是头痛、呕吐以及视神经乳头水肿，称为颅内压增高的三主症。除上述三主症外，还可出现视力减退、黑矇、复视、头晕、淡漠、摔倒、意识障碍、大小便失禁、脉搏徐缓及血压增高等征象。症状常呈进行性加重。（2）局灶症状和体征：局灶症状是指脑瘤导致的局部神经功能紊乱。①刺激性症状，如疼痛及肌肉抽搐等。②正常神经组织受到挤压和破坏而导致的功能丧失，即麻痹性症状，如偏瘫、失语以及感觉障碍等。

10. 开放性气胸的急救处理包括：（1）用无菌敷料如凡士林纱布、棉垫或者清洁器材如塑料袋、衣物以及碗杯等制作不透气敷料和压迫物，在伤员用力呼气末封盖吸吮伤口，并加压包扎，把开放性气胸立即变为闭合性气胸，赢得挽救生命的时间，并迅速转送至医院。

（2）转运途中若伤员呼吸困难加重或者有张力性气胸表现，给予高压气体。（3）送达医院后，给予吸氧，补充血容量，纠正休克；清创、缝合胸壁伤口，并作闭式胸腔引流；给予抗生素，鼓励患者咳嗽排痰，预防感染。若疑有胸腔内脏器损伤或进行性出血，则需行开胸探查手术。

模拟试卷（七）全解

一、选择题

1. D 人是医疗质量要素中的首要因素。人员素质对医疗质量起着决定性作用。它包括医院人员的政治思想、职业道德、工作作风、业务技术水平、身体健康状况、机构与人员组织配置的合理程度，如人员编制、年龄、资历、能力、知识结构等等。

2. B 诊断心房颤动最重要的心电图证据是 P 波消失，代之以小而不规则的基线波动，形态与振幅均变化不定的 f 波，频率为 350~600 次/分。

3. A 低血容量性休克是指由于有效循环血量减少而导致的休克状态。在水、电解质紊乱中，低渗性脱水最容易导致低血容量性休克。低渗性脱水是指机体内水和钠同时缺失，但失钠多于失水，故血清钠低于正常范围，细胞外液呈低渗的病理状态，更容易引起低血容量性休克。

4. C 输卵管结扎术一般在输卵管峡部进行。

5. C 人体安静状态下，动脉血和静脉血含氧量差值最大的是心脏。这是因为心脏是一个高氧消耗器官，它需要大量的氧气来维持正常的收缩和泵血功能。心脏在每一次心跳中都需要大量的能量来完成肌肉的收缩和松弛。这个能量主要来自氧化代谢过程，即细胞内的氧气与糖分子进行反应，产生能量供应给心肌细胞。因此，心脏对氧气的需求很高。动脉血是由心脏泵出的富含氧气的血液，它在供应给各个组织器官的过程中释放一部分氧气。而静脉血则是由各个组织器官回流至心脏的血液，其中氧气含量较低。

6. E 糖酵解是一种将葡萄糖分解为能量和代谢产物的代谢途径。在糖酵解的过程中，6-磷酸果糖是一个关键的代谢中间产物。6-磷酸果糖激酶-1（简称 PFK-1）是糖酵解途径中的第一个关键酶，它催化 6-磷酸果糖转化为 1,6-磷酸果糖。PFK-1 的活性调节对整个糖酵解途径的速率起着重要的调控作用。

7. D 破伤风的主要致病物质为破伤风痉挛毒素。

8. D 代表个体特异性的组织抗原称为组织相容性抗原。多种动物均具有复杂的组织相容性抗原，统称为组织相容性系统。其中能引起快而强的组织相容的抗原系统，称为主要组织相容性系统。

9. A 体重指数（BMI）是一种常用的评估体重与身高关系的指标。计算 BMI 的公式为体重（kg）除以身高（m）的平方。在这个例子中，患者的体重为 54kg，身高为 165cm（转换为 1.65m）。计算 BMI 为 $54/(1.65^2) \approx 19.8$。按照世界卫生组织（WHO）的分类标准，BMI 在 18.5 到 24.9 之间被认为是正常范围。因此，根据 BMI 计算结果，患者的体重指数属于正常范围。

10. C 慢性支气管炎的临床分型有单纯型和喘息型两种。

11. C 室速发作时少数室上性冲动可下传心室，产生心室夺获，室性融合波其意义为部分夺获心室。心室夺获与室性融合波的存在是室速诊断的最重要的证据。

12. D 无症状性细菌尿是指尿液中有细菌存在，但没有尿路感染的症状，如尿频、尿急、尿痛等。根据目前的指南，一般情况下成年男性的无症状性细菌尿不需要进行治疗，除非患者存在特殊情况，如肾移植、尿路梗阻或其他尿路有复杂情况。

13. B 骨髓增生异常综合征（MDS）是一组骨髓造血干细胞异常增生的造血功能障碍性疾病。根据 WHO 的分类标准，MDS 分为多个亚型，如难治性贫血、环形铁粒幼细胞性难治性贫血、难治性贫血伴原始细胞增多、难治性贫血伴原始细胞增多转变型。

14. D 抗双链 DNA（dsDNA）抗体是诊断 SLE 的标记性抗体之一，多出现于 SLE 的活动期，抗体的含量与疾病的活动性密切相关。

15. D A 项，碘化钠可以抑制甲状腺激素的合成和释放，减少甲状腺功能亢进的症状。B 项，镇静药可以缓解患者的兴奋和焦虑症状，减轻病情。C 项，氢化可的松是一种合成类固醇激素，可以抑制炎症反应和免疫反应，减轻甲状腺危象的症状。E 项，吸氧和降温可以改善甲状腺危象患者的氧气供应和体温调节，缓解症状。毛花苷丙是一种非选择性β受体拮抗剂，不适合用于甲状腺危象的治疗。

16. C 目前认为体内激素水平不协调、雌激素水平过高、过度刺激可诱发乳腺纤维腺病。此病多发于 20～25 岁，单发多见，无自觉症状，肿块可逐渐增大。触诊肿物为圆形或椭圆形，质地韧、光滑、边界清楚、活动度大。根据临床表现，该女性患者可能患有乳腺纤维腺病。

17. B 绞窄性肠梗阻的腹痛特点是持续性剧痛；阵发性绞痛是机械性肠梗阻的腹痛特点。

18. E 根据题干描述，患者有右上腹疼痛、巩膜黄染、体温升高以及胆管内有结石的 B 超表现。这些症状和体征提示可能存在胆道阻塞、胆管炎或胆囊炎等疾病。如果不及时治疗，胆道阻塞可能导致胆汁反流、胆汁淤积和感染，进而引发严重的并发症。其中，最容易出现的是休克，即由于胆道系统感染、胆汁淤积和炎症反应导致的全身性炎症反应综合征。休克可导致循环功能衰竭，血压下降，组织灌注不足，严重情况下可危及生命。

19. C 手术治疗是单纯性下肢静脉曲张主要的治疗方法，适用于能耐受手术的深静脉通畅的患者。除有急性炎症或皮肤感染外，一般均应手术，高位结扎和抽剥大隐或小隐静脉，对功能不全的交通静脉应予以结扎。术后应用弹力绷带或弹力袜 3 个月。

20. C 急性脓胸行胸腔穿刺时抽液不可过多过快，第一次不宜超过 600ml，以后每次不宜超过 1000ml。

21. A 胫骨干下 1/3 骨折使营养动脉损伤，供应下 1/3 段胫骨的血液循环显著减少，故愈合较慢，容易发生延迟愈合或不愈合。

22. C 胫骨干中 1/3 骨折患者若肢体肿胀严重可出现骨筋膜室综合征，严重者引起肢体缺血坏死。

23. E 股骨干下段骨折可能涉及近端或远端的关节区域。如果骨折紧邻或涉及关节，可能导致关节的损伤、炎症和僵硬。关节的僵硬可能会影响关节运动范围，限制患者的活动能力。

24. D 腓骨头和颈骨折可能导致周围神经的损伤，如腓神经或胫后神经。这种损伤可能导致神经的挤压、拉伸或断裂。神经损伤可能引起感觉异常、肌力减退或麻痹等症状。

25. B 胫骨干上 1/3 骨折可致胫后

动脉损伤，引起下肢严重血液循环障碍，甚至缺血坏死。

26. B 水冲脉表现为脉搏骤起骤落，犹如潮水涨落。是由周围血管扩张或存在分流导致。前者常见于甲状腺功能亢进症、严重的贫血，后者见于主动脉瓣关闭不全、先天性心脏病动脉导管未闭、动静脉瘘。

27. D 原发性高血压心功能不全是指由原发性高血压引起的心脏功能减退。在这种情况下，脉搏会表现出交替脉的特征。交替脉是指脉搏强弱有规律地交替出现，即有一次脉搏较强，下一次脉搏较弱。这是由心脏收缩力不足，导致每次心脏搏动时血流量的不稳定导致的。

28. E 人类维生素 PP 缺乏症称为癞皮症，主要表现是皮炎、腹泻及痴呆。

29. A 缺乏维生素 A 可致暗适应能力下降，严重时可致夜盲症。

30. B 维生素 B_1 缺乏症，又称脚气病，临床上以消化系统、神经系统和心血管系统的症状为主。

31. A 发生结核性脑膜炎时，脑脊液检查：白细胞数多为（50～500）× 10^6/L，分类以淋巴细胞为主，糖含量减少，急性进展期，脑膜新病灶或结核瘤破溃时，白细胞数可 >1000×10^6/L。

32. C 病毒性脑膜炎是由病毒感染引起的脑膜炎症，通常表现为脑脊液中的白细胞增多，以淋巴细胞为主。此外，病毒性脑膜炎的特点之一是脑脊液中糖的浓度增高。

33. C 眦部睑缘炎多数因莫－阿双杆菌感染引起，也可能与维生素 B_2 缺乏有关。病变多为双侧，主要发生于外眦部。患者自觉眼痒、异物感、烧灼感。外眦部睑缘和外眦部皮肤充血、肿胀，并有浸渍糜烂。

34. A 鳞屑性睑缘炎是由于睑缘的皮脂溢出所造成的慢性炎症。

35. B 溃疡性睑缘炎大多由金黄色葡萄球菌感染引起，也可由鳞屑性睑缘炎遭受感染后转变为溃疡性。屈光不正、视疲劳、营养不良和不良卫生习惯也可能是其诱因。

36. ABCDE 骨折早期并发症：①休克；②脂肪栓塞综合征；③重要内脏器官损伤；④血管神经损伤；⑤骨筋膜室综合征。

37. ABCDE 早期妊娠的辅助诊断方法：（1）B 型超声显像法：是检查早期妊娠快速准确的方法。（2）妊娠试验：孕妇尿液含有 hCG，用免疫学方法（临床多用试纸法）检测，若为阳性，表明受检者尿中含 hCG，可协助诊断早期妊娠。（3）黄体酮试验：对月经过期可疑早孕妇女，每日肌内注射黄体酮注射液 20mg，连用 3 日，如果停药后超过 7 日仍未出现阴道流血，则早期妊娠的可能性很大。（4）宫颈黏液检查是通过观察宫颈黏液的变化来判断排卵和受孕的可能性。在排卵期，宫颈黏液会变得透明、伸展性增加。（5）基础体温测定：①双相型体温的妇女，高温相持续日数不见下降，早期妊娠的可能性大；②高温相持续 3 周以上，早孕的可能性更大。

38. ABCD 子宫破裂的主要病因：子宫手术史（瘢痕子宫）；胎先露部下降受阻；子宫收缩药物使用不当；产科手术损伤；子宫发育异常或多次宫腔操作。

39. BD 出生后三个月应接种的疫苗是脊髓灰质炎和百白破疫苗。

40. ABDE 日本血吸虫成虫寄生于人体及多种哺乳动物的肝门静脉和肠系膜静脉系统中。雌雄虫合抱，交配后，雌虫产卵于肠黏膜下层小静脉末梢内，虫卵主要分布于肝脏及结肠壁组织，少部分随宿主粪便排出体外。虫卵在水中孵出毛蚴，如遇钉螺则侵入其体中，毛蚴在钉螺体内经过母胞蚴、子胞蚴无性繁殖阶段发育和增殖，产生大量的尾蚴。尾蚴自螺体内逸出后，借尾部摆动，遇到人或易感染的动物而从皮肤钻入，脱去尾部，变为童虫。童虫随血流或淋巴液到达右心、肺，再到达左心，进入肝内门脉系统继续生长、发育，直至性器官初步分化时，雌雄童虫开始合抱，然后移行到肠系膜静脉定居，逐步发育成成虫并交配产卵。

二、填空题

1. 低位肛瘘　高位肛瘘。肛瘘的分类方法有很多，根据肛瘘位置的高低，我们可以把肛瘘分为高位肛瘘和低位肛瘘。

2. 低血容量性休克　心源性休克　感染性休克　过敏性休克　神经源性休克。按病因可将休克分为低血容量性休克、感染性休克、心源性休克、神经源性休克、过敏性休克五类。

3. 全身麻醉　椎管内麻醉　局部麻醉。麻醉方法分为：①局部麻醉（表面麻醉，局部浸润麻醉，区域阻滞麻醉，神经阻滞麻醉）；②椎管内麻醉（蛛网膜下腔阻滞麻醉，硬膜外阻滞麻醉，腰硬联合阻滞麻醉）；③全身麻醉（又分吸入全身麻醉，静脉全身麻醉，静吸复合麻醉）。

4. 甲型肝炎　乙型肝炎　丙型肝炎　丁型肝炎　戊型肝炎。按病原学分类，肝炎目前有甲型肝炎、乙型肝炎、丙型肝炎、丁型肝炎、戊型肝炎五种。

5. 前驱期　出疹期　恢复期。猩红热患者的临床进展一般分为：前驱期、出疹期、恢复期。

6. 皮肤颜色　心率　呼吸　肌张力　反射。新生儿 Apgar 评分是一项反应新生儿出生时有没有窒息以及窒息严重程度的评分。一般分为五个项目：呼吸、心率、反射、肌张力以及皮肤颜色。

7. 腹腔粘连　心肺功能不全　膈疝。经腹腔镜输卵管绝育术的禁忌证主要为腹腔粘连、心肺功能不全、膈疝等。

8. 下腹压痛伴或不伴反跳痛　宫颈或宫体举痛或摇摆痛　附件区压痛。急性盆腔炎的诊断需同时具备下列 3 项：下腹压痛伴或不伴反跳痛、宫颈或宫体举痛或摇摆痛、附件区压痛。

9. 完全性葡萄胎　部分性葡萄胎。葡萄胎可以分为完全性葡萄胎和部分性葡萄胎，主要的病理变化就是胎盘绒毛滋养细胞异常增生。

10. 肺动脉狭窄　室间隔缺损　主动脉骑跨　右心室肥厚。法洛四联症的发病率约占所有先天性心脏病的 10%，占发绀型先心病的 50%。包括室间隔缺损、主动脉骑跨、肺动脉狭窄和右心室肥厚。

11. 颅脑损伤　脑肿瘤　脑出血　脑积水　颅内炎症。颅内压增高是神经外科常见的一种临床病理综合征。它是神经外科常见疾病，比如颅脑损伤、脑肿瘤、脑出血、脑积水和颅内炎症等各种疾病所共同拥有的征象。

12. 腹痛　血便　腹部肿块。肠套叠的三大典型症状就是腹痛、血便以及腹部的肿块。

13. 糖尿病酮症酸中毒　高血糖高渗状态。糖尿病的急性严重代谢紊乱主要有糖尿病酮症酸中毒（DKA）和高血糖高渗状态（HHS）。①糖尿病酮症酸中毒（DKA）：DKA 是一种严重的代谢紊乱，发生在 1 型糖尿病和某些 2 型糖尿病患者中。它通常由胰岛素不足引起的高血糖和酮体过多导致。患者常出现酮症、酸中毒、高血糖、脱水等症状。②高血糖高渗状态（HHS）：HHS 是一种严重的高血糖状态，主要发生在 2 型糖尿病患者中。它与 DKA 有所不同，HHS 的胰岛素分泌仍然存在,但不足以阻止高血糖的发生。患者常出现严重的高血糖、高渗透压、脱水、神经系统症状等。

14. 大量蛋白尿 低蛋白血症 明显水肿 高脂血症。肾病综合征(NS)可由多种病因引起,表现为大量蛋白尿、低蛋白血症、明显水肿、高脂血症的一组临床症候群。

15. 瓣膜。感染性心内膜炎(IE)指的是由细菌、真菌和其他微生物(如病毒、立克次体、衣原体、螺旋体等)直接感染而产生心瓣膜或者心室壁内膜的炎症,有别于因风湿热、类风湿、系统性红斑狼疮等所引起的非感染性心内膜炎。瓣膜为最常受累部位,但感染可发生在室间隔缺损部位、腱索以及心壁内膜。

三、判断题

1. × 手术同意书符合合同的特征,是医患双方就手术和手术风险承担而签订的合同,是一种不典型的格式合同,其合同特征表现:①手术同意书不仅有患者的同意,还包含着医师的告知,为双方法律行为。②是否手术决定于患者是否自愿,双方的法律地位平等。③在医患之间设定了权利义务。

2. √ 支持性心理疗法一般是指采用劝导、启发、鼓励、同情、支持、评理、说服、消除疑虑和提供保证等交谈方法,帮助患者认识问题、改善心境以及提高信心,从而促进疾病康复。支持性心理疗法是目前我国使用很广的一种心理治疗概念。

3. √ 严重创伤后7~10天,蛋白质的分解多于合成,尿中排出的含氮物质增多,呈负氮平衡状态。在此期间患者每天可消耗肌蛋白1000g以上,体重迅速减轻,此时由于供给足量的能量及蛋白

质或氨基酸,使负氮平衡逐渐转为正氮平衡。负氮平衡现象是严重创伤后必然发生的代谢变化,不能在短时间内通过大量补充蛋白质的方法解决。

4. × 低渗性脱水的血清钠正常值是135~145 mmol/L。

5. √ 颅内压增高是神经外科常见的临床病理综合征,是颅脑损伤、脑肿瘤、脑出血、脑积水和颅内炎症等所共有的征象,上述疾病可使颅腔内容物体积增加,造成颅内压持续在200mmH$_2$O(2.0kPa)以上。

6. √ 中段尿是尿液中最清洁的部分,正常人初始尿与终末尿都可能含有细菌,导致出现假阳性的培养结果。

7. √ Colles骨折是由于患者扑倒时手掌着地,造成桡骨远端以内的骨折。并且远端骨折端向桡侧和背侧移位,外观构成"银叉样"畸形、"枪刺样"畸形。

8. √ 烧伤休克延迟复苏指的是烧伤休克已发生并持续了一段时间之后才开始的液体复苏治疗。因通信、交通或医疗条件等的限制,一些大面积深度烧伤患者伤后不能得到及时、有效的复苏治疗,入院时已发生明显休克,此时才开始给予液体复苏治疗。烧伤休克延迟复苏的快慢一般与烧伤的严重程度有关系,烧伤越严重,休克发生的越快,延迟性复苏距烧伤后的时间就越短。

9. × 阻塞性睡眠呼吸暂停综合征为呼吸睡眠障碍性疾病,其呼吸暂停的特点多是由上气道阻塞引起,呼吸暂停时鼻和口腔无气流,但胸、腹式呼吸仍然存在。

10. √ 肥胖型2型糖尿病患者首选二甲双胍,可降低血糖,同时还能够有助于减肥。噻唑烷二酮类的药物可单独

或是与其他降血糖药合用治疗 2 型糖尿病，特别是胰岛素抵抗比较明显的肥胖患者。

四、名词解释

1. 免疫重建：通过免疫器官或组织移植术使患者恢复免疫功能的方法。

2. 糖皮质激素的撤药症候群：是指由于长期使用糖皮质激素后，如果突然停药或减量过快所出现的一组症状，包括：①肌肉僵硬和疼痛。②关节痛。③全身软弱无力。④食欲减退、恶心、呕吐。⑤直立性低血压或虚脱。⑥体重减轻。

3. 巧克力囊肿：子宫内膜异位症病变可发生在不同部位，其中以卵巢内异位症最多见。约80%的患者病变累及一侧卵巢，50%的患者同时波及双侧卵巢。病变早期在卵巢表面上皮及皮层中可见紫褐色斑点或小泡。随着病变发展，卵巢内的异位内膜可因反复出血而形成单个或多个囊肿，但以单个为多见，称为卵巢子宫内膜异位囊肿。囊肿内含暗褐色黏糊状陈旧血，状似巧克力液体，故又称卵巢巧克力囊肿。

4. 新冠肺炎抗体检测：新型冠状病毒感染人体后可刺激人体的浆细胞产生特异性抗体，也就是 IgM 抗体和 IgG 抗体两类。通常情况下，IgM 抗体产生早，一经感染，快速产生，维持时间短，消失慢，血中检测呈阳性，可作为早期感染的指标。IgG 抗体产生晚，维持时间长，消失慢，血液中检测呈阳性，可为感染和既往感染的指标。

5. 呼吸困难：可分为急性和慢性呼吸困难，还可分为吸气性呼吸困难、呼气性呼吸困难和混合性呼吸困难，不同的呼吸困难可见于不同的疾病（具体见下表）。

呼吸困难的分类

分类	吸气性呼吸困难	呼气性呼吸困难	混合性呼吸困难
特点	吸气困难 吸气时间延长 三凹征（胸骨上窝、锁骨上窝、肋间隙）	呼气费力 呼气时间延长	吸气、呼气均费力 呼吸频率浅快
伴有	吸气干啰音	哮鸣音	呼吸音异常
常见疾病	气管阻塞 气管异物 喉头水肿	阻塞性肺疾病 支气管哮喘	大面积肺不张 广泛肺纤维化 大量胸腔积液

五、简答题

1. 肾区的部位及其临床意义：在腰背部，竖脊肌外侧缘与第12肋之间的区域，称为肾区。其深面有肾脏，叩击此区有无疼痛或疼痛加剧，可协助对肾脏疾患的诊断。

2. 术后胆道镜检查的适用范围：术后胆道镜检查可通过 T 管窦道或者皮下空肠盲襻插入纤维胆道镜行胆管检查、取石、取虫、冲洗、灌注抗生素及溶石药物。有胆管或胆肠吻合口狭窄者可置入气囊行扩张治疗。胆道出血时，可在胆道镜下定位后，采用电凝和（或）局部用药止血。还可通过胆道镜采用特制器械行 Oddi 括约肌切开术。

3. 青霉素过敏试验的注意事项：（1）停药超过 1d 以上或者药物批号有更换时必须重做过敏试验。（2）要求试剂新鲜，不得超过4~6h。(3)试验前备好急救药盒，内有注射器和 0.1% 肾上腺素。

（4）避免迟发反应，继续观察 10 ~ 15min，并在注射药物前再观察一次。（5）皮试结果阳性者需作生理盐水对照，确认为阳性者做好记录，并告知患者。

4. 大肠埃希菌在医学上的意义：（1）大肠埃希菌在肠道中是正常菌群，可抑制其他病原微生物的生长，维持肠道正常菌群的平衡，还能合成 B 族维生素和维生素 K。（2）引起感染：当宿主免疫力下降或者细菌侵入肠外组织或器官时，可导致感染。大肠埃希菌的某些血清型菌株致病性强，能直接导致肠道感染，称为致病性大肠埃希菌。（3）大肠埃希菌在卫生细菌学上常被作为饮水及食品等被粪便污染的检测指标。我国的卫生标准规定，大肠埃希菌菌群数在每 1000mL 饮水中不得超过 3 个；每 100mL 瓶装汽水及果汁等饮料中，大肠埃希菌菌群数不得超过 5 个。（4）在分子生物学和基因工程的实验研究中，大肠埃希菌为重要的实验材料和载体。

5. 特异性感染在致病菌、病程演变及治疗处置等方面不同于一般感染。结核病、破伤风、气性坏疽、炭疽、念珠菌病等属特异性感染，导致感染的致病菌如结核分枝杆菌、破伤风梭菌、产气荚膜梭菌、炭疽芽孢杆菌以及假丝酵母菌等的致病作用不同于一般性感染的病菌，可以引起较为独特的病变和临床表现。

6. 休克（shock）是机体遭受强烈的致病因素侵袭后，因有效循环血量锐减，组织血流灌注广泛、持续、显著减少，造成全身微循环功能不良，生命重要器官严重障碍的综合症候群。此时机体功能失去代偿，组织缺血缺氧，神经 - 体液因子失调。其主要特点：重要脏器组织中的微循环灌流不足，代谢紊乱及全身各系统的功能障碍。简言之，休克就是机体对有效循环血量减少的反应，是组织灌流不足引起的代谢和细胞受损的病理过程。多种神经 - 体液因子参与休克的发生和发展。所谓有效循环血量指的是单位时间内通过心血管系统进行循环的血量。有效循环血量依赖于充足的血容量、有效的每搏输出量以及完善的周围血管张力3 个因素。当其中任何一个因素的改变超出了人体的代偿限度时，就可造成有效循环血量的急剧下降，导致全身组织、器官氧合血液灌流不足以及细胞缺氧而发生休克。在休克的发生和发展中，以上3 个因素常都累及，且相互影响。

7. 闭合性创伤与开放性创伤的主要区别如下：（1）闭合性创伤的受伤部位的皮肤或者体表黏膜仍保持完整；开放性创伤则相反，常指的是体腔或骨与伤口相通，如开放性气胸、开放性骨折等。（2）发生开放性创伤时，因受伤部位的皮肤或者黏膜丧失其屏障功能，所以易感染。闭合性创伤则相反。（3）对于开放性创伤应争取早期施行清创和一期缝合伤口的措施。

8. 结肠手术前的准备如下：（1）全肠道灌洗法：术前 12 ~ 14 小时开始口服等渗平衡电解质溶液 6000mL，以达到清肠目的。但此法对年迈体弱者不适用。（2）术前 2 ~ 3 天开始进食流质并开始服用抗生素，如新霉素以及甲硝唑等。（3）术前 2 天服用甘露醇、蓖麻油或硫酸镁等泻剂。（4）术前晚清洁灌肠。

9. 重症胰腺炎的早期并发症如下：（1）休克：在发病早期或后期均可发生。（2）化脓性感染：如胰周脓肿、腹膜炎以及败血症等。（3）多器官功能衰竭：多在休克及感染的基础上发生，如肾衰竭、急性呼吸窘迫综合征以及中毒性脑病等。

10. 小儿药物代谢的特点：（1）不同年龄阶段的人体对药物的分布存在差异，例如巴比妥类、吗啡和四环素在幼儿体内的脑浓度明显高于年长儿。（2）不同年龄阶段的人体对药物的反应也不相同，如吗啡对新生儿的呼吸中枢抑制作用明显高于年长儿；麻黄碱对未成年儿童的升压作用较弱。（3）肝脏在解毒方面的功能存在差异，尤其是新生儿和早产儿，因为他们的肝酶系统尚未成熟。（4）肾脏的排泄功能存在差异，特别是新生儿和未成年儿童的肾功能尚未成熟，因此肾脏排泄功能较差。（5）对于有家族遗传病史的患儿而言，需要谨慎使用某些药物。

模拟试卷（八）全解

一、选择题

1. C 第一期（初始期）：从患者与护士开始接触时就开始了。此期护士的主要任务是与患者建立信任关系，并确定患者的需要。

2. A 诊断急性心肌梗死最重要的心电图表现是病理性 Q 波或 QS 波。病理性 Q 波是指在相应导联中 QRS 波群的起始部分出现宽而深的 Q 波，持续时间大于 0.04 秒（一个小格）。病理性 Q 波的出现表示心肌坏死，常见于急性心肌梗死。

3. A 在临床上，行无菌手术时，应控制感染率 <2%。

4. B 弥散性血管内凝血是指在某些致病因子的作用下，大量促凝物质入血，凝血因子和血小板被激活，使凝血酶增多，微循环中形成广泛的微血栓，继而因凝血因子和血小板大量消耗，引起继发性纤维蛋白溶解功能增强，机体出现以凝血功能障碍为特征的病理生理过程。

5. D 外源性凝血系统的作用起始于组织受伤释放组织因子Ⅲ。

6. C 脂肪酸的 β - 氧化过程是在线粒体中进行的。

7. D 阿托品是一种抗胆碱药物，可通过抑制副交感神经系统的作用，减少呼吸道腺体的分泌，从而减少术中分泌物的积聚，降低术中引起气道阻塞和感染的风险。在腰椎间盘突出手术中，全身麻醉会导致呼吸道腺体分泌物的增加，此时给予阿托品可以减少分泌物的积聚，维持通畅的呼吸道。

8. A 流感病毒的包膜由源于细胞膜的脂质双层和病毒生物合成的两种糖蛋白即血凝素（HA）和神经氨酸酶（NA）构成，其中最容易发生变异的是 HA 和 NA 抗原性变异，产生新亚型。

9. D 免疫耐受是指对抗原特异性应答的 T 细胞与 B 细胞，在抗原刺激下，不能被激活，不能产生特异性免疫效应细胞及特异性抗体，从而不能执行正常免疫应答的现象。在胚胎时期或新生儿期，引入外源抗原，很容易诱导个体发生对该抗原的耐受。

10. D 肺炎克雷伯菌引起的肺炎并不会导致患者咳砖红色泡沫样痰。肺炎克雷伯菌肺炎的痰液通常呈现砖红色胶陈状痰。

11. E 肝硬化腹水形成是门静脉高压及肝功能减退共同作用的结果，是肝硬化肝功能失代偿期最突出的临床表现。形成原因：①血浆胶体渗透压下降：肝脏合成白蛋白的能力下降而导致低蛋白血症，血浆胶体渗透压下降，血管内液体进入组织间隙，在腹腔中可形成腹水；②门静脉压力升高：门静脉高压时，肝窦压升高，大量液体进入窦周间隙，导致肝脏淋巴液生成增加，淋巴液由肝包膜直接漏入腹腔而形成腹水；③有效血容量不足：肝硬化时机体呈高心输出量、低外周阻力的高动力循环状态，有效循环血容量下降，激活交感神经系统、肾素 - 血管紧张素 - 醛固酮系统，造成肾小球滤过率下降，水钠重吸收增加，水钠潴留；④其他因素：心房钠尿肽相对不足及机体对其敏感性下降、抗利尿激素分泌增加可能同水钠潴留有关。

12. A 主动脉 - 冠状动脉旁路移植手术是一种常见的心脏手术，用于治疗冠状动脉疾病。在这种手术中，需要选择一个适合作为搭桥血管的血管。大隐静脉是最常用的搭桥血管，因为它位于腿部，手术时比较容易获取，并且其直径较大，适合作为冠状动脉旁路血管。大隐静脉的使用已经被广泛证实，是主动脉-冠状动脉旁路移植手术中的首选血管。

13. A 霍奇金淋巴瘤的典型病理特征是 R-S 细胞。R-S 细胞是大型的免疫细胞，具有特殊的双核或多核形态，核内含有大而显著的核仁，周围呈现"鸡眼样"或"镜子样"的外观。对于诊断霍奇金淋巴瘤具有重要意义。

14. C 对于有压迫症状或药物不能控制的严重甲亢患者，可在妊娠中期（即妊娠4~6个月）选择手术治疗，妊娠早期或晚期手术易致流产或早产。

15. E 乳头内陷需要区分其属于生理性还是病理性内陷：①生理性内陷：属于先天发育问题，不是疾病。因乳头下方短纤维索条牵拉，可导致乳头完全或者不完全内陷，一般无需处理，但对女性后期的哺乳可能会有影响；②病理性内陷：常见于乳头后方有肿块或炎症的情况，可造成乳头牵拉内缩，需及时到乳腺门诊就诊，进行必要的查体、彩超、钼靶的辅助检查，从而明确病理性乳头内陷的原因，及早治疗。

16. D 在临床上，幽门梗阻的患者常在手术前使用温盐水洗胃，其目的是减轻胃壁黏膜的炎症和水肿的状态。

17. D 慢性肺心病是一种由于肺血管阻力增加而导致右心室负荷过重的疾病。肺动脉高压是慢性肺心病的主要特征之一，其形成的最主要原因是肺小动脉痉挛。缺氧是引起肺小动脉痉挛的主要因素之一。当肺组织缺氧或通气不足时，肺血管会发生痉挛，导致肺血管阻力增加。长期缺氧会引起肺动脉收缩肌

的增生和肺小动脉壁的重构，进一步增加肺血管阻力，导致肺动脉高压的形成。其他选项如肺气肿压迫及肺壁破坏使肺毛细血管床减少、肺小动脉炎、血液黏度增加和血容量增加在慢性肺心病肺动脉高压形成中也可能起到一定的作用，但相较于缺氧引起的肺小动脉痉挛来说，并不是最主要的原因。

18. B 胎膜早破对产妇及胎儿的影响包括缩短产程、宫内感染、脐带脱垂和增加产褥率。选项B错误，应为缩短产程。

19. A 产妇发生羊水栓塞时，首先应纠正呼吸及循环衰竭。羊水栓塞是一种严重的急性并发症，其特点是突然发生的呼吸困难、胸痛、心悸、低血压、休克等症状。因此，首要任务是通过给予氧气、纠正低血压和休克等措施来维持患者的呼吸和循环功能。选项B、C、D和E是在羊水栓塞发生后可能需要进行的治疗措施，但不是首要的处理方式。

20. A 新生儿病理性黄疸的典型特征是黄疸退而复现，即黄疸在初期出现后消退，然后又再次出现。在其他选项中，出生后2~5天出现黄疸是生理性黄疸的特征。足月儿在14天内消退和早产儿3~4周消退指的是生理性黄疸的时间范围。血清胆红素水平低于12mg/dl是指生理性黄疸的血清胆红素水平范围，而非病理性黄疸。

21. D 子宫骶韧带：起于子宫颈后上侧方，维持子宫处于前倾位置。

22. A 子宫圆韧带：起于子宫角，使宫底保持前倾位置。

23. B 子宫阔韧带：起于子宫两侧，限制子宫向两侧倾斜。

24. C 子宫主韧带：起于子宫颈两侧，固定宫颈位置、防止子宫下垂。

25. C 大肠埃希菌是一种革兰阴性杆菌，常见于人体的肠道中。某些毒力

型大肠埃希菌株可以产生内毒素，内毒素进入血液循环，刺激机体的免疫系统产生过度炎症反应，导致血压下降、微循环障碍和器官功能损害。尽管大肠埃希菌在正常情况下可存在于人体肠道中，但在某些情况下，如肠道穿孔、创伤、尿路感染或手术中的细菌移位等，大肠埃希菌可以进入其他部位，导致感染性休克的发生。

26. B 致病性最强，可产生多种毒性物质，并导致严重败血症的是 β 溶血性链球菌。β 溶血性链球菌是一种常见的致病菌，可引起多种感染，如肺炎、败血症、脑膜炎等。其产生的毒性物质包括溶血素、蛋白酶、肝素酶等，能够破坏宿主细胞，导致严重的组织损伤和败血症。在其他选项中，葡萄球菌也是一种常见的致病菌，但其毒性相对较弱。大肠埃希菌是一种常见的肠道细菌，通常不会引起严重的败血症。厌氧性链球菌和淋球菌在感染过程中的致病性相对较低。

27. E 脑组织坏死属于液化性坏死（E）。液化性坏死是指坏死组织很快因酶性分解而变成液态的坏死。在脑组织坏死的情况下，受损的脑组织会逐渐溶解和液化，形成液化坏死区域。相反，出血性梗死（A）是指在血管突然闭塞的情况下，组织缺血引起的坏死；贫血性梗死（B）是指由于缺血引起的贫血导致的组织坏死；心肌梗死（C）是指心肌组织的缺血和坏死；凝固性坏死（D）是指组织坏死时发生的凝固和蛋白质变性。

28. D 肾梗死时，肾组织坏死的类型通常是凝固性坏死。凝固性坏死是一种常见的组织坏死类型，其特点是细胞结构的丧失和组织结构的破坏，同时保留了组织基质的形态。在肾梗死中，由于冠状动脉或其分支的血液供应中断，

肾脏组织遭受缺血和缺氧，导致细胞坏死和组织结构的破坏。

29. A 肠扭转可引起出血性梗死。肠扭转是一种严重的急性腹部疾病，常发生在老年人和婴儿中。扭转时，肠道的供血动脉和静脉被扭曲闭塞，血液不再流通，造成肠组织缺血，这会导致肠道壁发生坏死，破裂出血，引起出血性梗死。

30. C 冠状动脉分支完全阻塞通常会导致心肌梗死。心肌梗死是由于冠状动脉的血液供应中断，导致心肌组织发生缺血和缺氧，最终导致心肌细胞坏死。

31. D 对于颅内血肿并发小脑幕切迹疝，最为有效的治疗方法是去骨瓣减压术。小脑幕切迹疝是指由于颅内压增高导致小脑组织向颅内空间移位，压迫脑干。去骨瓣减压术可以通过切除颅骨的一部分来减轻颅内压力，为受压的脑组织提供空间。

32. A 甘露醇脱水是一种有效的治疗方法，可以减轻因脑水肿引起的颅内压增高。甘露醇是一种渗透性利尿剂，能够通过渗透作用从脑组织中吸引水分，减少脑细胞的水肿，从而缓解脑水肿引起的颅内压增高。

33. C 对于脑积水引起的急性颅内压增加，最为有效的治疗方法是脑室外引流。脑室外引流是通过在颅内插入引流管，将脑脊液引流出来，以减轻颅内压增加。脑积水是指脑脊液在脑室系统中的异常积聚，如果不及时处理，会导致颅内压增高和脑损伤。脑室外引流能够有效地降低脑脊液的积聚，减轻颅内压力。

34. B 食管起始于第 6 颈椎，在第 10 胸椎高度穿过膈肌的食管裂孔，进入腹腔，约于第 11 胸椎的左侧接胃的贲门。

35. C 胸廓上口呈肾形，为后高前

低的斜面，由第1胸椎、第1肋骨和胸骨柄上缘围成，胸骨柄上缘与第2~3胸椎间线平齐。胸廓上口有气管、食管及头颈、上肢的大血管等通过。

36. ABCDE 心脏骤停时，大脑缺血缺氧，造成意识丧失，同时由于脑部神经细胞的兴奋性增高，可能出现抽搐（A对）；心脏骤停时，由于心脏无法泵血，供应给肺部的血液减少，导致呼吸短促，并且呈叹息样，随后呼吸停止（B对）；心脏骤停时，由于血液循环停止，导致全身组织缺血缺氧，皮肤呈苍白或发绀。同时，由于尿液和大便的排泄需要心脏的正常血液循环支持，二便失禁也是心脏骤停的表现之一（C对）；心脏骤停时，心脏停止跳动，血液循环停止，导致在颈动脉和股动脉等处的搏动消失（D对）；心脏骤停时，心脏电活动也会停止，心电图上出现无脉电活动，即心电静止（E对）。

37. ACD 维生素D缺乏性手足搐搦症的典型表现：（1）惊厥：①是婴儿时期最常见的显性症状，一般为无热惊厥，突然发作；②肢体抽动，双眼上翻，面肌痉挛，意识暂时丧失，大小便失禁等；③每日发作次数不定，每次持续数秒至数分钟或更长；④轻者仅有惊跳或短暂的眼球上窜，意识清楚，婴儿期多见；⑤新生儿可只有屏气，面肌抽动或双眼凝视等。（2）手足搐搦：①为此病的特殊症状，以幼儿及儿童多见；②双手腕屈曲，手指伸直，拇指内收贴近掌心，足踝关节伸直，足趾强直下曲，足底呈弓状。（3）喉痉挛：①主要见于婴儿；②声门及喉突发痉挛引起呼吸困难，严重者可发生窒息而死亡；③6个月以内的小儿有时可表现为无热阵发性发绀，应高度警惕。

38. CDE 沙丁胺醇是β₂肾上腺素

受体激动剂，可以扩张支气管平滑肌，缓解支气管痉挛，改善通气功能。舒利迭也是一种β₂肾上腺素受体激动剂，具有类似的作用，可以用于治疗支气管扩张症。喘康速（特布他林）是一种长效支气管扩张剂，也属于β₂肾上腺素受体激动剂，可以维持支气管的扩张状态，减少支气管痉挛。地塞米松为长效糖皮质激素类药物，具有抗炎、抗过敏及一定的免疫抑制作用。在临床上，主要用于过敏性、炎症性以及自身免疫性疾病的治疗，如可用于缓解急性过敏反应、严重的支气管哮喘及其他自身免疫性疾病。息斯敏（阿司咪唑）是一种抗组胺药物，主要用于缓解过敏引起的呼吸道症状，对支气管扩张症的治疗作用有限。

39. ACDE 在流脑休克型的治疗中，可以采取的措施包括：①纠正酸中毒：流脑休克型患者常伴有酸中毒，因此需要纠正酸中毒以维持酸碱平衡。②大剂量青霉素、氯霉素控制感染：流脑是由脑膜炎双球菌引起的感染，所以需要使用适当的抗生素（如青霉素）来控制感染。③及时治疗DIC：流脑休克型患者常伴有弥散性血管内凝血（DIC），所以需要及时治疗DIC以防止进一步恶化。④积极扩容治疗：流脑休克型患者常伴有低血压和低灌注状态，所以需要积极给予液体扩容来提高灌注压和维持组织灌注。B选项是错误的，因为使用脱水剂会进一步加重脑水肿，不适用于流脑休克型的治疗。

40. BCDE 奥美拉唑是一种质子泵抑制剂，可以抑制胃酸的分泌，从而减少胃酸对幽门螺杆菌的侵袭。阿莫西林克拉维酸钾是一种联合用药，其中阿莫西林是一种广谱抗生素，对幽门螺杆菌具有杀菌作用。甲硝唑是一种抗菌药物，可用于治疗幽门螺杆菌感染的疾病。枸橼酸铋钾是一种抗菌药物，可以对幽门螺杆菌产生抗菌作用。哌仑西平是一种 H_2 受体拮抗剂，主要用于抑制胃酸分泌，不是常用于治疗幽门螺杆菌感染的药物。

二、填空题

1. 内在神经系统　外来神经系统。胃肠的神经支配包括内在神经系统和外来神经系统两大部分。两者相互协调，共同调节胃肠功能。内在神经系统在调节胃肠运动中起着重要作用。胃肠外来神经系统包括交感神经和副交感神经，中枢神经系统也通过外来神经调节胃肠功能。

2. 2~3 天　每天记录　随时记录。病程记录或病志记录频率：一般每 2~3 天记录一次，危重患者及病情突变者，每天或随时记录。

3. 活动性内出血或近期自发性颅内出血　尿激酶　链激酶　重组组织型纤溶酶原激活剂。溶栓治疗的绝对禁忌证是活动性内出血或近期自发性颅内出血。溶栓治疗可能会增加颅内出血的风险。常用溶栓药物：①重组组织型纤溶酶原激活剂（rt-PA）：rt-PA 是一种糖蛋白，可激活纤溶酶原成为纤溶酶。可用于急性心肌梗死和血流不稳定的急性大面积肺栓塞的溶栓治疗。②链激酶具有促进体内纤维蛋白溶解系统的活力，使纤维蛋白溶酶原转变为活性的纤维蛋白溶酶，具有溶栓作用。③尿激酶：尿激酶是体内产生的酶，可以激活纤溶酶原，从而促进溶栓作用。

4. 腹泻型　便秘型　腹泻便秘交替型。肠易激综合征包括腹痛、腹泻、便秘及其他消化道症状，分为腹泻型、便秘型及腹泻便秘交替型。

5. 轻度　中度　重度　极重度。贫血的分级主要是根据血红蛋白的值进行划分，可以分为轻度贫血、中度贫血、重度贫血及极重度贫血。

6. 休克代偿期（休克前期）　休克抑制期（休克期）。根据发展过程，休克可分为休克代偿期（休克前期）和休克抑制期（休克期）。

7. 腹痛　寒战高热　黄疸　休克　神经中枢系统受抑制。急性梗阻性化脓性胆管炎除一般胆道感染的 Charcot 三联征（腹痛、寒战高热、黄疸）外，还出现休克、神经中枢系统受抑制的表现，即 Reynolds 五联征。

8. 蛋白结合钙　可扩散钙　血清游离钙。人体内血浆和体液中的钙有如下三种形式：①蛋白结合钙：蛋白结合钙是指钙离子与血浆蛋白质结合形成的复合物。这些蛋白质包括白蛋白、球蛋白和其他结合钙的蛋白质。蛋白结合钙主要用于钙的储存和输送，它们能够保持血浆中钙浓度的稳定性并防止过多的钙离子产生毒性效应。②可扩散钙：可扩散钙是指游离态的钙离子，它是血浆和体液中不结合蛋白质的钙。可扩散钙对于细胞的正常功能和生理过程非常重要，它可以通过细胞膜上的钙离子通道或钙辅助转运体进入细胞内，参与到许多细胞信号传导、骨骼形成和肌肉收缩等生理活动中。③血清游离钙：血清游离钙是指血浆中游离态的钙。游离钙浓度通常通过离子浓度计进行测量。血清游离钙在维持神经肌肉功能、血液凝固和骨骼健康等方面有重要作用。

9. 罂粟碱。罂粟碱是一种阿片类药物，主要是通过作用于中枢神经系统和外周血管平滑肌，扩张血管并降低肺动脉压力。因此，罂粟碱在羊水栓塞的治疗中常被用作首选药物，以解除肺动脉高压。

10. β_2 受体激动剂　茶碱类药物　抗胆碱药物。支气管扩张剂有三种：①茶碱类药物，常用的氨茶碱有止咳平喘的功效。②抗胆碱药物，代表药物有噻托溴铵或异丙托品。③β₂受体激动剂，代表药物有特布他林、沙丁胺醇，是临床常用的支气管扩张剂，一般雾化吸入可以直接到达病所，见效很快。

11. 胎儿水肿　黄疸　贫血　肝脾大　胆红素脑病。①胎儿水肿，新生儿溶血引起的胎儿水肿通常是由于心脏负荷过重、肝脏压迫和肾脏负担增加所导致的。②黄疸，新生儿溶血引起的黄疸是由于溶血产生的大量胆红素超过了肝脏处理的能力，导致胆红素在血液中积聚，表现为皮肤和眼球发黄。③贫血：新生儿溶血会破坏红细胞，导致红细胞数量减少，造成贫血。贫血可能表现为皮肤苍白、心悸、疲倦等症状。④肝脾大：新生儿溶血引起的肝脾大是由于溶血产物在肝脾中积聚，导致肝脾增大。⑤胆红素脑病：在严重的溶血情况下，胆红素可以穿过血－脑屏障，进入脑组织，引起胆红素脑病。这可能导致抽搐、异常行为、智力障碍等神经系统症状的发生。

12. Ⅰ期通常用单药治疗　Ⅱ～Ⅲ期宜用联合化疗　Ⅳ期或耐药病例则用EMA/CO方案。绒毛膜癌的用药原则：Ⅰ期通常用单药治疗；Ⅱ～Ⅲ期宜用联合化疗；Ⅳ期或耐药病例则用EMA/CO方案，完全缓解率高，副作用小。

13. 50kcal/kg　100～120kcal/kg。新生儿基础热能消耗为50kcal/kg，每日共需热量为100～120kcal/kg。

14. 传染源　传播途径　易感人群。传染源、传播途径、易感人群是传染病流行过程的三个基本条件。

15. 假临产　胎儿下降感　见红。分娩发动前，出现预示不久即将临产的症状，称为先兆临产。包括假临产、胎儿下降感、见红。

三、判断题

1. × 　根据我国现行法律、法规，对任何人群都不能进行强制性绝育。

2. × 　最适温度是描述酶活性在不同温度下的变化趋势，而特征性常数是描述酶催化过程的定量参数。

3. × 　耐药性是指反复用药后，病原体对药物的敏感性不断降低。

4. √ 　缺铁性贫血主要是由于铁的缺乏导致血红蛋白产生异常，故称为小细胞低色素性贫血。治疗缺铁性贫血首选口服铁剂。口服叶酸可以用于治疗某些类型的再生障碍性贫血。

5. √ 　对于强直性脊柱炎的具体发病原因，目前尚不清楚，可能是在遗传易感性因素的基础上受到环境因素、感染等多方面的影响而致病。

6. × 　乳头湿疹样乳腺癌是一种特殊类型的乳腺癌，其特征是肿瘤细胞在乳头区域形成湿疹样改变。相对于其他类型的乳腺癌，乳头湿疹样乳腺癌确实较少见。然而，乳头湿疹样乳腺癌的恶性程度和发展速度并不一定高于其他类型的乳腺癌。恶性程度和发展速度取决于多种因素，包括分子亚型、肿瘤大小、淋巴结转移等等。乳头湿疹样乳腺癌的恶性程度和发展速度与其他乳腺癌类型相似，因此并不能一概而论。

7. √ 　视神经乳头水肿是指视神经乳头处的水肿和充血。它通常是由颅内压增高引起的，因为颅内压的增高会影响到视神经乳头的供血和排液。当颅内压增高时，视神经乳头周围的组织会受到压迫和损害，导致水肿和充血。

8. √ 　在更年期和老年期，女性雌激素水平下降可能导致骨质疏松的风险增加。雌激素主要对骨吸收和骨形成起着调节作用，因此在更年期和老年期，补充雌激素可以帮助减缓骨质丢失和骨密度减少的进程。

9. √ 黄疸消退延迟或退而复现是一种病理性黄疸的重要特征。在正常情况下，黄疸应该随着疾病的痊愈或治疗而逐渐减轻或消退。然而，对于某些疾病，特别是肝脏疾病或胆道梗阻等情况，黄疸的消退可能比较缓慢或不完全，甚至可能出现黄疸反复出现的情况。

10. × 鼠疫属于细菌性传染病，是鼠疫耶尔森菌引起的烈性传染病。鼠疫的传播途径有三个，具体如下：①动物和人之间的鼠疫传播，主要以鼠蚤为媒介，鼠蚤叮咬是主要的传播途径。②经皮肤传播，因直接接触患者的脓液、痰液，或病兽的皮、血、肉，经破损的皮肤、黏膜传染。③呼吸道飞沫传播，肺鼠疫可通过飞沫传播，引起此病的大流行。鼠疫是自然疫源性疾病，自然感染鼠疫的动物都可作为鼠疫的传染源，主要是鼠类和其他啮齿动物。人群对鼠疫普遍易感，无性别、年龄差别。鼠疫传染性强，病死率高，属于我国法定的甲类传染病。

四、名词解释

1. 肌电图检查：肌电图（EMG）是记录神经和肌肉的生物电活动，用以判定神经、肌肉的功能。肌电图检查可用于肌萎缩、感觉障碍伴无力、运动功能障碍、脊髓前角病变、周围神经受累及肌肉病变等的检查。

2. 医疗事故：是指医疗机构及其医务人员在医疗活动中，违反医疗卫生管理法律、行政法规、部门规章和诊疗护理规范、常规，因误诊采取不当治疗措施导致患者智力、身体不同程度损害或因漏诊延误时机造成损害的事故。确定一起事故是否为医疗事故目前需要依据医疗事故鉴定委员会的鉴定结果。

3. 胸膜：是一层薄而光滑的浆膜，可分为互相移行的脏胸膜与壁胸膜两层。

4. Hesselbach 三角：即直疝三角，外侧边是腹壁下动脉，内侧边是腹直肌外侧缘，底边为腹股沟韧带。此处腹壁缺乏完整的腹肌覆盖，且腹横筋膜又比周围部分薄，易发生疝。

5. 张力性气胸：胸壁、肺、支气管或食管上的创口呈单向活瓣，与胸膜腔相交通，吸气时活瓣开放，空气进入胸膜腔，呼气时活瓣关闭，空气不能从胸膜腔排出，因此随着呼吸，伤侧胸膜腔内压力不断增高，以致超过大气压。

五、简答题

1. 皮下注射的选择部位：上臂三角肌下缘、上臂外侧、腹部、后背及大腿外侧方。

2. 膀胱容量过小者不应进行膀胱镜检查的原因：若膀胱容量过小，在60ml以下者，说明病变严重，患者多不能耐受这一检查，且检查中亦需要膀胱充盈，所以向膀胱内注入液体时，因膀胱容量小，容易造成膀胱破裂。

3. 骨折常见的并发症：（1）早期：休克；脂肪栓塞综合征；重要内脏器官损伤；血管神经损伤；骨筋膜室综合征；脊髓损伤。（2）晚期：坠积性肺炎、压疮、下肢深静脉血栓形成、感染、损伤性骨化、创伤性关节炎、关节僵硬、急性骨萎缩、缺血性骨坏死、缺血性肌挛缩。

4. 胸外伤进行性血胸的诊断依据及处理原则：（1）患者出现下列情况应考虑进行性血胸：①持续脉搏加快、血压降低，或虽经补充血容量血压仍不稳定；②闭式胸腔引流量每小时超过200ml，持续3h；③血红蛋白量、红细胞计数和血细胞比容进行性降低。（2）治疗原则：及时开胸探查手术。

5. 骨肉瘤的临床表现：（1）主要症状：局部疼痛、多为持续性，逐渐加重，夜间尤甚。（2）病变局部肿胀，有的迅速发展成肿块。表面皮温增高，静脉怒张，压痛重。能够摸到血管震颤或听到血管杂音。肿瘤增大及剧痛可影响关节功能。（3）全身症状：消瘦，贫血，食欲减退，精神不振，晚期出现恶病质；溶骨性骨肉瘤因侵蚀骨皮质而导致病理性骨折。（4）X线片：新生骨形成和溶骨性破坏相结合。在长管骨干骺端发生偏心性骨质疏松，继之出现溶骨性破坏和骨质硬化，边缘模糊。当骨皮质破坏时可见软组织阴影和不规则的骨膜反应，呈 Codman 三角或日光放射状阴影。

6. 流行性脑脊髓膜炎暴发型的分型及特点：（1）休克型：感染性休克、高热及全身中毒症状严重，皮肤瘀点和瘀斑迅速扩大，易并发 DIC。（2）脑膜脑炎型：脑实质损害，高热及中毒表现严重，出现皮肤瘀点、意识障碍、呼吸衰竭及脑疝症状。（3）混合型：休克型和脑膜脑炎型表现同时或先后出现，病情最重，死亡率高。

7. 小儿急性腹泻的治疗原则：（1）防治脱水：患儿一开始腹泻就应口服足够的液体并继续喂养，以免脱水；已经发生脱水的患儿，轻、中度脱水者可采取口服补液疗法纠正，重度脱水者静脉补液。（2）纠正酸中毒：严重酸中毒补液后仍存在酸中毒症状者，需用碱性药物纠正。（3）补充钾、钙以及镁等。（4）饮食治疗：继续饮食可促进肠黏膜再生修复，缩短病程。（5）药物治疗：侵袭性细菌感染的患儿给予抗生素治疗，常用的药物有小檗碱及呋喃唑酮等；空肠弯曲菌肠炎首选红霉素；假膜性肠炎选用甲硝唑及万古霉素等。可同时给予肠黏膜保护剂及微生态制剂，抵御病原菌的侵袭。

8. 经腹输卵管结扎术的适应证和禁忌证：（1）适应证：①自愿接受绝育手术且无禁忌证者。②患有严重全身疾病不宜生育行治疗性绝育术者。（2）禁忌证：①各种疾病急性期。②全身情况不良不能胜任手术者，比如心力衰竭及血液病等。③腹部皮肤有感染灶或者患急、慢性盆腔炎者。④患严重的神经官能症者。⑤24h 内两次体温在 37.5℃ 或以上者。

9. 缺铁性贫血的治疗：（1）病因治疗：缺铁性贫血（IDA）的病因诊断是治疗 IDA 的前提。如婴幼儿、青少年以及妊娠妇女营养不足引起的 IDA，应改善饮食；月经过多导致的 IDA 应调理月经；寄生虫感染者应驱虫治疗等。（2）补铁治疗：首选口服铁剂，如琥珀酸亚铁 0.1g，每日 3 次。餐后服用胃肠道反应小，易耐受。进食谷类、乳类以及茶等会抑制铁剂的吸收，鱼、肉类以及维生素 C 可加强铁剂的吸收。口服铁剂后，先是外周血网织红细胞增多，高峰在开始服药后 5~10 天，2 周后血红蛋白浓度上升，通常 2 个月左右恢复正常。铁剂治疗在血红蛋白恢复正常之后至少持续 4~6 个月，如果口服铁剂不能耐受或吸收障碍，可用右旋糖酐铁，肌内注射。

10. 再发性尿路感染的治疗：再发性感染根据性质分为重新感染和复发。（1）重新感染：指治疗后症状消失，尿菌阴性，但是在停药 6 周后再次出现真性细菌尿，菌株与上次不同，称为重新感染。治疗方法与首次发作相同。对半年内发生 2 次以上者，可用长疗程低剂量抑菌治疗。（2）复发：是指治疗后症状消失，尿菌阴转后 6 周内再次出现菌尿，菌种与上次相同（菌种相同且为同一血清型）。肾盂肾炎，尤其是复杂性肾盂肾炎，在去除诱因的基础上，应当根据药敏选择强有力的杀菌性抗生素，疗程不少于 6 周。反复发作者，给予长疗程低剂量抑菌疗法。

模拟试卷（九）全解

一、选择题

1. B 脑电图检查是一种记录脑电活动的方法，用于评估脑功能和诊断脑电异常。根据常规操作，每一位患者的脑电图检查应至少记录20~30分钟。这个时间范围可以收集到足够多的脑电活动信息，以进行初步的诊断和评估。在某些情况下，可能需要更长时间的脑电图记录，例如进行睡眠脑电图检查或长时间监测某些脑电异常时。但对于常规的脑电图检查，20~30分钟是一个常见的时间长度。

2. C 这种心理属于敏感多疑。敏感多疑是指个体对他人的行为和意图产生过度敏感和怀疑的心理状态。在这种情况下，患者对医师和护士的行为和意图持怀疑态度，认为他们只是在安慰自己，而不相信他们的真实意图或医疗行为。这种心理常常与焦虑和恐惧有关，但焦虑和恐惧更多是有关疾病本身或治疗结果的担忧，而敏感多疑则是对他人意图的怀疑。因此，敏感多疑是最符合题干描述的选项。

3. D 在正常情况下，胆红素与葡萄糖结合形成酯型胆红素，通过肝脏排泄至胆汁中。但在肝细胞性黄疸中，由于肝细胞功能障碍，酯型胆红素无法被肝细胞转运和排泄，导致血清中酯型胆红素增多。在肝细胞性黄疸的情况下，肝细胞无法正常地将胆红素转化为胆红素葡萄糖醛酸和胆红素葡萄糖苷酸等水溶性形式，导致血清中非酯型胆红素（直接胆红素）增多。肠内粪胆原形成减少是肝细胞性黄疸的特征之一，因为肝细胞受损导致胆红素无法进入肠道转化为粪胆原。由于胆红素无法通过肝细胞的代谢和排泄，一部分胆红素经过肾小球滤过进入尿液，导致尿中出现胆红素。选项D尿中尿胆原排出减少是错误的描述。在肝细胞性黄疸中，尿中尿胆原排出增多，而不是减少。

4. E 咽鼓管又称耳咽管，其是连接鼓室与鼻咽的管道。咽鼓管咽口开口于鼻咽部，在侧壁距下鼻甲后端之后约1cm处，左右各有1个咽鼓管咽口。

5. D 鼓膜位于外耳道底与中耳鼓室之间，为椭圆形的半透明薄膜，附着于颞骨的鼓部和鳞部，其中心向内凹陷，为锤骨末端附着处，称鼓膜脐。其前上1/4为松弛部，后下3/4为紧张部。在鼓膜脐的前下方有一个三角形反光区，称光锥。在活体检查时，如果光锥消失，则为鼓膜内陷的标志。

6. D 舌前2/3的味觉一般由面神经支配。

7. E 胃肠道发现的肽不仅存在于胃肠道系统中，还可以在其他系统的器官中发现。例如，许多胃肠激素也可以在中枢神经系统、心血管系统等组织中发挥作用。胃肠激素的作用不仅局限于胃肠道，还涉及多个系统和器官的调节。

8. A 中性粒细胞是机体防御感染的主要细胞之一。当机体受到细菌入侵时，中性粒细胞会迅速聚集到感染部位，并通过吞噬和杀灭细菌来清除感染源。中性粒细胞具有吞噬功能，能够通过释放吞噬体内的消化酶和毒性物质来杀灭细菌。此外，中性粒细胞还能够释放一系列的炎症介质，如细胞因子和化学介质，来引起炎症反应，增强机体抗感染的能力。

9. B 阿托品既能抗休克，又能阻断 M 型胆碱能受体，解除平滑肌痉挛。

10. A 行胸腹部大手术后，易引起肺不张，表现为术后早期发热、呼吸心率加快等症状，多见于老年人、长期吸烟者和患有急慢性呼吸道感染者。

11. B 直径 2cm 以内的Ⅲ度烧伤创面可由创周边缘上皮及创缘收缩达到愈合，直径超过 3cm 时，若不经植皮则难以自愈，愈合后瘢痕较多。

12. B 疝环较狭小，在腹内压突然增高时，疝内容物强行通过疝环进入疝囊，由于疝囊颈的弹性收缩使疝内容物不能回纳腹腔，称嵌顿性疝。此时，疝内容物因静脉回流受阻而淤血和水肿。

13. B 细胞受刺激时，膜内电位负值减小，称为去极化。去极化是细胞膜内外电位差减小或消失的过程，通常是由于离子通道的开放导致离子流入或流出细胞，打破了细胞内外离子浓度平衡，使膜电位变得更加接近静息状态。

14. A 结肠内容物液体成分少而细菌含量多，故腹膜炎出现较晚，但较严重。

15. D 不同类型的肺癌在转移方式上有一定的差异。鳞癌在早期主要通过淋巴转移扩散，而血行转移常常发生在肿瘤进展到晚期时。肺泡细胞癌的转移方式也有一定的个体差异，但一般认为早期可能存在血行和淋巴转移。肺癌最常见的转移方式为淋巴转移。未分化癌通常在早期就会出现血行和淋巴转移。有关淋巴转移的位置，肺癌的淋巴转移可以发生在同侧淋巴结和异侧淋巴结，因此选项 E 是不正确的。

16. D 脊髓半横切损伤的主要表现是同侧肢体运动和深感觉消失，对侧肢体痛、温觉消失。

17. C 创伤性休克是由出血过多、循环血容量降低引起，此时应立即建立静脉通道，补充足够血容量。

18. B 在正常情况下，两侧副中肾管会合形成一条中肾管，而中肾管会发展成子宫。如果两侧副中肾管未能成功会合，则会导致子宫分为两个部分，形成双子宫。

19. A 人体中的维生素 D 主要由皮肤中所含的 7 - 脱氢胆固醇经紫外线照射合成，因此日照不足是人体缺乏维生素 D 的主要原因。

20. C 根据提供的信息，HBV 慢性感染者具有 HBsAg 阳性、HBeAg 阳性、抗 HBc 阳性、HBV DNA 阳性，而 ALT 正常。应诊断为慢性 HBV 携带者。

21. B 妊娠试验：孕妇尿液中含有 hCG，用免疫学方法（临床多用试纸法）检测时若为阳性，可协助诊断早期妊娠。为确诊早孕首选的检查。

22. A B 超检查是早期诊断妊娠快速准确的方法，在孕 7 周时可见到妊娠环及胎心搏动。

23. C 妊娠最早期的临床表现主要有停经、早孕反应、尿频、乳房变化、妇科检查阳性体征等。

24. C 永久性细胞又称非分裂细胞。属于这类细胞的有神经细胞、骨骼肌细胞及心肌细胞。

25. C 解析见 24 题。

26. B 不稳定细胞：这类细胞总在不断地增殖，以代替衰亡或破坏的细胞，如表皮细胞、呼吸道和消化道黏膜被覆细胞、男性及女性生殖器官管腔的被覆细胞、淋巴及造血细胞、间皮细胞等。这些细胞的再生能力相当强。

27. C 在泌尿系结核中，可出现脓尿，即尿液中含有脓细胞。脓性血尿多是由炎症反应引起的。

28. A 泌尿系结石是泌尿系统常见

的疾病，多为活动后出现疼痛，血尿多在疼痛发作时或发作后出现，为镜下血尿，部分患者呈现肉眼血尿。

29. B 膀胱肿瘤的血尿特点：一是无痛性，即在发生血尿时，患者无任何疼痛及其他不适症状，医学称为无痛性血尿。二是间歇性反复出现。

30. D 丝虫病出现乳糜尿的主要原因是丝虫寄生在腹膜后的淋巴系统中，造成淋巴管炎和淋巴结炎，使淋巴管阻塞，造成尿液无法正常排出。

31. A 在食管下端和胃底静脉曲张破裂大出血的情况下，通常会出现失血性休克，而不是诊断性腹腔穿刺抽出不凝固血液。

32. C 外伤性脾破裂是指脾脏在外伤中发生裂伤，导致脾内出血。由于脾脏是一个高血流量的器官，脾破裂时会迅速出现大量失血，引发失血性休克，表现为血压下降、心率增快、皮肤苍白等症状。诊断性腹腔穿刺是一种常用的临床检查方法，用于确定是否存在腹腔内出血。在外伤性脾破裂的情况下，腹腔穿刺抽出的血液通常呈现不凝固状态，这是由脾脏破裂引起的大量出血引起凝血因子稀释和消耗，使血液失去了正常的凝血功能导致的。因此，外伤性脾破裂大出血可同时表现为失血性休克和诊断性腹腔穿刺抽出不凝固血液。

33. A 左心房黏液瘤是一种较为罕见的心脏疾病，它是由于左心房内黏液样物质的积聚形成的。当黏液瘤位于左心房时，它可能会影响左心室的充盈和排血，导致血流动力学改变，从而产生心尖区的隆隆样杂音。主动脉瓣区舒张期吹风样杂音通常与主动脉瓣的异常有关，与左心房黏液瘤无直接关系。

34. C 梅毒性心脏病是梅毒感染引起的心脏疾病，其中主动脉瓣关闭不全

是其常见的病理表现之一。因此，梅毒性心脏病致主动脉瓣关闭不全通常会出现心尖区隆隆样杂音和主动脉瓣区舒张期吹风样杂音。心尖区隆隆样杂音是由主动脉瓣关闭不全引起血流逆流所产生的，通常在听诊心尖区时听到。主动脉瓣区舒张期吹风样杂音则是由于主动脉瓣关闭不全舒张期血流逆流所产生的，通常在听诊主动脉瓣区时听到。

35. A 风湿性心脏病是由于风湿热引起的心脏结构损害。在风湿性心脏病的二尖瓣狭窄中，瓣膜狭窄导致血流通过二尖瓣时出现阻力，从而产生心尖区的隆隆样杂音。这是因为在心尖区听诊时，可以听到由于血流通过狭窄的二尖瓣产生的湍流所引发的杂音。

36. ABCDE 医院的主要工作任务包括医疗、教育培训医务人员及其他人员、开展科学研究、提供预防和社会医疗服务以及康复医疗。医院是提供医疗服务的机构，其首要任务是为患者提供优质的医疗服务。此外，医院还承担着培养和教育医务人员和其他相关人员的责任，开展科学研究以推动医学进步，提供预防和社会医疗服务以保障公众健康，提供康复医疗帮助患者恢复功能。

37. BD 晕厥是指短暂意识丧失的症状，可以由多种原因引起。其中一些疾病在晕厥发作时可能导致猝死的风险增加。肥厚型心肌病是一种心肌疾病，特征是心肌肥厚。晕厥是肥厚型心肌病的常见症状之一，可能与心脏的结构异常和心律失常有关。在某些情况下，晕厥发作可能导致严重的心律失常，进而引发猝死。主动脉瓣狭窄是一种心脏瓣膜疾病，特征是主动脉瓣口狭窄。晕厥是主动脉瓣狭窄的常见症状之一，通常是由于心脏负荷过重导致脑血流不足。严重的主动脉瓣狭窄可能在晕厥发作时引

发严重的心律失常和低血压，导致猝死。其他选项如室间隔缺损、预激综合征和室性心动过速在晕厥发作时也可能有一定的风险，但相较于肥厚型心肌病和主动脉瓣狭窄来说，并不常见。

38. AC 在小儿髓外造血的情况下，由于骨髓以外的组织参与了造血过程，肝、脾和淋巴结会出现肿大（A 项）。由于髓外组织参与了造血过程，周围血常规可能会出现幼红细胞和（或）幼稚粒细胞，反映了骨髓以外组织的造血活性（C 项）。黄骨髓并不参与正常的造血过程，而是主要负责储存脂肪（D 项）。HbF（胎儿血红蛋白）在胎儿期存在，并且随着年龄的增长会逐渐降低，不与髓外造血直接相关（B 项）。异型淋巴细胞通常与某些病理状态（如淋巴细胞增多症、恶性淋巴瘤等）相关，与髓外造血无直接关系（E 项）。

39. ABCE 胎儿窘迫是指胎儿在子宫内发生缺氧或其他不良刺激，导致其生命体征异常的状态。以下是胎儿窘迫的一些临床表现：窘迫胎儿的胎心率可能会出现异常，表现为过快（大于 160 次/分）或过慢（小于 120 次/分）；窘迫胎儿的活动会减少，胎动频率每 12 小时少于 4 次可能是窘迫的表现之一；窘迫胎儿可能会出现胎粪排出，导致羊水呈现绿色或黄色，被称为头位羊水胎粪污染；窘迫胎儿的胎心率可能会出现不规则的变化，如快慢交替、变异性增加等。催产素激惹试验是一种评估胎儿健康状况的方法，如果多次检查均为阴性，表示胎儿可能没有窘迫（D 错）。

40. ABC 致命性创伤是指严重威胁生命的大出血、窒息、开放性或张力性气胸。

二、填空题

1. 月经紊乱　全身症状　精神状态

改变。围绝经期综合征的临床表现：①月经紊乱：围绝经期是女性生殖系统逐渐进入衰老的过程，卵巢功能逐渐减退，导致月经周期和经量改变。常见的月经紊乱表现包括月经不规律、周期延长或缩短、经量增多或减少等。②全身症状：围绝经期综合征还可以伴随一系列全身症状，如潮热、多汗、失眠、乏力、头痛、关节痛等。这些症状与雌激素水平的下降和调节机制的改变有关。③精神状态改变：围绝经期综合征还可以引起精神状态的改变，如情绪波动、焦虑、抑郁、易激惹等。这些变化可能与激素水平的变化以及对身体和生活变化的适应有关。

2. 囊性动脉瘤　梭形动脉瘤　夹层动脉瘤。按照病理形态，胸主动脉瘤可以分为囊性动脉瘤、梭形动脉瘤和夹层动脉瘤。（1）囊性动脉瘤是指胸主动脉局部扩张形成的囊状膨出，其中动脉壁的所有层都包括在囊状扩张中。（2）梭形动脉瘤是指胸主动脉局部扩张呈梭形或椭圆形，其中动脉壁的所有层也包括在扩张中，但与囊性动脉瘤不同，梭形动脉瘤没有明显的囊腔。（3）夹层动脉瘤是指胸主动脉的内膜剥离形成的假腔，夹层动脉瘤的假腔与真腔之间存在一层或多层纤维膜，使得动脉壁在假腔周围形成双层结构。夹层动脉瘤的假腔可以与真腔相通，也可以局限于一段血管中。

3. 80　30。休克血压的诊断标准包括收缩压低于 80mmHg，脉压小于 20mmHg，以及原有高血压患者的收缩压较原水平下降 30% 以上。

4. 肾上腺素　30。肾上腺素是一种重要的心肺复苏药物，它通过收缩血管、增加心脏收缩力和心率来提高血液压力和灌注，从而促进心脏复苏。根据国际心肺复苏指南，若在至少 30min 的高质量心肺复苏后，患者仍未恢复自主循环和心电活动，则可以考虑终止抢救。

5. 有无效腔 有死骨形成 窦道流脓。（1）无效腔：在慢性骨髓炎的发展过程中，有时会形成无效腔，摘除无效腔可以减少感染的风险并促进愈合。（2）死骨形成：慢性骨髓炎可能导致骨髓组织的坏死和死骨形成。摘除死骨可以减轻炎症反应、促进愈合，并防止感染的扩散。（3）窦道流脓：发生慢性骨髓炎时，可能会形成与骨髓腔相连的窦道，导致脓液的滞留和流脓。摘除窦道可以清除感染源，促进伤口愈合。

6. 颈曲 胸曲 腰曲 骶曲。脊柱有四个生理弯曲，颈前区、胸椎后区、腰椎前区和骶尾椎的后区，分别称为颈曲、胸曲、腰曲及骶曲。

7. 真性尿失禁 充溢性尿失禁 压力性尿失禁 急迫性尿失禁。尿失禁可以分为压力性尿失禁、急迫性尿失禁、充溢性尿失禁，真性尿失禁4个类型。

8. 髓质型 蕈伞型 溃疡型 缩窄型 腔内型。中晚期食管癌的病理分型包括髓质型、蕈伞型、溃疡型、缩窄型和腔内型。

9. 桥静脉 皮层动脉 皮层静脉。急性外伤性硬膜下血肿的出血来源包括桥静脉、皮层静脉和皮层动脉。硬膜下血肿是由于颅内血管破裂引起的血液在硬膜下腔内积聚而形成的一种疾病。在外伤性硬膜下血肿中，出血通常来自于桥静脉和皮层动脉。桥静脉是连接大脑和大脑桥的静脉。皮层动脉是大脑皮层的供血动脉，如果受到外伤损伤，也可以引起血肿的形成。皮层静脉在急性外伤性硬膜下血肿的出血来源中并不常见。

10. 小脑幕切迹疝（或颞叶钩回疝）枕骨大孔疝（或小脑扁桃体疝）大脑镰下疝（或扣带回疝）。临床上常见的脑疝主要有大脑镰下疝、小脑幕切迹疝和枕骨大孔疝3种类型。

11. 维生素E 维生素A（β胡萝卜素）维生素C（抗坏血酸）谷胱甘肽。维生素E是一种脂溶性维生素，具有抗氧化作用，可以捕捉和中和自由基，保护细胞膜免受氧化损伤。维生素C是一种水溶性维生素，也是一种强力的抗氧化剂，可以捕捉和中和自由基，谷胱甘肽是一种三肽，也是一种强力的抗氧化剂，可以参与细胞内的抗氧化反应，维生素A（β胡萝卜素）也具有抗氧化作用，但其主要作用是维护视力和细胞分化。虽然维生素A可以在一定程度上清除自由基，但其在清除自由基方面的作用相对较弱。

12. 收缩性 舒张功能 顺应性。心脏的射血功能不仅取决于心肌的收缩性，也取决于心室的舒张功能和顺应性。射血功能是指心脏每次收缩时将血液推出心腔的能力。除心肌的收缩力外，心室的舒张功能和顺应性也对射血功能起着重要影响。心室的舒张功能指的是心室在舒张期间的松弛和扩张能力，包括心室的容积增加和心室壁的弹性恢复。舒张功能的好坏影响心室充盈的程度和充盈压力，进而影响射血的效果。如果心室的舒张功能受损，心室充盈不足，会导致射血功能下降。心室的顺应性指的是心室壁的柔韧性和可伸展性，也称为心室的可变形性。顺应性好的心室壁能够适应充盈和排出血液的需要，有助于维持正常的射血功能。如果心室的顺应性不佳，心室壁僵硬或不可伸展，可能会导致充盈和射血功能受限。

13. 食管胃底静脉曲张破裂出血 肝性脑病。食管胃底静脉曲张破裂出血是肝硬化最常见的并发症；肝性脑病是严重的并发症。

14. 呼吸困难 胸痛 咯血。肺栓塞的三联征是胸痛、咯血及呼吸困难。

15. 协调性子宫收缩乏力 不协调性子宫收缩乏力。宫缩乏力分为协调性子宫收缩乏力和不协调性子宫收缩乏力。协调性子宫收缩乏力的特点是间歇时间长，持续时间短，宫缩过后子宫放松好。不协调性子宫收缩乏力的特点是宫缩过后子宫放松不好，患者下腹部疼痛，宫口扩张受限。

三、判断题

1. √ 血液中的 pH 主要是由血浆中碳酸氢盐（HCO_3^-）和二氧化碳（CO_2）或碳酸（H_2CO_3）的比值决定的。这是因为二氧化碳与水反应生成碳酸，而碳酸又会解离成为氢离子（H^+）和碳酸氢盐（HCO_3^-）。当 HCO_3^- 的浓度高于 CO_2 或 H_2CO_3 的浓度时，血液呈碱性，pH 值升高。当 CO_2 或 H_2CO_3 的浓度高于 HCO_3^- 的浓度时，血液呈酸性，pH 值降低。因此，血浆中 HCO_3^-/H_2CO_3 的比值对于血液的酸碱平衡和 pH 值的维持非常重要。

2. √ 破伤风针注射的最佳时间是在受伤后 12～24 小时，如果超过 24 小时再进行注射，效果会明显下降。

3. × 高渗性缺水又称原发性缺水。缺水多于缺钠，血清钠高于正常范围，细胞外液呈高渗状态。

4. √ 创伤性窒息是钝性暴力作用于胸部所致的上半身广泛皮肤、黏膜、末梢毛细血管淤血及出血性损害。

5. √ 主动脉瓣关闭不全主要是由主动脉瓣膜本身病变、主动脉根部疾病导致。较常见的并发症是感染性心内膜炎，常加速心力衰竭的发生。而二尖瓣狭窄的常见并发症是引发体循环栓塞。

6. √ 白血病是一类造血干细胞的恶性克隆性疾病，因白血病细胞自我更新增强、增殖失控、分化障碍、凋亡受阻，而停滞在细胞发育的不同阶段。

7. × 子宫破裂是指在妊娠晚期或分娩期子宫体部或子宫下段发生破裂，是直接危及产妇及胎儿生命的严重并发症。

8. √ 草莓舌是猩红热的典型表现，患者的舌头看起来像草莓的外皮，舌乳头明显增大、发红。

9. × 免疫系统对病原体的应答分为非特异性免疫和特异性免疫两种。非特异性免疫是指免疫系统对任何病原体或外来物质的非特异性应答，包括炎症反应和天然免疫。这种免疫反应是先天性的，不需要预先接触过病原体，也不会产生记忆性免疫。相反，特异性免疫是指免疫系统对特定病原体的特异性应答。这种免疫反应需要免疫系统先前接触过病原体或其产物，通过免疫记忆来产生对该病原体的特异性免疫应答。特异性免疫包括细胞免疫和体液免疫，通过特定的免疫细胞和分子来识别和消灭病原体。因此，免疫功能正常的人体经过感染后，会产生针对该病原体及其产物的特异性免疫，而不是非特异性免疫。这种特异性免疫可以提供持久的保护，并且在再次遭遇同样病原体时会迅速产生免疫应答。

10. √ 声门下腔是指位于喉部的声门以下的区域。在幼儿时期，声门下腔的黏膜下组织相对较疏松，这使得在炎症或感染时容易引起水肿。当声门下腔的黏膜下组织发生水肿时，会导致声门以下的空间狭窄。这种狭窄可能会阻塞气道，导致呼吸困难。这种情况通常被称为喉炎或喉软化，是幼儿时期常见的疾病之一。严重的喉炎可能需要紧急处理，以确保气道通畅并缓解呼吸困难。

四、名词解释

1. 医疗纠纷：指基于医疗行为，在医方（医疗机构）与患方（患者或者患者近亲属）之间产生的因对治疗方案与治疗结果有不同的认知而导致的纠纷等。医疗纠纷通常是由医疗过错和过失引起的，这些过错往往导致患者的不满意或造成对患者的伤害。从而引起医疗纠纷。有时，医方在医疗活动中并没有任何疏忽和失误，仅仅是由于患者单方面的不满意引起医疗纠纷。

2. 心包腔是指浆膜心包的脏层和壁层之间的潜在腔隙。

3. 氧中毒：长时间吸入氧分压过高的气体可引起组织、细胞损害。

4. 脑复苏：是为了防止心脏停搏后缺氧性脑损伤所采取的措施。

5. 医源性损伤：无论是物理性、化学性、生物性或心理性损伤，如果是由于从事医疗、防疫等因医疗相关人员的言谈，操作行为不当以及医疗相关操作的副作用而造成患者生理或心理上的损伤。

五、简答题

1. 肌内注射时，药液进入人体后经过的一般代谢途径为组织液→血浆→组织液→靶细胞。

2. 外科手消毒应遵循的原则：（1）先洗手，后消毒。（2）进行不同患者的手术时，手套破损或者手被污染时，应重新进行外科手消毒。

3. 外科手消毒后手卫生合格的判断标准：监测的细菌菌落总数应 $\leqslant$ 5cfu/cm^2。

4. 心电图运动试验的适应证和禁忌证：（1）适应证：①对不典型胸痛或者可疑冠心病患者进行鉴别诊断。②评估冠心病患者的心脏负荷能力。③评价冠心病的治疗药物或者介入手术的效果。④进行冠心病易患人群流行病学调查和筛选试验。（2）禁忌证：①急性心肌梗死或心肌梗死合并心室壁瘤。②心力衰竭。③不稳定性心绞痛。④中、重度瓣膜病或先天性心脏病。⑤严重高血压患者。⑥急性或严重慢性疾病。⑦急性心包炎或心肌炎。⑧肺栓塞。⑨严重主动脉瓣狭窄。⑩严重残疾不能运动者。

5. 慢性肾炎与慢性肾盂肾炎的鉴别如下：若有泌尿系感染史，尿沉渣中白细胞经常反复出现，甚至会有白细胞管型，尿细菌学检查呈阳性，X线检查示肾盂及肾盏变形，以一侧肾损伤为主，则提示慢性肾盂肾炎。若尿蛋白量较多，且以肾小球源性蛋白为主，肾小球功能损害较肾小管功能损害为重，则提示慢性肾炎。

6. 干扰素治疗乙肝的机制和指征：（1）机制：刺激单核－吞噬细胞系统产生防御性的细胞因子，提高机体免疫力，从而增强抗肿瘤的能力，为目前治疗乙、丙型肝炎最有效的抗病毒药。（2）指征：慢性病毒性肝炎及代偿期肝硬化。①HBV复制：HBeAg、HBV DNA 或抗 HBc－IgM 阳性。②轻度炎症活动，ALT 升高不超过正常值上限的 10 倍，即 400U/ml。

7. 结核性脑膜炎多起病隐匿，慢性病程，也可急性或者亚急性起病，可缺乏结核接触史，症状往往轻重不一，如早期未能及时治疗，会引起脑实质、神经及脑膜等症状，所以应积极的治疗。治疗措施：（1）一般疗法：休息、护理及合理营养。（2）抗结核治疗：①强化治疗阶段：可选用异烟肼、利福平、吡嗪酰胺及链霉素，应用3~4个月。②巩固治疗阶段：可选用的药物包括异烟肼、利福平或者乙胺丁醇。（3）降低颅内高压：可给予脱水剂、利尿剂或者侧脑室穿刺引流，腰穿减压与鞘内注药，脑外科治疗等。（4）对症治疗：处理高热、控制惊厥以及维持电解质平衡。（5）激素治疗：常用泼尼松，疗程为 8～12 周。

8. 慢性宫颈炎的治疗：（1）物理治疗：是以各种物理方法将宫颈糜烂面单层柱状上皮破坏，使其坏死脱落后由新生的复层鳞状上皮覆盖。常用方法有冷冻、激光、红外线凝结及微波等。（2）药物治疗：用具有腐蚀性的药物局部治疗，适用于糜烂面积小及炎症浸润较浅的病例。（3）手术治疗：宫颈肥大、糜烂面较深并且累及宫颈管者，可考虑行宫颈锥切术。有宫颈息肉者行息肉摘除术。

9. 急性化脓性骨髓炎的治疗：（1）全身支持疗法：调节水及电解质平衡，补充维生素。对于中毒症状明显者可给予少量多次输血、降温以及止痛等治疗。（2）合理选用抗生素：尽早针对金黄色葡萄球菌治疗；尽早行病原学诊断，针对性使用抗生素。在停止应用抗生素之前，实验室检查必须显示红细胞沉降率和 C-反应蛋白水平正常或者明显下降。（3）局部处理：早期行骨开窗减压、引流。（4）肢体制动：功能位固定。

10. 急进性肾小球肾炎主要分为三型：①Ⅰ型，又称抗肾小球基底膜（GBM）型肾小球肾炎，由于抗 GBM 抗体与 GBM 抗原相结合激活补体而致病；②Ⅱ型，又称免疫复合物型，因肾小球内循环免疫复合物的沉积或原位免疫复合物形成，激活补体而致病；③Ⅲ型，为少免疫复合物型，肾小球内无或仅微量免疫球蛋白沉积。现已证实 50%～80% 的Ⅲ型患者为原发性小血管炎肾损害，肾脏可为首发、甚至唯一受累器官或与其他系统损害并存。原发性小血管炎患者血清抗中性粒细胞胞质抗体（ANCA）常呈阳性。

模拟试卷（十）全解

一、选择题

1. B 人体活动主要的直接供能物质是ATP。人体所需的能源不是单一的品种，是从每天的不同食物中汲取里面的糖、脂肪以及蛋白质等能源物质，然后由这些能源物质再转变合成ATP，从而满足一切生理活动的需要。

2. A 同心针电极是一种用于肌电图（EMG）记录的特殊电极。它由一个内部导线和一个外部导线组成，内部导线穿过外部导线，形成一个同心的针状结构。同心针电极的设计使其能够在非常接近的范围内记录电活动。同心针电极能够记录到针极周围1mm左右内的电活动，包括肌纤维、神经纤维和运动单位的电活动。这使得同心针电极在评估肌肉病变、神经肌肉传导和肌肉收缩等方面非常有用。

3. D 中毒性缺氧指的是由于毒性物质的作用导致组织缺氧。发生中毒性缺氧时，细胞对氧的利用能力下降，导致氧在组织中不能充分被利用，因此静脉血氧含量增加。

4. B AG代表阴离子间隙，是指血浆中可测定的阳离子与可测定的阴离子之间的差值。正常人的AG范围在8～16mmol/L之间。当血气分析测到的AG > 30mmol/L时，常表示有机酸增多的代谢性酸中毒。代谢性酸中毒指体液中酸性物质的积累或碱性物质的丢失，导致血液的pH下降。常见的代谢性酸中毒的原因包括代谢性酮症酸中毒、乳酸酸中毒和肾小管酸中毒等。代谢性碱中毒指体液中碱性物质的积累或酸性物质的丢失，导致血液中的pH升高。呼吸性碱中毒指呼吸过度导致二氧化碳排出过多，血液中的碳酸根离子减少，导致血液中的pH升高。高氯血症和高钾血症是电解质紊乱的表现，与AG无直接关系。

5. C 肾上腺素是一种肾上腺素能药物，主要用于心搏骤停、心律失常和严重低血压等急诊情况下的治疗。心搏骤停是指心脏完全停止跳动，此时需要进行心肺复苏，而肾上腺素则是心肺复苏的重要药物之一，因此心搏骤停不是肾上腺素的禁忌证。

6. E 个人史包括社会经历、职业及工作条件、习惯与嗜好、冶游史。所以此患者的烟酒嗜好会被记录在个人史中。

7. E 病理反射的分类：（1）Babinski征又名巴宾斯基征。Babinski征阳性是锥体束损害时最重要的体征。（2）Oppenheim征又名奥本海姆征。医生用拇指及食指沿被检查者胫骨前缘用力向下推进至踝部，若出现拇趾背屈，其他各趾呈扇形散开，即为阳性。（3）Gordon征又名戈登征。检查时用手以一定力量捏压腓肠肌，阳性表现同奥本海姆征。（4）Chaddock征又名查多克征。属于病理反射。阳性表现为拇趾背屈，其余四趾呈扇形散开。脑膜刺激征不属于病理反射。

8. E 肺源性心脏病是指由于肺部疾病导致的心脏功能异常或心脏病变。首要死亡原因通常是肺性脑病，即由于肺部疾病引起的脑功能异常或损伤。肺性脑病是肺源性心脏病患者中常见的严重并发症，主要是由低氧血症和二氧化碳潴留引起。低氧血症可以导致脑细胞缺氧，而二氧化碳潴留则可能导致脑血管扩张和脑水肿，进一步加重脑部损伤。

9. E 阵发性室上性心动过速可采用兴奋迷走神经的方法终止发作。如患者心功能与血压正常，可先尝试刺激迷走神经。颈动脉窦按摩、Valsalva 动作、诱导恶心、将面部浸没于冰水内等方法可使心动过速终止，但停止刺激后，有时又恢复原来心率。初次尝试失败，在应用药物后再次施行仍可望成功。

10. E 原发性醛固酮增多症是一种内分泌疾病，是由肾上腺醛固酮过度分泌引起，这会导致体内钠潴留，血容量增加，进而引起血压升高。

11. B 乳腺癌在各个部位都容易发生，但是最高发的部位为乳腺的第四象限，也就是以乳头为中心位于乳房的外上方，可向腋窝延伸，这个部位的乳腺组织较为丰富。

12. D 外科治疗门静脉高压症的主要目的是预防和控制食管胃底静脉曲张破裂出血。

13. A 颅内血肿分为硬膜外血肿、硬膜下血肿、蛛网膜下腔出血、脑实质内出血等。急性外伤性颞顶部硬膜外血肿通常是由于颅骨骨折引发的，其中最常见的出血来源是硬脑膜中动脉破裂出血。硬脑膜中动脉是位于硬脑膜内的一组小动脉，当颅骨骨折时，这些动脉可能受到损伤或破裂，导致血液在硬脑膜外腔中积聚形成硬膜外血肿。

14. A 急性脓胸临床较少见，常由肺炎引起，而肺炎常由金黄色葡萄球菌感染引起。

15. E 子宫体与子宫颈的比例因年龄和卵巢功能而异，青春期前为 1:2，育龄期妇女为 2:1，绝经后为 1:1。

16. C 肝炎可以导致肝脏功能受损。肝脏在凝血过程中起着重要的作用，包括合成凝血因子和调节凝血平衡。当肝脏功能受损时，凝血功能可能出现障碍，

从而增加产后出血的风险。

17. A 肺结核患儿的治疗一般采用联合药物治疗，包括异烟肼（INH）、利福平（RFP）、吡嗪酰胺（PZA）等。治疗方案分为强化期和巩固期。强化期通常持续 2 个月，使用异烟肼、利福平和吡嗪酰胺三种药物。这是为了迅速杀灭结核分枝杆菌，减少病情进展。巩固期通常持续 4 个月，使用异烟肼和利福平两种药物。这是为了巩固治疗效果，防止结核分枝杆菌耐药。

18. B HBV 基因组中的前 C 区域编码 HBeAg（乙型肝炎 e 抗原），它是 HBV 感染时的一个标志性抗原。当 HBV 前 C 区 1896 位核苷酸基因突变导致终止密码出现时，会导致 HBeAg 抗原的产生受阻，因此 HBeAg 抗原会消失。

19. C 胸腔闭式引流是通过在胸腔内放置引流管，将积聚的液体（如脓液）引流出来，以减轻胸腔内压力，促进炎症的消退。

20. E 患者的 B 超、KUB 和 IVP 检查结果显示左侧肾盂有一 2cm×3cm 大小的结石，并且左肾积水，左输尿管正常，右肾及输尿管正常。基于这些结果，体外冲击波碎石（ESWL）是首选的治疗方法。ESWL 是一种非侵入性的治疗方法，通过体外冲击波将肾结石击碎成小碎片，使其能够通过尿路排出。

21. E 完全流产：妊娠产物已全部排出，阴道流血逐渐停止，腹痛逐渐消失。宫颈口已关闭，子宫接近正常大小。

22. B 难免流产：流产已不可避免，由先兆流产发展而来，此时阴道流血量增多，阵发性下腹痛加重或出现阴道流液（胎膜破裂）。

23. C 习惯性流产指自然流产连续发生 3 次或以上者，每次流产多发生于同一妊娠月份，其临床经过与一般流产

相同。

24. A 先兆流产指妊娠28周前，先出现少量阴道流血，继之常出现阵发性下腹痛或者腰背痛，宫颈口未开，胎膜未破，妊娠产物未排出，子宫大小与孕周相符，妊娠有希望继续。

25. B 患者的B超结果显示膀胱内有一个直径为15cm的结石，并且合并膀胱憩室。基于这个情况，膀胱切开取石是适用的治疗方法。膀胱切开取石是一种常见的治疗膀胱结石的方法，尤其是在结石较大或合并其他病变（如膀胱憩室）的情况下。通过手术切开膀胱，将结石取出，并清除膀胱内的其他异常组织或病变。

26. C 患者的B超结果显示膀胱内有一个直径为1cm的结石。基于这个情况，膀胱镜机械碎石是适用的治疗方法。通过膀胱镜的引导，将机械碎石器械引入膀胱内，对结石进行机械碎石，使其变为较小的碎片，然后通过尿路排出。

27. E 螺旋形骨折是指外力通过肢体或骨骼的其他部位传递到骨骼上，导致骨骼发生扭曲或扭转而引起的骨折，这种骨折形态表现为骨折线呈螺旋状。

28. A 粉碎性骨折是指外力直接作用在骨骼上，导致骨骼受到极大的力量而发生骨折。这种情况下，骨骼可能被压碎成多个碎片。

29. D 撕脱骨折是指在肌肉收缩或伸展时，由于肌肉力量过大或过突然，导致肌肉与骨的连接点受到拉力而发生撕脱。在这种情况下，骨折发生在肌肉附着点的骨骼区域。

30. C 疲劳性骨折是指反复的小幅度应力加载，长时间作用在骨骼上，导致骨骼无法充分恢复而发生的骨折。

31. B 呼吸窘迫综合征是以进行性呼吸窘迫和难以纠正的低氧血症为特征

的急性呼吸衰竭。治疗时宜采用高浓度给氧。

32. A 慢性支气管炎、阻塞性肺气肿和肺源性心脏病是慢性呼吸系统疾病，严重呼吸衰竭是这些疾病的一种严重并发症。这些疾病导致气道阻塞和肺功能受损，患者的呼吸功能受限。在这种情况下，给予高浓度氧可能会导致高氧血症，可能增加呼吸驱动和二氧化碳潴留，导致呼吸衰竭加重。因此，慢性支气管炎、阻塞性肺气肿、肺源性心脏病和严重呼吸衰竭患者宜采用低浓度给氧。

33. B 脂肪变性是一种细胞的病理变化，主要涉及细胞内脂肪物质的沉积。

34. B 细胞水肿通常是由细胞内液体积聚增加导致的。

35. D 玻璃样变性是一种细胞的病理变化，通常会同时出现细胞内和细胞间质的物质沉积。

36. ABDE 卫生法规的基本原则包括卫生保护原则、预防为主原则、公平原则和患者自主原则。

37. ABCDE 败血症和脓血症的治疗原则包括及早控制原发感染灶，早期应用大剂量有效的抗生素，提高全身抵抗力，增加全身营养，维持水、电解质与酸碱平衡，对症处理。

38. ABD A项，咽部分泌物堵塞：在全身麻醉中，咽部分泌物的增加或引流不畅可以导致咽部堵塞，阻碍气流通过。B项，舌后坠：在全身麻醉过程中，舌头的松弛和重力作用使其向后坠落，堵塞上呼吸道。D项，喉痉挛：在全身麻醉过程中，喉部肌肉的抑制和松弛可能会导致喉痉挛，造成上呼吸道的梗阻。

39. BCD 甲亢患者术前服碘的作用包括抑制甲状腺素的分泌，降低基础代谢率，使甲状腺缩小变硬和减少甲状腺血流量。原因如下：碘在甲状腺中的积累会抑制甲状腺激素的分泌，从而降低基础代谢率。术前服碘可使甲状腺缩小并变硬，这有助于手术操作时减少出血和保护周围组织。碘的摄入可以减少甲状腺的血流量，从而减少手术时的出血量。

40. BDE 成年人腹股沟斜疝手术的原则通常包括疝囊高位结扎和加强或修补腹股沟管管壁。

二、填空题

1. 关节面 关节囊 关节腔。关节的基本结构包括关节面、关节囊、关节腔。

2. 口腔 十二指肠。通常把口腔以下、十二指肠以上部分的管道称为上消化道。

3. 垂体窝内 漏斗 腺垂体 神经垂体。垂体借漏斗连于下丘脑，呈椭圆形，位于颅中窝、蝶骨体上面的垂体窝内，垂体可分为腺垂体和神经垂体两大部分。神经垂体由神经部和漏斗部组成。

4. 影响胚胎性分化 影响生精过程 对附属性器官和第二性征的影响 影响性行为和性欲 影响代谢。睾酮是男性主要的性激素之一，对人体的生理作用非常广泛。以下是睾酮的主要生理作用：①影响胚胎性分化：睾酮在胚胎期间起着重要的作用，影响性别的发育和性器官的形成。②影响生精过程：睾酮对生精细胞的发育和功能有重要影响，参与精子的生成和成熟过程。③对附属性器官和第二性征的影响：睾酮对男性附属性器官（如前列腺和附睾）的发育和功能具有影响。此外，睾酮还是男性第二性征的主要调节因子。④影响性行为和性欲：睾酮对男性的性行为和性欲有重要的调节作用。⑤影响代谢：睾酮对代谢过程也有一定的影响，包括骨骼代谢、脂肪代谢和蛋白质代谢等。

5. 生理性应激、病理性应激。根据应激原对机体影响的程度和导致的结果，应激可以被分为生理性应激和病理性应激。

6. 氨中毒 假性神经递质。肝性脑病是由肝功能不全引起的一种神经精神病变，其发病机制主要与氨中毒和假性神经递质有关。

7. 疼痛 感觉异常 麻痹 无脉 苍白 体温异常。急性动脉栓塞的临床表现可以概括为6P，概括了急性动脉栓塞造成的典型表现，即①Pain（疼痛）：局部疼痛是急性动脉栓塞的主要症状之一，疼痛可能是剧烈的、突然发作的，并且常常持续不断。②Pallor（苍白）：由于血液供应中断，受累区域的皮肤可能出现苍白。③Pulselessness（无脉）：在受累的动脉区域，脉搏可能无法触及或弱或消失。④Paresthesia（感觉异常）：感觉异常是指在受累区域可能出现的刺痛、麻木、刺激感或刺痛。⑤Paralysis（麻痹）：受累区域的肌肉可能出现麻痹或无力。⑥Poikilothermia（体温异常）：受累区域可能出现体温降低，即所谓的"冷肢"。

8. 倾倒综合征 反流性胃炎 溃疡复发 营养不良 残胃癌。胃大部切除术是一种外科手术，用于治疗胃部疾病，如胃癌或胃溃疡。术后远期并发症可能包括：①倾倒综合征：这是术后最常见的并发症之一，由于胃部被切除或减小，食物迅速进入小肠，导致血糖水平剧烈波动，出现恶心、呕吐、腹胀、腹泻、出汗、心悸等症状。②反流性胃炎：由于胃部被切除或减小，胆汁和胰液可能会逆流到胃部，导致胃黏膜发生炎症和溃疡。③溃疡复发：术后胃溃疡的复发率可能增加。④营养不良：胃大部切除术后，食物的吸收和消化能力减弱，可能导致营养不良等问题。⑤残胃癌：胃大部切除术后，虽然胃的大部分被切除，但残留的组织仍有可能发生胃癌。

9. 心源性　支气管。吗啡主要用于治疗心源性哮喘，可减轻肺水肿，有镇静、镇痛，减少心肌耗氧的作用。但是不能用于支气管哮喘。因为吗啡除了上述作用外，还可抑制呼吸中枢，原本支气管哮喘的患者就存在呼吸困难，如果再使用这种抑制呼吸中枢的药物，可能会导致病情的加重。

10. 炎症期　增生期　重塑期。创伤修复是机体对于损伤组织进行修复和再生的过程。这个过程通常可以分为以下三个阶段：①炎症期：创伤发生后，机体会迅速引发炎症反应，包括血管扩张、血管通透性增加、炎性细胞的浸润等。这个阶段的主要目的是清除创伤区域的细菌、异物和坏死组织，为后续修复提供清洁的环境。②增生期：在炎症期过后，机体开始进行新生血管形成和肉芽组织形成。新生血管可以为伤口提供氧气和营养物质，促进伤口愈合。肉芽组织是由纤维母细胞和血管组成的结缔组织，填充伤口缺损，为后续的修复提供支持。③重塑期：在肉芽组织形成后，伤口开始进行重塑和再造。在这个阶段，肉芽组织逐渐转化为成熟的瘢痕组织，伤口的强度和稳定性增加。然后，瘢痕组织会经历重塑和重建的过程，逐渐恢复到与正常组织相似的结构和功能。

11. 基础代谢率测定　甲状腺吸碘率的测定　血清 T_3、T_4 含量测定。甲状腺功能亢进症的特殊检查方法包括：①基础代谢率测定：通过测定患者的基础代谢率，可以评估甲状腺功能亢进对机体代谢的影响。甲状腺功能亢进时，基础代谢率通常会增加。②甲状腺吸碘率的测定：这是一种常用的甲状腺功能亢进的特殊检查方法。患者口服放射性碘（^{131}I），然后测定一定时间后甲状腺对碘的吸收率。正常情况下，甲状腺吸碘率会降低，而甲状腺功能亢进时吸碘率会增加。③血清 T_3、T_4 含量测定：这是检测甲状腺激素水平的常规方法。甲状腺功能亢进时，血清 T_3 和 T_4 的含量通常会升高。

12. 闭合　开放　张力。气胸可分为闭合性气胸、开放性气胸、张力性气胸。

13. 传染病　非传染性感染性疾病。感染性疾病包括传染病和非传染性感染性疾病。

14. 宫内传播　产时传播　产后感染。乙型病毒性肝炎的母婴传播途径有宫内传播、产时传播、产后感染。

15. 抑制排卵　改变宫颈黏液性状　改变子宫内膜形态和功能　改变输卵管功能。激素避孕的主要机制是通过抑制排卵、改变宫颈黏液性状、改变子宫内膜的形态和功能及改变输卵管功能而达到避孕的目的。

三、判断题

1. √　子宫圆韧带起自宫角的前面、输卵管近端的稍下方，在阔韧带前叶的覆盖下向前外侧走行，到达两侧骨盆侧壁后，经腹股沟管止于大阴唇前端。

2. ×　肋膈陷窝是胸腔位置最低的部分，而不是腹膜腔。肋膈陷窝是指胸腔底部的肋骨和膈肌之间的凹陷区域，位于胸腔的下部。腹膜腔是位于膈肌以下的腹部空腔，包含腹部脏器如胃、肝脏、肠道等。

3. √　阈电位就是能使膜对 Na^+ 通透性突然增大的临界膜电位。

4. ×　内脏痛的特点：①缓慢持续，定位不精确；②伴随不安与恐惧感；③有牵涉性痛（即放射痛）；④对牵拉、缺血、痉挛、炎症敏感，对切割、烧伤不敏感。

5. × 热惊厥是由于儿童体温升高引起的一种癫痫样发作。其机制与大脑皮质处于兴奋以及皮质下中枢兴奋性降低无关。具体机制尚不完全清楚，但通常认为与温度升高引起的神经元兴奋性增加有关。高体温可能导致神经元放电阈值降低，使其更容易发生异常放电。这种异常放电可能通过引起局部电流漏出、抑制抑制性神经递质的释放等机制，进一步扩展和加强放电，最终导致热惊厥的发作。

6. √ 普萘洛尔是一种选择性的 β_1 受体阻断（拮抗）剂，可用于治疗甲状腺功能亢进引起的窦性心动过速。甲状腺功能亢进会导致甲状腺激素过量，进而加速心脏的代谢和心搏频率，引起窦性心动过速。普萘洛尔则通过阻断 β_1 受体，减慢心率和减少心脏收缩力，从而有效控制窦性心动过速的症状。

7. √ 静脉补充钾有浓度及速度的限制，每升液体中含钾量不宜超过 40mmol（相当于氯化钾 3g），应缓慢滴注，输入钾量应控制在 20mmol/h 以下。

8. × 乳腺癌内分泌治疗是通过降低体内雌激素水平或抑制雌激素的作用，达到抑制肿瘤细胞生长的目的。

9. × CEA、CA19 - 9 和 CA125 是常见的肿瘤标志物，它们在一些胃癌患者中可能会升高，但并不是所有胃癌患者都会出现升高。因此，它们不能作为胃癌的特异性诊断指标，而是用来辅助胃癌的诊断和评估治疗效果的。

10. × 虽然颅底骨折可能导致脑脊液漏，但并非所有颅底骨折都会引起脑脊液漏。脑脊液漏是指脑脊液从脑脊液腔体系中非正常地泄漏出来，通常是由于骨折或其他原因引起的骨折位点的破裂或损伤。脑脊液漏的发生取决于骨折的严重程度、位置和涉及的结构等因素。

四、名词解释

1. 心身疾病：是一组发生发展与心理社会因素密切相关，但以躯体症状表现为主的疾病，主要特点包括：①心理社会因素在疾病的发生与发展过程中起重要作用。②表现为躯体症状，有器质性病理改变或已知的病理生理过程。③不属于躯体形式障碍。

2. 多器官功能障碍综合征（MODS）：是指机体遭受严重感染、休克、创伤及大手术等急性损伤后，同时或贯序出现 2 个或 2 个以上器官功能障碍。

3. 三度四分法：为烧伤创面深度的分类法，即根据烧伤深度分为Ⅰ度、Ⅱ度、Ⅲ度，其中，Ⅱ度又分为浅Ⅱ度和深Ⅱ度。

4. 倾倒综合征：胃大部切除术后，由于失去了幽门的节制功能，导致胃内容物排空过快，可产生一系列临床症状，多见于毕Ⅱ式吻合。

5. 贲门失弛缓症：是指由于食管蠕动和张力减弱，食管末端括约肌不能松弛，食物滞留于食管腔内，逐渐导致食管扩张、伸长及屈曲的一种食管功能性疾病。

五、简答题

1. 静脉注射常见的静脉：肘窝的贵要静脉、正中静脉、头静脉或手背、足背以及踝部等处的浅静脉。婴幼儿头皮静脉亦常选用。

2. 肩关节脱位的分型及临床表现：(1) 根据肱骨头脱位的方向分为：①前脱位；②后脱位；③下脱位；④上脱位。以前脱位最多见。(2) 临床表现：①外伤史；②患肩疼痛、肿胀、活动受限；③方肩畸形，关节囊空虚感，Dugas 征阳性；④X 线片示正常的肩关节对合关系丧失。

3. 临床输血的适应证：大量失血；贫血或低蛋白血症；重症感染；凝血功

能异常。

4. 急性胰腺炎手术治疗的适应证：（1）不能排除其他急腹症时；（2）胰腺和胰周坏死组织继发感染；（3）经非手术治疗，病情继续恶化；（4）暴发性胰腺炎经过短期非手术治疗，多器官功能障碍仍不能得到纠正；（5）伴胆总管下端梗阻或胆道感染者；（6）合并肠穿孔、大出血或胰腺假性囊肿。

5. 新生儿溶血性黄疸和生理性黄疸的区别：（1）生理性黄疸：足月儿出生后 2～3 天出现黄疸，一般情况良好，5～7天消退，最迟不超过2周；早产儿黄疸多在生后 3～5 天出现，3～4 周消退；每日血清胆红素升高 <85μmol/L 或每小时 <8.5μmol/L。（2）病理性黄疸：出现过早（出生 24h 内）；血清胆红素每日上升 >5mg/dl；黄疸持续过久（足月儿 >2 周，早产儿 >4 周）；黄疸退而复现；血清结合胆红素 >34 μmol/L（2mg/dl）。

6. 导尿术的目的：（1）直接由膀胱导出不受污染的尿标本，作细菌培养，测量膀胱容量、压力及检查残余尿量，鉴别尿闭和尿潴留，以助诊断。（2）为尿潴留患者放出尿液，减轻痛苦。（3）行盆腔内器官手术之前，为患者导尿，以排空膀胱，防止手术中误伤。（4）昏迷、尿失禁或者会阴部有损伤时，保留导尿管以保持局部干燥，清洁。进行某些泌尿系统疾病手术后，为促使膀胱功能的恢复及切口的愈合，常需做留置导尿术。（5）抢救休克或垂危患者，正确记录尿量、比重，以观察肾功能。

7. 脑电图检查的适应证：（1）鉴别脑器质性疾病和功能性疾病，如心理障碍、抽搐。（2）用于各种脑部疾病辅助诊断、鉴别诊断及定位，常用于癫痫、

脑瘤、颅内血肿、脑外伤、脑炎、脑寄生虫病、脑脓肿、脑血管病等。（3）了解全身疾病疑有脑损害者是否有脑受累，如癌有无颅内转移，感染、中毒、肝或肾性疾病等是否造成脑功能损害。（4）随访了解脑部疾病的变化，疗效，脑发育状况，帮助了解脑衰老及脑死亡。

8. 嗜铬细胞瘤的临床表现：（1）高血压，为最主要症状，有阵发性和持续性两型，持续性者亦可有阵发性加剧。（2）低血压、休克。本病可发生低血压，甚至休克；或出现高血压和低血压相交替的表现。（3）心脏表现：大量儿茶酚胺可引起儿茶酚胺性心肌病。（4）基础代谢增高。（5）糖代谢、脂代谢以及电解质代谢紊乱。（6）还有可能引起其他系统变化。

9. 产褥感染的处理：（1）支持疗法：加强营养，增强全身抵抗力，纠正水、电解质失衡等。（2）清除宫腔残留物，脓肿切开引流。（3）抗生素的应用：根据药敏试验选用广谱高效抗生素，中毒症状严重者，可短期选用肾上腺皮质激素，提高机体应激能力。（4）血栓性静脉炎的处理：应用大量抗生素的同时，加用肝素。

10. 控制支气管哮喘急性发作应选用扩张支气管作用强及生效快的药物：①气雾吸入沙丁胺醇（舒喘灵）、克仑特罗（氨哮素）以及特布他林（博利康尼）等，强大的 β_2 受体激动作用可消除支气管平滑肌痉挛；②静脉使用氨茶碱，能够迅速松弛支气管平滑肌，缓解呼吸困难。局部吸入的糖皮质激素因起效慢，不宜单独用于控制哮喘急性发作。哮喘持续状态的危重患者可短期静脉应用糖皮质激素以控制症状。

模拟试卷（十一）全解

1. E 潮式呼吸是一种异常的呼吸模式，其特征是呼吸时出现深吸气和浅呼气的交替性变化。颅内压增高会导致呼吸中枢受损，从而出现潮式呼吸。严重缺氧也可以影响呼吸中枢，导致潮式呼吸的出现。呼吸中枢受损（如中枢神经系统疾病或损伤）也可能引起潮式呼吸。此外，尿毒症是一种严重的肾脏疾病，可以导致多个系统的功能障碍，包括呼吸系统，从而引发潮式呼吸。

2. C 等渗性脱水是指体内水分和电解质的丢失是等比例的，即体液中水分和溶质的比例保持不变。当发生大量小肠液丢失时，体内水分和电解质的丢失是相对均衡的，因此出现等渗性脱水。

3. C 异丙肾上腺素具有强大的加速传导作用，可使房室传导阻滞的现象明显改善。

4. C 氯霉素是一种广谱抗生素，但其临床应用受到限制的主要原因是其具有抑制骨髓造血功能的副作用。长期或高剂量使用氯霉素可能会导致骨髓抑制，从而影响红细胞、白细胞和血小板的正常生成，引发贫血、白细胞减少和血小板减少等问题。

5. C 低渗性脱水是指机体内水和钠同时缺失，但失钠多于失水，故血清钠低于正常范围，细胞外液呈低渗的病理状态。患者头晕、乏力、恶心、呕吐的症状提示有脱水的表现。血清钠浓度为130mmol/L，低于正常范围，进一步支持低渗性脱水的诊断。血清钾浓度正常，排除了低钾血症和高钾血症的可能性。尿比重为1.010，属偏低，也符合低渗性

脱水的特点。因此，根据患者的临床表现和实验室检查结果，最可能的诊断是低渗性脱水。

6. B 在麻醉前用药中，应用麻醉性镇痛药的主要目的是为了提供术前镇静和镇痛，以减轻患者的焦虑和疼痛感。麻醉性镇痛药可以通过作用于中枢神经系统，抑制神经传递和感觉传导，从而产生镇静和镇痛效果。这样可以帮助患者在手术前放松和舒适，减少手术过程中的不适感，并为麻醉诱导和手术操作提供良好的条件。此外，麻醉性镇痛药还可以减少术后疼痛和镇静药的需求，促进患者的快速康复。

7. A 丹毒首选的治疗药物就是青霉素，一般使用青霉素以后患者的症状会很快地缓解。

8. C 根据描述，创面伤及真皮乳头层，呈现红白相间的特征，患者感觉迟钝，有拔毛病症状，这是典型的深Ⅱ度烧伤。Ⅰ度烧伤只涉及表皮层，通常表现为红肿、疼痛，但没有破损。浅Ⅱ度烧伤影响了真皮的浅层，通常表现为水疱、红肿、疼痛，并且有明显的触觉过敏。混合度烧伤涉及真皮的不同层次，通常表现为混合的症状，如有一部分区域呈现Ⅰ度烧伤的特征，而其他区域呈现Ⅱ度烧伤的特征。Ⅲ度烧伤涉及真皮的全部层次，甚至可能影响到皮下组织和深层结构，通常表现为坏死的皮肤、无痛觉和触觉。综上所述，根据描述，创面为典型的深Ⅱ度烧伤。

9. C 甲胎蛋白（AFP）测定对于诊断肝细胞癌具有一定的专一性，但其敏感性较低。为了提高诊断的准确性，可

以采用高低敏检测方法，并结合对照和动态观察。正确率可达90%以上。

10. A 与颅内压增高本身并不直接相关的并发症是肾衰竭。颅内压增高导致的脑缺血和缺氧可能引起肾脏功能受损，但肾衰竭的发生通常是多因素综合作用的结果，与颅内压增高的直接影响并不直接相关。

11. C 胸部X线检查是诊断肺癌常用的检查手段。

12. D 诊断尿结石的最主要方法是排泄性尿路造影。排泄性尿路造影是一种影像学检查方法，在患者体内注入含有造影剂的液体，然后观察尿路系统的排泄情况。这种方法可以清晰地显示尿路系统的解剖结构和是否存在结石。超声波检查可用于初步筛查和初步评估尿路结石，但对于较小的结石或在某些情况下无法清晰显示结石的情况时，排泄性尿路造影是更准确的诊断方法。放射线核素肾图检查和放射线核素肾扫描也可以用于辅助诊断尿结石，但它们并不是首选的诊断方法。会阴部下坠感（选项E）不是用于诊断尿结石的方法。

13. A 根据描述，外伤后左髋关节出现屈曲、内收和内旋畸形，最可能的初步诊断是后脱位。前脱位通常表现为髋关节屈曲、外展和外旋畸形，与描述不符。股骨颈骨折通常不会引起髋关节的屈曲、内收和内旋畸形，而是伴有疼痛、肿胀和活动受限等症状。粗隆间骨折也不太可能导致髋关节的屈曲、内收和内旋畸形，而是伴有其他特征性症状。中心性脱位是指髋臼和股骨头之间的脱位，也不太可能导致髋关节的屈曲、内收和内旋畸形。

14. B 测定基础代谢率时，不要求熟睡。基础代谢率是指人体在安静、醒着的状态下消耗的最低能量，通常在早上醒来后进行测量。熟睡状态下的代谢率可能会有所变化，因此在测定基础代谢率时不要求熟睡。

15. C 弥散性血管内凝血（DIC）是在许多疾病基础上，以微血管体系损伤为病理基础，凝血及纤溶系统被激活，导致全身微血管血栓形成，凝血因子大量消耗并继发纤溶亢进引起全身出血及微循环衰竭的临床综合征。在DIC中，常见的血液凝固障碍表现为先高凝后转为低凝。

16. B 在正常情况下，肠鸣音为每分钟4~5次。

17. C 霍奇金淋巴瘤多见于青年，儿童少见。首发的症状多数为无痛性、颈部或者是锁骨上淋巴结进行性增大，其次为腋窝淋巴结肿大。

18. C 根据绒毛膜癌分期的标准，当病灶仅限于子宫内膜或子宫颈时，临床分期为Ⅰ期。当病灶转移到阴道时，临床分期为Ⅱb期。

19. C 肺功能检查主要用于判定肺功能障碍的类型，确定肺功能障碍的程度，可用以判断某些药物的疗效，以及可用于区别心源性呼吸困难和肺源性呼吸困难。然而，肺功能检查通常无法发现肺部较小的病变。

20. A 医学伦理学的任务有：①确定符合时代要求的医德原则和规范；②反映社会对医学职业道德的需要；③为医学的发展导向；④为符合道德的医学行为辩护。A项，直接提高医务人员的医疗技术是临床医学的任务，而不是医学伦理学的任务。

21. B 老年性阴道炎是指由于雌激素水平下降导致的阴道黏膜变薄、干燥和炎症的病症。雌激素能够帮助恢复阴道黏膜的健康状态，减轻炎症和不适症状。因此，使用雌激素是老年性阴道炎的首选治疗方法。

22. D 滴虫性阴道炎治疗首选甲硝唑或替硝唑，用药期间禁止哺乳。

23. A 糖尿病酮症酸中毒的首选治疗药物是胰岛素。糖尿病酮症酸中毒是一种严重的并发症，主要是由于血糖控制不良导致体内产生过多的酮体，引起酸中毒。胰岛素可以帮助降低血糖水平，并抑制体内酮体的生成，从而解决酮症酸中毒的问题。

24. A 1型糖尿病的首选治疗药物是胰岛素。1型糖尿病是一种由于胰岛素分泌不足或完全缺乏而导致的糖尿病类型。因此，对于1型糖尿病患者，胰岛素是必需的治疗药物。胰岛素可以补充体内缺少的胰岛素，以帮助调节血糖水平。

25. B 对于2型糖尿病患者，无并发症时的首选治疗药物是磺脲类药物。磺脲类药物是一类口服降糖药物，可以通过促进胰岛素的分泌和增强组织对胰岛素的敏感性来控制血糖水平。

26. C Graves病是一种自身免疫性甲状腺功能亢进症，主要特征是甲状腺功能亢进和甲状腺肿大。对于15岁的Graves病患者，硫脲类药物（如甲巯咪唑）是首选的治疗药物。硫脲类药物可以抑制甲状腺激素的合成和释放，从而减轻甲状腺功能亢进的症状。

27. C 一位有经验的医师能够从X线片上看到并不为一般人所觉察的病灶，这属于知觉的理解性。知觉理解性即人们以已有的知识经验为基础去理解和解释事物，并用词语加标志的特性，以使它具有一定的意义。指医务人员通过对影像、体征或症状的观察和分析，能够识别出疾病的迹象或异常情况，并进行正确的诊断和治疗。这种能力是通过长期的临床实践和经验积累所得到的。

28. C 一名幼儿能够说出很多动物的名字，这属于知觉的理解性。幼儿能够通过观察和感知动物，并将其与其名称相联系，表明其具备了知觉理解性的能力。

29. E 能实现有效气体交换的通气量是肺泡通气量。肺泡通气量是指单位时间内出入肺的气体量。它是评估肺通气功能的重要指标，肺泡通气量是有效通气量，去除了无效通气（如死腔通气）的影响。因此，肺泡通气量是能实现有效气体交换的通气量。

30. B 评价肺通气功能较好的指标为用力肺活量。用力肺活量（时间肺活量）是指在一定时间内，尽量最大吸气后，尽力尽快呼气所能呼出的最大气量。能够反映个体肺部的弹性和通气能力。较大的时间肺活量通常表示肺部通气功能较好。

31. B 急性肾炎诱发心力衰竭的主要原因是水钠潴留及循环充血。急性肾小球肾炎简称急性肾炎，其主要特征是肾小球滤过功能受损，导致水钠潴留和循环充血。这会增加血液容量和循环血液的压力，使心脏负荷加重，最终导致心力衰竭的发生。

32. A 支气管肺炎是一种感染性肺炎，其特点是肺部感染和炎症反应。支气管肺炎诱发心力衰竭的主要原因是肺动脉高压和中毒性心肌炎：①肺动脉高压：支气管肺炎引起的炎症反应和肺部感染会导致肺血管痉挛和狭窄，增加肺动脉的阻力。肺动脉高压会导致右心负荷加重，进而引起心力衰竭。②中毒性心肌炎：支气管肺炎引起的感染和炎症反应，以及可能存在的细菌毒素或病毒感染，可能会导致心肌炎症。中毒性心肌炎会导致心肌功能受损，进而引起心力衰竭。

33. B 绒毛膜癌是一种恶性肿瘤，起源于胎盘的绒毛膜组织。它具有侵袭性生长的特点，可以浸润到子宫壁的肌层。

34. A 葡萄胎是一种妊娠相关疾病，由胎盘异常发育导致。它通常在子宫内膜上形成囊性结构，浸润到蜕膜层。

35. B 侵蚀性葡萄胎，指葡萄胎组织侵入子宫肌层引起组织破坏或并发子宫外转移者。

36. ABCD 持续麻醉作用指的是麻醉药物在体内的效应还未完全消失，导致患者无法迅速清醒。呼吸功能不全可能由于麻醉药物的抑制作用或其他原因导致氧气供应不足，影响意识恢复。低血钾和低体温也会影响神经系统的功能，延迟苏醒过程。术中一过性血压升高虽然可以导致过度麻醉，但通常不是导致苏醒延迟的原因。

37. ABCD 甲亢患者症状控制后能进行手术的标准包括情绪稳定，睡眠良好、体重增加、脉率<90次/分和基础代谢率< +20%。情绪稳定和良好的睡眠是甲亢患者症状控制的重要指标，手术前需要确保患者情绪稳定并且能够获得充足的睡眠。体重增加通常是甲亢患者在治疗过程中的一个正常反应，体重增加表明病情得到了控制。脉率<90次/分是指患者的心率控制在正常范围内，手术前需要保证患者心率稳定。基础代谢率< +20%是指甲亢患者的甲状腺功能在手术前已经得到了有效控制，甲状腺功能处于相对正常的范围内。眼球突出减轻是甲亢眼病的一个指标，与手术的可行性并无直接关系。

38. CD 乳腺癌和乳腺导管内乳头状瘤都可以导致乳头溢液的出现。乳腺结核和乳腺纤维瘤通常不会导致乳头溢液。

39. ACE 腹股沟斜疝是腹腔内脏器经腹股沟区域突出形成的疝囊，手术的目的是切除疝囊，以消除内脏突出的空间。同时加强腹壁的薄弱部分，以防止再次发生腹股沟斜疝。此外，疝囊颈高位结扎可以堵住腹内脏器进入疝囊的通道，进一步防止腹股沟斜疝的复发。沿精索封闭内外环和加强内环口两侧肌肉的作用不是成年人行腹股沟斜疝手术的目的。

40. ABCE 生命权、身体权和健康权是患者在医疗过程中享有的基本权利，包括保护个人生命和身体的权利以及获得健康的权利。平等医疗权指患者在接受医疗服务时应受到平等对待的权利。知情权是指患者有权知道他们的疾病情况、诊断结果、治疗方案、风险和效果等信息。隐私权是指患者对个人隐私的保护权利，包括医疗记录的保密性和个人信息的保护。安乐死权不是患者的合法权利，因为安乐死在很多国家和地区是非法的。

二、填空题

1. 紧张性收缩 分节运动 蠕动。 消化期小肠的运动形式包括：（1）紧张性收缩是小肠平滑肌的一种静态收缩状态，持续时间较长。它有助于保持小肠内容物的混合和推进。（2）分节运动是小肠平滑肌的一种周期性收缩和松弛，分节运动有助于将消化液均匀地与食物混合，以便更好地进行吸收和消化。（3）蠕动是小肠平滑肌的一种波状运动，通过收缩和松弛的序列，将消化物从胃部向下推进。蠕动有助于推动食物在小肠中的运动，促进吸收和排空。这些运动形式的综合作用，使得小肠能够有效地进行食物的消化和吸收。

2. ATP减少 γ-氨基丁酸增多。 代谢性酸中毒时神经系统功能障碍主要表现为抑制，严重者可发生嗜睡或昏迷。

酸中毒时中枢神经系统功能障碍的基本机制：（1）酸中毒时脑组织中谷氨酸脱羧酶活性增强，故 γ-氨基丁酸生成增多，该物质对中枢神经系统有抑制作用；（2）酸中毒时生物氧化酶类的活性减弱，氧化磷酸化过程也因而减弱，ATP 生成也就减少，因而出现脑组织能量供应不足。

3. 低张性缺氧　血液性缺氧　循环性缺氧　组织性缺氧。缺氧分为低张性缺氧、血液性缺氧、循环性缺氧和组织性缺氧四种。

4. 消化道反应　抑制骨髓造血功能　脱发。抗恶性肿瘤药物常见的毒性反应包括消化道反应、抑制骨髓造血功能和脱发。

5. 1000mg　500mg。局麻药的一次最大剂量（mg）为：普鲁卡因 1000mg、利多卡因 500mg。

6. 限制性通气不足　阻塞性通气不足　Ⅱ。肺泡通气功能障碍包括限制性通气不足和阻塞性通气不足两种，由于肺泡通气功能障碍引起的呼吸衰竭是Ⅱ型呼吸衰竭。

7. 手术　急诊手术。股疝是指疝囊通过股环、经股管向卵圆窝突出的疝。股疝主要发生在女性和老年人中，可能会引起股部突出物、疼痛和梗阻等症状。一旦明确诊断为股疝，通常建议进行手术治疗。手术治疗的目的是将脏器重新放回腹腔，并修复股管的缺陷，以防疝囊再度突出。对于嵌顿性或绞窄性股疝，更应进行紧急手术。嵌顿性股疝是指疝囊被股管周围的组织所压迫，导致血液供应受限。绞窄性股疝是指疝囊的血液供应完全中断。在这些情况下，如果不进行紧急手术，可能会导致严重的并发症，如坏死、穿孔和感染等。

8. 脑膜动脉　静脉窦　板障静脉。急性外伤性硬膜外血肿的出血来源包括脑膜动脉、静脉窦和板障静脉。脑膜动脉是脑血管系统的主要供血动脉，当外伤导致动脉破裂时，可引起硬膜外血肿。静脉窦位于硬膜与脑膜之间，是脑脊液和静脉血液的通道，当静脉窦受到外伤影响时，也可导致硬膜外血肿。板障静脉是连接脑表面静脉和静脉窦的静脉，外伤时也可能破裂导致出血，形成硬膜外血肿。

9. 先天性尿道狭窄　炎症性尿道狭窄　外伤性尿道狭窄。尿道狭窄的原因包括：①先天性尿道狭窄：是指尿道在出生时就存在狭窄或闭锁。这可能是由于胎儿发育过程中尿道管发育异常导致。②炎症性尿道狭窄：是由于尿道发生炎症和病变，导致尿道管腔狭窄。常见的炎症性疾病包括尿道炎、尿道结石、尿道肿瘤等。③外伤性尿道狭窄：是由于盆腔或尿道受到外伤引起的尿道损伤和瘢痕形成。外伤性尿道狭窄可能由盆腔手术、尿道导尿、尿道插管等引起。

10. 足月儿　早产儿　极早产儿　过期儿。新生儿根据胎龄分为足月儿、早产儿、极早产儿和过期儿。

11. 轻度脱水　中度脱水　重度脱水　等渗性脱水　低渗性脱水　高渗性脱水。小儿腹泻脱水按脱水的程度分为轻、中、重度脱水。按水、盐丢失比例的不同分为等渗性脱水、低渗性脱水、高渗性脱水。

12. 宫颈阴道部　宫颈管黏膜。宫颈炎主要是指宫颈阴道部和宫颈管黏膜受到各种病原体感染而导致的一系列病理改变，是妇科常见的疾病之一。

13. 间质部　峡部　壶腹部　伞部。输卵管为一对细长而弯曲的肌性管道，内侧和子宫角相通；外侧游离呈伞状，与卵巢相近。从内向外分为四部分：间质部、峡部、壶腹部、伞部。

14. 慢性咳嗽 咳痰 咯血。支气管扩张常见的临床表现包括慢性咳嗽、咳痰、咯血。

15. 快速心律失常伴传导阻滞。洋地黄是一类用于治疗心力衰竭和心律失常的药物，但过量使用或误用洋地黄药物可能导致洋地黄中毒。洋地黄中毒可引起心脏电生理的异常，主要体现为快速心律失常伴传导阻滞。

三、判断题

1. √ 非霍奇金淋巴瘤最常见的临床表现是淋巴结肿大。非霍奇金淋巴瘤可以引起局部淋巴结或多个区域的淋巴结肿大，通常是无痛性的。这种淋巴结肿大可能是由于淋巴瘤细胞在淋巴结内增殖导致。除了淋巴结肿大，非霍奇金淋巴瘤还可以引起其他症状，如发热、盗汗、体重减轻、疲劳等。

2. √ 乳腺触诊应循序对乳房不同区域进行全面检查，包括乳房外上（包括腋尾部）、外下、内下、内上各象限以及中央区。先检查健侧乳房，然后再检查患侧乳房。这样的顺序方便发现任何异常或不对称。同时，应该注意检查乳头和乳晕区域，以及腋窝区域是否有淋巴结肿大。乳腺触诊是乳腺疾病筛查和早期发现乳腺癌的重要方法之一。

3. × 子宫阔韧带：位于子宫两侧呈翼状的双层腹膜皱襞，由覆盖子宫前后壁的腹膜自子宫侧缘向两侧延伸达盆壁而成，能够限制子宫向两侧倾斜。

4. √ 缩宫素用于增强宫缩力度和频率，帮助促进产程进展。然而，如果宫缩本身的节律性和极性不正常，意味着宫缩力度和频率可能已经不稳定或不规律，此时使用缩宫素可能会进一步加重不协调性宫缩乏力，导致产程变得更加复杂。在面对不协调性宫缩乏力时，

常见的处理方法是采取非药物性措施，如改变体位、提供适当的休息、促进水分和营养摄入等，以帮助恢复宫缩的正常节律性和极性。如果不协调性宫缩乏力持续存在，医生可能会考虑其他适当的干预措施，但使用缩宫素并不是首选。

5. × 盐酸小檗碱是一种中药成分，具有抗菌、抗炎和抑制肠道蠕动的作用，可以用于治疗腹泻。氟哌酸通过抑制肠道蠕动和增加肠道水分的吸收来减轻腹泻症状。黄连素（Berberine）是一种天然植物提取物，具有抗菌、抗炎和抗腹泻的作用，可以用于治疗腹泻和某些肠道感染。然而，红霉素并不是假膜性肠炎的首选治疗药物。假膜性肠炎是由肠道中的产气荚膜梭菌感染引起，红霉素在治疗假膜性肠炎方面的使用已经逐渐减少。目前，假膜性肠炎的治疗通常首选的药物是甲硝唑或万古霉素。

6. × 心室扑动是一种严重的心律失常，需要立即采取紧急措施进行治疗。腺苷和钙通道阻滞剂并不是心室扑动的首选治疗方法。在心室扑动的情况下，心室肌纤维发生高频而无序的收缩，导致心脏无法有效泵血。因此，治疗目标是立即终止心室扑动并恢复正常的心律。对于心室扑动，最有效的治疗方法是进行电除颤（Defibrillation）。电除颤是通过给予心脏一次强电冲击来重置心脏的电活动，使心脏能够重新建立正常的心律。

7. √ 急性心肌梗死患者发病后6个月内不宜施行择期手术，在这个时间段内，患者的心脏仍处于康复阶段，并存在以下几个主要原因：①心脏功能恢复情况：在急性心肌梗死后，心肌组织受损，需要一定时间进行修复和再生。在恢复期间，心脏功能可能还不稳定，手术可能增加心脏负担，导致心功能进一步受损。②术后并发症风险：急性心肌

梗死后，患者可能存在心律失常、心力衰竭等并发症的风险。这些并发症可能会增加手术的风险和术后恢复的困难。③抗血小板治疗：急性心肌梗死患者通常需要接受抗血小板治疗，如阿司匹林。这种药物可以减少血栓形成的风险，但同时会增加手术过程中出血的风险。④炎症反应期：急性心肌梗死后，心脏周围可能存在炎症反应。手术可能会刺激炎症反应，导致局部炎症加重，并增加手术风险。

8. √　无菌技术或无菌操作是指一系列操作技术和措施，旨在防止细菌、病毒或其他微生物进入机体或其他物体，以保持无菌状态。这种技术常用于医疗领域、实验室研究以及食品和制药行业等需要保持无菌环境的领域。无菌技术包括使用无菌器械、穿戴无菌手套、进行适当的消毒和灭菌操作等，以确保操作过程和环境的无菌性。

9. ×　洋地黄中毒导致快速室性心律失常时，首选的药物是利多卡因，而不是维拉帕米。

10. ×　血钙浓度低于 2.2mmol/L 时称为低血钙，但能使血钙水平上升的激素不包括降钙素。

四、名词解释

1. 急性肾损伤以往称为急性肾衰竭，是指由多种病因引起的肾功能快速下降而出现的临床综合征。

2. 禽流感疫区：是指高致病性禽流感疫点周围半径 3km 的范围。

3. 癫痫持续状态：是指癫痫连续发作之间意识尚未恢复又频繁再发，或癫痫发作持续 30 分钟以上不自行停止。

4. 开放性骨折：骨折处皮肤及筋膜或骨膜破裂，骨折端与外界相通。

5. Codman 三角：长骨骨肉瘤位于干骺端的骨髓腔中央或为偏心性。一侧或

四周的骨皮质被浸润和破坏，其表面的骨外膜被掀起，切面上可见肿瘤上、下两端的骨皮质和掀起的骨外膜之间形成三角形隆起，其间堆积由骨外膜产生的新生骨。此三角称为 Codman 三角。

五、简答题

1. 静脉注射时选择静脉的原则：选择粗直、弹性好、不易滑动以及易于固定的静脉，并应避开关节与静脉瓣。

2. 急性外伤性硬脑膜外血肿的临床特点：进行性意识障碍，有中间清醒期及颅内压增高症状，晚期可出现脑疝。

3. 应激的生物学意义：应激是一种生理反应，其生物学意义在于帮助机体应对不利刺激，提高机体在新环境下的适应能力，以消除对机体的损害。机体缺乏应激反应或应激反应低下常常意味着机体的抵抗力下降，可能预示着不良的疾病预后。

4. 腰椎管狭窄症的治疗原则：（1）非手术治疗：卧床休息，按摩，牵引，理疗及药物治疗。（2）手术治疗：非手术治疗无效者，可考虑手术治疗，手术行全椎板减压，减压要彻底，同时进行侧隐窝的松解和椎间孔扩大，以彻底解除马尾和神经根的压迫。

5. 简述胃肠减压的适应证：（1）胃肠疾病，如急性胃扩张、急腹症有明显腹胀者、胃肠道梗阻者；（2）腹部手术前准备及腹部较大型手术后；（3）胃、十二指肠穿孔；（4）多种原因造成的无法经口进食而需鼻饲者，如昏迷患者、口腔疾病、口腔及咽部手术后的患者；（5）急性胰腺炎；（6）上消化道出血患者出血情况的观察和治疗。

6. 医疗事故的构成要件：①医疗事故的主体为合法的医疗机构及其医务人员。②医疗机构及其医务人员违反了医疗卫生管理法律、法规以及诊疗护理规

范、常规。③医疗事故的直接行为人在诊疗护理中存在主观过失。④患者存在人身损害后果。⑤医疗行为和损害后果之间存在因果关系。

7. 食管癌的早期症状通常不明显，可能偶尔出现吞咽食物时的哽噎、停滞感或异物感，以及胸骨后的闷胀或轻微疼痛。这些症状可能会反复出现，而且在间歇期可能没有任何症状。进展到中晚期时，主要症状是进行性的吞咽困难。开始时可能只是食用干食物时感到吞咽困难，然后是半流质食物，最后连流质和唾液都无法下咽。严重情况下，可能出现食物反吐的情况。随着肿瘤侵犯周围组织，可能出现相应的晚期症状。如果出现持续而严重的胸背疼痛，可能是肿瘤侵犯周围组织的表现。当肿瘤累及气管和支气管时，可能出现刺激性咳嗽。如果形成食管支气管瘘或出现严重梗阻，食物可能会倒流到呼吸道内，引起进食时的呛咳和肺部感染。当肿瘤侵犯喉返神经时，声音可能会变得嘶哑。如果肿瘤穿透大血管，可能会导致严重的呕血，甚至致命。常用的辅助检查方法包括食管吞钡造影、细胞学检查、内镜和超声内镜检查、放射性核素检查以及 CT 扫描。

8. 根据子宫内膜的组织学变化，通常将月经周期（以 28 日为例）分为月经期、增殖期和分泌期三个阶段。（1）月经期指的是月经周期的 1~4 日，主要特点是雌孕激素的撤退，导致子宫内膜的功能层从基底层崩解脱落，形成不凝血的月经血。（2）增殖期对应于月经周期的 5~14 日，一般分为早期、中期和晚期三个阶段。在增殖期，主要的组织学变化是子宫内膜腺上皮由立方形或低柱状上皮转变为弯曲状柱状上皮，然后进一步发展为高柱状上皮。（3）分泌期对应

于月经周期的 15~28 日，同样分为早期、中期和晚期三个阶段。在分泌期，早期的特征性变化是腺上皮出现核下糖原小泡，中期则表现为顶浆分泌，而晚期则有糖原的分泌。

9. 小儿热性惊厥一般多为短暂且自限性，若发作超过 10min 应当立即就诊。首先应保持呼吸道通畅，吸氧及生命体征的检测，惊厥原因不同，处理方式也不同：（1）若为单纯性热性惊厥，用退热药物和其他物理降温措施即可。（2）若患儿有复发倾向者，可在发热病开始即使用地西泮（安定）。（3）复杂性热性惊厥或总发作次数已达 5 次以上者，如果地西泮临时口服未能阻止新的发作，可长期口服丙戊酸或苯巴比妥。

10. 人乳是婴儿最适宜的天然食物，对婴儿的生长发育起着十分重要的作用。对于一个健康的母亲来说，一般可以提供足够的营养素、能量和液体量，能够满足 6 个月内婴儿生长发育所需的全部营养。以下是人乳的优点：（1）营养丰富，易于消化吸收。人乳富含丰富的营养物质，白蛋白、不饱和脂肪酸和乳糖含量较高，微量元素也较多。人乳中的铁吸收率高，钙磷比例适宜。（2）人乳缓冲力小，对胃酸中和作用较弱，有利于消化。（3）人乳中含有优质蛋白质、必需氨基酸和乳糖较多，有助于婴儿脑部的发育。（4）母乳中的抗体可以增强婴儿的免疫力。（5）母乳的产量、温度和泌乳速度适中，几乎是无菌食品，喂养方便、节省时间、经济实惠。（6）母亲亲自哺乳有利于促进母子间的感情，同时也可以密切观察婴儿的变化，随时给予照顾和护理。（7）产后哺乳可以刺激子宫收缩，促进母亲早日康复；同时也可以推迟月经复潮，减少怀孕的可能性。因此，人乳对婴儿的生长发育至关重要。

模拟试卷（十二）全解

一、选择题

1. C 食管上端平第 6 颈椎体下缘处续于咽，下端至第 11 胸椎左侧连于胃的贲门，全长约 25cm，食管的三个狭窄是异物易滞留的部位，也是食管癌的好发部位。食管依走行分为颈段、胸段和腹段三部分。颈段位于颈部，胸段位于胸部，腹段位于腹部。

2. D 降钙素是由甲状腺 C 细胞分泌的激素，它起到抑制骨骼释放钙和抑制肠道对钙吸收的作用。

3. D 突触前神经元和突触后神经元放电频率不相同。

4. E 在 DIC 中，血小板和凝血因子的异常活化导致血栓形成，进而阻塞循环通道，影响有效循环血量，导致有效循环血量减少。同时，DIC 也会导致血管内皮损伤和炎症反应，引起血管扩张，降低外周阻力。此外，DIC 还会导致凝血因子和纤溶酶系统的异常激活，引起血栓溶解和纤维蛋白溶解，进一步导致凝血功能异常和纤维蛋白原降解产物的释放，影响心肌收缩力，使心肌收缩力降低。

5. C 多系统器官衰竭时，肺的病理组织学变化通常包括肺泡上皮皱缩、肺毛细血管管腔缩小、中性粒细胞脱颗粒和肺毛细血管内细胞黏附。这些变化反映了肺组织的损伤和炎症反应。然而，血管内皮细胞脱落并不是多系统器官衰竭时肺的典型病理组织学变化。

6. A 糖皮质激素具有抗炎作用，可以减轻炎症反应并降低炎症引起的组织损伤。慢性炎症可能导致炎症后遗症，如红肿热痛症状持续存在、组织结构改变等。糖皮质激素的使用可以减轻这些炎症后遗症，促进组织修复和恢复。

7. A 肱动脉收缩压是指在心脏收缩时，血液对肱动脉壁施加的最大压力。当肱动脉收缩压下降到 60mmHg（8.0kPa）以下时，表示血液对肱动脉壁施加的压力已经很低，此时肾小球的滤过功能会基本停止。

8. E Ⅲ度烧伤累及皮肤全层以及皮下组织、肌肉、骨骼等，必然留下瘢痕。

9. E 突然发现甲状腺单个结节、胀痛，并迅速增大，既往未注意有无结节，首先应考虑诊断为甲状腺囊性腺瘤囊内出血。甲状腺囊性腺瘤是甲状腺常见的良性肿瘤，其中的囊腔内可能发生出血。当出血发生时，囊肿会迅速增大，导致甲状腺区域的胀痛感。这种情况通常是突发的，患者以前可能没有注意到甲状腺区域有结节。

10. D 脾破裂是一种紧急情况，需要尽早进行手术治疗，而不是等待失血性休克好转后再手术。因为脾脏是一个高血流量的器官，脾破裂会导致大量失血，可能引起严重的休克。通常情况下，脾破裂的治疗方法包括脾切除术和脾缝合修补术，具体的治疗方法取决于病情的严重程度以及患者的整体情况。其次慢性病理改变的脾脏可能更容易受到损伤。

11. B 胃大部切除术后，术后胃出血是一种严重的并发症。判断是否存在术后胃出血的最可靠依据是观察胃管排出的液体，如果胃管持续有大量新鲜血液流出，则提示可能存在术后胃出血。

12. E 急性肺脓肿是一种肺部感染

性疾病，常见症状包括发热、胸痛、咳嗽和咳大量脓痰。在这种情况下，经过抗感染治疗后没有明显改善，胸部 X 线片显示有大片状阴影，提示存在肺部脓肿。治疗选择低位胸腔闭式引流。低位胸腔闭式引流是通过胸腔引流管将脓液引流出来，以减轻肺部感染和脓肿的压力，并为抗生素的渗透和疗效提供条件。它可以帮助控制感染和促进康复。在一些情况下，可能需要进行多次胸腔引流来完全清除脓液。

13. C 二尖瓣关闭不全是指二尖瓣在收缩期未能完全关闭，导致血液从左心室反流回左心房。肺淤血及肺动脉高压发生较早的描述是不准确的。二尖瓣关闭不全导致左心室血液回流到左心房，然后再从左心房进入左心室，因此对肺循环的影响相对较小，肺淤血和肺动脉高压发生较晚。由于二尖瓣反流使左房压迅速升高的描述是不准确的。二尖瓣关闭不全会导致左心室血液回流到左心房，但左房压力升高是逐渐发展的，而不是迅速的过程。左心室衰竭发生较晚，发生后则进展迅速的描述是正确的。二尖瓣关闭不全会导致左心室负荷增加，逐渐引起左心室扩大和肥厚，最终导致左心室功能衰竭。左心室衰竭的发生较晚，但一旦发生，疾病进展较快。病变主要影响左心室，故左心房无扩张的描述是不准确的。二尖瓣关闭不全导致左心室负荷增加，左心室扩张，但也会影响左心房，导致左心房扩张。由于收缩期室壁张力较二尖瓣狭窄时大，故耗能也较多的描述也是不准确的。二尖瓣关闭不全和二尖瓣狭窄是不同的病理过程，二尖瓣关闭不全并不会增加室壁张力和耗能。

14. A 根据描述，临床表现为明显的运动障碍而无肌萎缩，痛觉迟钝而不消失，这种神经损伤称为神经传导功能障碍。

15. D 肾综合征出血热的主要传染源是鼠，而病原体是汉坦病毒，通过中间宿主传染人体，在发生的人体中出现肾综合征出血热。

16. A 风湿热是由 A 组乙型溶血性链球菌导致的。

17. A 妊娠期糖尿病是指妊娠期间发生的糖代谢异常，包括妊娠诱发的高血糖和妊娠前已经存在的糖尿病。由于胰岛素在妊娠期间对胎儿的生长和发育起着重要作用，因此妊娠期糖尿病的首选治疗方式是胰岛素注射。用以调节血糖，可以有效控制血糖水平，保护胎儿的健康。

18. D 精神运动性发作是一种癫痫发作类型，表现为突然出现的精神状态异常和运动症状。脑电图是诊断癫痫发作的重要工具之一。在精神运动性发作的脑电图中，常见的异常波形是颞叶放电。颞叶放电是指在颞叶区域出现异常的电活动，通常表现为尖锐或尖 – 慢波放电。

19. C 诊治伤害现象的划分通常是为了更好地理解和处理不同类型的伤害，并采取相应的措施进行治疗和预防。常见的划分包括：①有意伤害：指有意或故意造成的伤害，如自残或他残等。②可知伤害：指在特定条件下可以预测或知晓的伤害，如事故、意外伤害等。③责任伤害：指由于他人的过失、疏忽或违法行为导致的伤害，需要承担相应的责任。④可控伤害：指通过采取相应的措施可以控制或避免的伤害，如预防措施、安全措施等。

20. D 根据血气分析结果，pH 值低于正常范围（$7.35 \sim 7.45$），$PaCO_2$ 低于正常范围（$35 \sim 45mmHg$），HCO_3^- 也低

于正常范围（22～27mmol/L），提示代谢性酸中毒。

21. C 卵巢黄体功能不足是指卵巢在排卵后无法产生足够的黄体素，导致黄体功能不足。黄体素对子宫内膜的准备和维持至关重要，如果黄体功能不足，子宫内膜的分泌功能会受到影响。经前诊断性刮宫是一种常用的检查方法，通过刮取子宫内膜组织进行病理检查，以确定内膜的状态。在卵巢黄体功能不足的情况下，子宫内膜通常呈现分泌不良的表现，即分泌物较少或质地较差。

22. A 无排卵性功血是指在没有排卵的情况下，子宫内膜出现异常的增生，导致月经周期紊乱和不规则出血。经前诊断性刮宫是一种常用的检查方法，通过刮取子宫内膜组织进行病理检查，以确定内膜的状态。在无排卵性功血的情况下，子宫内膜通常呈现增生性的改变，即增厚和增生。这与正常排卵周期中子宫内膜的正常增生有所不同。

23. D 5岁儿童的头围在（51.1±1.3）～（49.6±1.4）cm范围内，即头围在48.2～52.4cm内均认为正常。

24. B 对于正常足月婴儿，3个月大的婴儿的平均头围约为40cm。

25. C 交通性鞘膜积液是指精索部位鞘突在出生后仍未闭合，造成腹腔内液体与鞘膜囊内液体相通，鞘膜积液时大时小。交通性鞘膜积液的特点是站立时肿块明显增大，这是因为腹腔内的压力增加导致液体流入阴囊。而卧位时肿块会缩小或消失，这是因为腹腔内的压力降低，液体回流至腹腔。透光试验阳性是指通过肿块进行透光检查时，光线可以穿过肿块，显示阳性反应。

26. B 精索鞘膜积液是指积聚在精索鞘膜内的液体。它通常伴随精索静脉曲张，是由于精索静脉血液回流受阻，导致静脉曲张和液体积聚。位于腹股沟或睾丸上方的囊肿，透光试验阳性，表示囊肿内的液体可以透过而显示阳性反应。与睾丸有明显分界可能是因为囊肿与精索鞘膜和睾丸之间存在分隔。

27. A 睾丸鞘膜积液是指积聚在睾丸鞘膜内的液体。它通常是由于睾丸鞘膜的异常引起的，包括先天性缺陷或创伤引起的破裂。睾丸鞘膜积液表现为阴囊内的囊样肿块，质地软，无压痛，表面光滑，有弹性，并且触不到睾丸和附睾。在透光试验中，光线可以穿过肿块，显示阳性反应。

28. E 三尖瓣听诊区位于胸骨体下端近剑突稍偏右或稍偏左处。

29. B 二尖瓣听诊区位于心尖部，即位于左锁骨中线内侧第5肋间处。

30. C 主动脉瓣有两个听诊区，即胸骨右缘第2肋间及胸骨左缘第3、4肋间处，后者称为主动脉瓣第二听诊区。

31. B 休克是一种严重的循环衰竭状态，往往伴随着重要脏器的灌注不足。在休克过程中，心脏是最容易受到损害的脏器，由于供氧不足和血液流动障碍，心肌细胞可能会发生损伤，甚至导致心肌梗死。因此，心脏在休克时可能发生不可逆变化。然而，肝脏在休克时很少发生不可逆变化。肝脏具有较强的再生能力，即使在严重的缺血缺氧状态下，肝细胞也可以通过再生来恢复功能。

32. A 在休克代偿期，虽然体内有大量儿茶酚胺分泌，但冠状动脉的收缩却不明显，故心脏的血液供应无明显减少。

33. B CD_4是一种细胞表面标志物，主要存在于辅助T淋巴细胞（TH细胞）上。TH细胞在免疫应答中发挥重要作用，它们可以通过与抗原呈递细胞相互作用，调节和激活其他免疫细胞的功能，促进免疫应答的进行。

34. B TH 细胞是一种辅助性 T 淋巴细胞，它在免疫应答中发挥重要作用。TH 细胞可以通过与其他免疫细胞相互作用，调节和激活体液免疫和细胞免疫的功能。细胞免疫主要是由 T 细胞介导的免疫应答，包括细胞毒性 T 细胞（CTL）的活化和效应，以及调节性 T 细胞（Treg）的抑制作用。TH 细胞可以激活和调节 CTL 的活性，促进细胞免疫的进行。体液免疫主要是由 B 细胞介导的免疫应答，包括抗体的产生和效应。TH 细胞可以与 B 细胞相互作用，激活和调节 B 细胞的功能，促进抗体的产生和体液免疫的进行。

35. A Ts 细胞（抑制性 T 淋巴细胞）是一种 T 淋巴细胞亚群，其主要功能是通过抑制其他免疫细胞的活性来调节免疫应答。Ts 细胞可以抑制多种类型的免疫细胞，包括 T 细胞、B 细胞和抗原呈递细胞等。

36. AD 感染性休克是一种严重的感染导致的全身炎症反应综合征，其特点是感染引起的炎症反应失控，导致多器官功能障碍和循环衰竭。治疗感染性休克的主要目的是控制感染和纠正血流动力学异常。控制感染是治疗感染性休克的首要任务。这包括确定感染部位、给予适当的抗生素治疗、引流感染灶、清除病原菌等。通过控制感染可以减轻炎症反应和细菌毒素的释放，降低全身炎症反应的程度。纠正血流动力学异常是治疗休克的关键。在感染性休克中，由于血管扩张和血管通透性增加，导致有效循环血量不足，血液循环障碍。通过补液、使用血管活性药物、纠正代谢紊乱等措施，可以改善血流动力学状态，维持组织器官的灌注。其他选项如提高应激能力、增强免疫力和控制症状也是

治疗感染性休克中需要考虑的因素，但不是主要目的。提高应激能力和增强免疫力可以通过适当的支持治疗和营养支持来实现；控制症状可以通过疼痛管理、呼吸支持等措施来缓解患者的不适。

37. ABC 在医学实践中，医务人员的医学道德情感主要表现在：同情感；责任感；事业感。

38. ABCD 心理支持是一种提供情感支持和鼓励的干预方法，旨在帮助患者应对疾病和治疗过程中的心理困扰。主要功能包括：①提高患者的适应能力：心理支持可以帮助患者建立积极的应对策略，增强应对疾病和治疗的能力，提高适应能力。②缓解患者的心理压力：疾病和治疗过程中常常伴随着焦虑、恐惧、抑郁等心理压力。心理支持可以提供情感上的支持，缓解患者的心理压力。③满足患者的心理需求：患者在面对疾病和治疗时，可能有各种心理需求，如安全感、理解和支持等。心理支持可以满足患者的心理需求，增加其心理满足感。④改善患者的情绪：心理支持可以减轻患者的情绪困扰，提升情绪状态，帮助患者更好地应对疾病和治疗。

39. AE 大面积Ⅲ度烧伤会导致皮肤完整性受损，容易引起全身性感染。为了防治全身性感染，需要采取以下关键措施：①及时纠正休克：烧伤后，患者可能会出现休克的症状，包括低血压和组织灌注不足。及时纠正休克可以维持组织灌注，减少感染的风险。②早期切痂、植皮：通过早期切除烧伤坏死组织和进行植皮可以减少感染风险。切痂可以去除病灶和病原体，植皮可以覆盖裸露的组织，防止感染的侵入。

40. BCDE A 项，蛋白质代谢处于负氮平衡：在妊娠期，由于胎儿的生长和发育需要，孕妇的蛋白质需求量会增

加，但蛋白质代谢通常仍处于正平衡状态。B项，妊娠4个月后铁需求量增加：孕妇在妊娠期需要更多的铁来满足胎儿和自身的需求。在妊娠4个月后，胎儿的红细胞生成加速，因此孕妇的铁需求量也会增加。C项，血脂升高：在妊娠期，孕妇的体内会产生更多的雌激素和孕激素，这些激素可以促使脂肪的合成和储存，导致血脂水平升高。D项，胰岛素分泌增加：孕妇的体内会产生更多的胰岛素，以满足胎儿和自身的能量需求。胰岛素可以促进葡萄糖的利用和储存，帮助维持血糖稳定。E项，妊娠后期铁和磷的需求增加：在妊娠后期，胎儿的生长和发育需要更多的铁和磷，因此孕妇的铁和磷需求量也会增加。

二、填空题

1. 酮症酸中毒　非酮症高渗昏迷。糖尿病患者可能出现的两个严重并发症是酮症酸中毒和非酮症高渗昏迷。酮症酸中毒是指由于糖尿病患者体内胰岛素不足或无法有效利用胰岛素，导致血糖升高，机体开始利用脂肪代谢产生大量酮体，进而引起血液中的酮体浓度升高，导致酸中毒状态。症状包括呼吸深快、口渴、多尿、乏力、恶心、呕吐等。非酮症高渗昏迷是指由于糖尿病患者体内胰岛素不足或无法有效利用胰岛素，导致血糖持续升高，超过血肾阈，大量糖尿导致体内水分丧失，引起高渗状态，进而导致中枢神经系统功能受损，出现昏迷状态。症状包括意识障碍、尿量减少、口干、皮肤干燥、血压升高等。

2. 气道梗阻　创伤出血性休克　感染　多脏器功能不全。创伤初期常见的严重并发症包括气道梗阻和创伤出血性休克。气道梗阻是指创伤后可能发生的气道阻塞，导致呼吸困难。创伤出血性休克是由于创伤导致大量失血引起的血

容量不足，血液循环不足，导致组织器官灌注不足。创伤后期常见的严重并发症包括感染和多脏器功能不全。创伤后的免疫状态改变，易于感染，而感染可能引发全身炎症反应，并导致多脏器功能不全。

3. 心音恢复　扪及动脉搏动　自主呼吸恢复　瞳孔缩小。心肺复苏有效的临床体征包括心音恢复、扪及动脉搏动、自主呼吸恢复和瞳孔缩小。心音恢复是指在心肺复苏过程中，患者的心脏重新开始有规律地跳动，可听到心音。扪及动脉搏动是指在心肺复苏过程中，通过触摸患者的动脉，可以感到有规律的搏动，表示循环功能已经恢复。自主呼吸恢复是指在心肺复苏过程中，患者自己开始有规律地进行呼吸，而不需要外部的人工呼吸。瞳孔缩小是指在心肺复苏过程中，患者的瞳孔变小，通常是由于循环恢复使得脑血流改善。上述临床体征的出现表示心肺复苏的效果良好，患者的生命体征有所恢复。

4. 50。因为腹部穿透性损伤已使腹腔与外界相通，气体很可能进入腹腔，一般腹腔内有50ml以上游离气体时，X线片上便能显示出来。

5. 猿手　垂腕　爪形手。正中神经损伤表现为猿手畸形，这是由于正中神经损伤后，掌指伸肌群受累，导致手指无法伸展，呈现出类似猿猴的握物姿势。桡神经损伤表现为垂腕畸形，这是由于桡神经损伤后，桡侧手腕屈肌群受累，导致手腕下垂，手掌向桡侧倾斜。尺神经损伤表现为爪形手畸形，这是由于尺神经损伤后，尺侧手指伸肌群受累，导致手指关节过度伸展，呈现出爪状变形。

6. 50ml　急性尿潴留。前列腺增生（又称为良性前列腺增生）是指前列腺组织的非恶性增生，会导致尿道受压和阻

塞，引起尿流减弱、尿潴留等症状。当膀胱残余尿量超过 50ml 或曾经出现急性尿潴留时，通常表示前列腺增生已经达到需要手术治疗的程度。膀胱残余尿量超过 50ml 意味着膀胱无法完全排空，可能导致尿液滞留在膀胱中，增加尿路感染和结石形成的风险。急性尿潴留是指尿液无法从膀胱排出，尿液滞留在膀胱中，导致严重的尿路症状，如剧烈腹痛、尿急、尿频、尿痛等。急性尿潴留需要通过紧急处理来解除尿液滞留，并且常常需要手术治疗来解决根本问题。

7. 左冠状动脉前降支的前 1/3 左冠状动脉回旋支的膈面 右冠状动脉膈面的前 1/2 段。 冠心病是指冠状动脉供血不足引起的心肌缺血和心绞痛等症状。其中，冠状动脉内膜的病变是冠心病的主要病理基础。在冠心病中，最常见的病变发生在冠状动脉的近端，特别是三支主要分支的近端。具体来说，左冠状动脉前降支的前 1/3、左冠状动脉回旋支的膈面以及右冠状动脉膈面的前 1/2 段是冠心病病变的好发部位。这些部位的冠状动脉狭窄或堵塞会导致心肌血供不足，从而引发心肌缺血和心绞痛等症状。因此，在冠心病的治疗中通常会针对这些病变部位进行血运重建，例如冠状动脉支架置入术或冠状动脉搭桥术。

8. 改进引流手术 胸膜纤维板剥离术 胸廓成形术 胸膜肺切除术 胸膜纤维板剥离术 纤维板粘连不甚紧密 肺内无病变 剥离后肺能够膨胀。 外科处理慢性脓胸的方法有改进引流手术、胸膜纤维板剥离术、胸廓成形术、胸膜肺切除术。其中，胸膜纤维板剥离术是最理想的选择之一，但需要满足一些条件：①纤维板粘连不甚紧密：胸膜纤维板是指在慢性脓胸中形成的纤维组织，它将胸膜与肺组织粘连在一起。如果粘

连不甚紧密，胸腔内的纤维板可以相对容易地被剥离。②肺内无病变：如果慢性脓胸患者的肺组织内存在病变，如肺脓肿或其他肺部感染，那么进行胸膜纤维板剥离术可能不太适合。在这种情况下，可能需要考虑其他治疗方法，如胸膜肺切除术。③剥离后肺能够膨胀：胸膜纤维板剥离术后，肺应该能够正常地膨胀。如果肺的功能受限或存在其他病变，可能会影响手术的效果和患者的康复。

9. Miles 手术 Dixon 手术。 直肠癌根治术的手术方式有多种，但是其中最经典的仍然是 Miles 手术和 Dixon 手术。

10. 内眦静脉 眼静脉。 上唇及其周围（称危险三角区）的面疖在加重或被挤碰时，病菌可经内眦静脉，眼静脉进入颅内，引起颅内化脓性感染，此时可有发热、头痛、呕吐、意识障碍等。

11. 血性恶露 浆液性恶露 白色恶露。 恶露分为 3 种：①血性恶露：分娩后最初几天的恶露以血液为主，色鲜红，量多，有时有小血块。②浆液性恶露：血性恶露持续 3～5 天，逐渐转为浆液性，色淡红似浆液，含有少量血液，较多的为坏死的蜕膜组织、宫颈黏液，且有细菌。③白色恶露：分娩两周后变为白色恶露，色较白、黏稠，含有大量白细胞，坏死的蜕膜组织表皮细胞及细菌等，恶露通常在产后 4～6 周干净。

12. 原发病灶 肿大的肺门淋巴结 淋巴管炎。 原发综合征是结核病的典型表现之一，也被称为原发灶。它通常由以下几个组成部分构成：①原发病灶：原发病灶是结核分枝杆菌在感染初期侵入肺组织形成的病灶。它通常呈现局限性的炎性病灶，包括感染的肺泡和周围组织。②肿大的肺门淋巴结：在原发综合征中，感染的肺部病灶会引起肺门淋

巴结的肿大。这是因为淋巴结是身体对感染进行免疫反应的重要部分，当有结核分枝杆菌感染时，淋巴结会增大以容纳更多的免疫细胞。③淋巴管炎：淋巴管炎是指淋巴管内的炎症反应。在原发综合征中，淋巴管炎可以发生在肺部淋巴管中，这是由于淋巴管是连接肺部病灶和肺门淋巴结的通道。

13. 上消化道出血 食管狭窄 Barrett 食管。胃食管反流病是指胃内容物反流到食管，导致食管黏膜受损和发生炎症的一种疾病。常见的并发症包括：①上消化道出血：胃食管反流病可以引起食管黏膜损伤，当损伤严重时，可能导致出血，表现为呕血或黑便。②食管狭窄：长期的胃食管反流病会导致食管黏膜的炎症和纤维化，进而引起食管的狭窄。食管狭窄会导致吞咽困难、胸痛等症状。③Barrett 食管：长期的胃食管反流病会使食管黏膜发生结构和组织学上的改变，进而发展成 Barrett 食管。Barrett 食管是一种食管黏膜的异常转变，增加了食管癌的风险。

14. 血清 TT_4、TT_3 正常 TT_4/TT_3 的比值增高。甲状腺肿的诊断标准：血清 TT_4、TT_3 正常，TT_4/TT_3 的比值常增高。

15. 潮气量 补吸气量 补呼气量。肺活量等于潮气量、补呼气量及补吸气量三者之和，是反映人体生长发育水平的重要功能指标。

三、判断题

1. √ 食管上端平第 6 颈椎体下缘处续于咽，下端至第 11 胸椎左侧连于胃的贲门，全长约 25cm，人体的食管存在三个生理性狭窄，是人体正常的狭窄。第一个狭窄为食道的起始端，也就是人体咽部与食管的连接处。第二个狭窄是食管入口往下大概 7cm，在左主支气管跨食管处。第三个狭窄是食管通过膈肌的裂孔处。三个狭窄部位均是食物、异物容易滞留的地方，也是食管癌好发的位置。

2. √ 弥漫性轴索损伤是一种脑损伤类型，主要是在特殊外力机制（如旋转暴力）作用下，脑内不同质量组织之间发生剪应力，导致神经轴索断裂和小血管的撕裂出血等病理生理变化。这种剪应力作用会使得脑组织发生扭曲、拉伸和挤压，从而导致脑内神经轴索（即神经纤维）的断裂。神经轴索是神经细胞的延长部分，负责传递神经信号。当轴索断裂时，神经信号传导受到阻断，影响大脑与身体其他部分的正常通讯。此外，弥漫性轴索损伤还可能导致小血管的撕裂出血。这是因为在剪应力作用下，脑内的小血管也会遭受拉伸和扭曲，导致血管壁破裂，引起脑内出血。

3. √ 高血压是原发性醛固酮增多症的主要症状，这个症状在病症早期的时候就会发生，而且在高血压出现的同时，还会伴有头痛和头晕的反应，并且这种高血压会随着病程逐渐严重，甚至会出现难治性的高血压，给患者造成的影响是比较大的。

4. × 脑死亡是指大脑、脑干和脑干以上结构的全部功能永久性丧失，无法逆转的状态。脑死亡意味着脑部的所有功能，包括意识、认知、自主呼吸等，已经完全丧失，而且无法恢复。

5. √ 椎管内肿瘤是指发生于脊髓本身及椎管内与脊髓邻近组织的原发性或转移性肿瘤的总称。

6. √ 急性心包压塞往往病情危急，可先做心包腔穿刺减压缓解症状，同时输血补液，争取剖胸抢救的时间。

7. × 妊娠反应又称早孕反应，因个体差异出现时间不同，妊娠反应通常在妊娠 6 周开始，8～10 周达到高峰，12～13 周后逐渐减轻。

8. √ 乙型病毒性肝炎是一种由乙型肝炎病毒引起的肝脏疾病。在产妇哺乳期间，由于乙型病毒性肝炎可能对肝脏造成损害，因此应避免使用对肝脏有损害的药物。一些药物可能会对肝脏产生毒性作用，增加乙型病毒性肝炎产妇肝脏的负担，导致进一步的损害。因此，在哺乳期间，应尽量避免使用可能对肝脏有损害的药物，以保护肝脏的健康。如果产妇需要使用药物，特别是对肝脏有潜在损害的药物，应在医生的指导下进行，并密切监测肝功能。医生会根据病情和药物的风险和益处权衡作出决策，以确保对产妇和婴儿的安全。

9. × 新生儿生理性黄疸是指单纯因胆红素代谢特点引起的暂时性黄疸，一般情况良好，黄疸多在出生后 2～3 天出现，第 4～6 天达高峰，足月儿在生后 2 周消退，早产儿在 3～4 周消退，表现为皮肤及巩膜轻度黄染。

10. √ 在小儿时期，最常见的惊厥类型是单纯性热性惊厥。单纯性热性惊厥是指在儿童发热时发生的惊厥，没有其他神经系统疾病的明显病因。它通常发生在 6 个月到 5 岁的儿童中，尤其是在 1～3 岁之间。

四、名词解释

1. 早期胃癌：指病变仅限于黏膜或黏膜下层，不论病灶大小或有无淋巴结转移。

2. 中间清醒期：颅脑外伤后曾一度短暂昏迷，随后即完全清醒，但不久又再次陷入昏迷状态，两次昏迷之间的清醒期即为中间清醒期。

3. 连枷胸：是指多处多根肋骨骨折使局部胸壁失去完整肋骨支撑而软化，出现反常呼吸运动，即吸气时软化区胸壁内陷，呼气时外突。

4. 肝肺综合征：是指慢性肝炎和肝硬化患者可出现气促、呼吸困难、肺水肿、间质性肺炎、胸腔积液和低氧血症等病理和功能改变。

5. 小儿肥胖症：体重超过同年龄、同性别、同身高正常儿均值 20% 以上者。

五、简答题

1. 注射刺激性强的药物的方法：对于组织有强烈刺激作用的药物，应准备等渗盐水的注射器（或者三通接头）和尼龙针。在注射时，先进行穿刺，并注入少量生理盐水以确保针头正确进入血管内。然后取下注射器（或打开三通接头）将药液注入，接着更换另一个含有药物的注射器进行注射。注射完成后，再注入少量生理盐水，以防止药液外溢而引起组织坏死。

2. 早期诊断前列腺癌最好的方法是直肠指检（DRE）与前列腺特异性抗原（PSA）相结合。如有需要进行前列腺穿刺。

3. 膀胱尿道镜检查的禁忌证：严重尿道狭窄；膀胱容量过小 < 50ml；膀胱尿道急性炎症；骨盆骨折或严重骨盆畸形；全身出血性疾病；严重心脑疾患；月经期、孕期或 1 周内已做同样检查者。

4. 留置胃管的目的：（1）解除或者缓解肠梗阻所致的症状。（2）进行胃肠道手术的术前准备，减少胃肠胀气。（3）术后吸出胃肠内气体及胃内容物，减轻腹胀，减少缝线张力及伤口疼痛，促进伤口愈合，改善胃肠壁血液循环，促进消化功能的恢复。（4）通过对胃肠减压吸出物的判断，可观察病情变化及进行协助诊断。

5. 张力性气胸的急救处理及手术指征：在入院前或院内急救时，需要迅速使用粗针头穿刺胸膜腔进行减压，并且外接单向活瓣装置，以确保呼吸困难患者胸腔内的高压气体能够排出，同时防止外界空气进入胸腔。在紧急情况下，可以在针柄部外接剪有小口的柔软塑料袋、气球或避孕套等装置，以帮助胸腔内的高压气体排出，同时防止气休再次进入胸腔。进一步处理需要安置胸腔闭式引流，并使用抗生素预防感染。待漏气停止24小时后，通过X线检查确认肺已经膨胀，方可拔除插管。如果持续漏气而肺难以膨胀，需要考虑进行开胸探查手术。

6. 医疗安全在医疗管理中具有非常重要的意义，主要体现在以下几个方面：（1）医疗安全管理是医疗质量管理的重要组成部分，其作用是加强对各种医疗行为的管理，建立健全医疗规章制度并确保其执行，提升医务人员的思想素质、医德修养和专业水平的培训，以将医疗不安全行为的发生降到最低限度。因此，医疗安全管理应贯穿于医疗质量管理的全过程，作为工作质量管理的重要内容。（2）医疗安全是评价医院医疗质量优劣的重要指标，加强医疗安全管理是提高医疗质量的重要措施，是确保医患双方正当权益的前提，也是医院提供优质医疗服务的基础。没有可靠的医疗安全，要想获得持续的医疗质量改进是不可能的。（3）医疗安全是医院良好的社会效益和经济效益的保证，医疗不安全会延长患者的治疗时间，使治疗程序变得复杂，从而增加物资消耗量，提高医疗成本，增加患者和社会的经济负担。综上所述，医疗安全在医疗管理中具有十分重要的意义，对医疗质量管理、医院的评价以及社会经济效益都有着深远的影响。

7. 类风湿关节炎的诊断标准：①关节或者关节周围的晨僵，且这种僵硬不适的感觉超过1h。②3个以上的关节发生肿胀现象，且曾由医师的观察而认知。③关节肿胀包括了手部的近端指骨关节，指骨掌骨关节，或腕骨间关节。④以上关节的肿胀现象呈对称性。⑤皮下结节（类风湿结节）。⑥血液的特定检查示类风湿因子。⑦手部或手腕部位的X线检查发现有骨边缘的侵蚀或关节周边的骨质疏松现象，其中1~4条需持续6周以上。上述7条标准中确诊类风湿关节炎需具备4条或4条以上标准。

8. 传染病分为甲、乙、丙三类，共39种。（1）甲类传染病：鼠疫、霍乱。（2）传染性非典型肺炎、人感染高致病性禽流感、新型冠状病毒感染、病毒性肝炎、细菌性和阿米巴痢疾、伤寒和副伤寒、艾滋病、淋病、梅毒、脊髓灰质炎、麻疹、百日咳、白喉、新生儿破伤风、流行性脑脊髓膜炎、猩红热、流行性出血热、狂犬病、钩端螺旋体病、布鲁菌病、炭疽、流行性乙型脑炎、肺结核、血吸虫病、疟疾、登革热、人感染H7N9禽流感。（3）流行性感冒（含甲型H1N1流感）、流行性腮腺炎、风疹、急性出血性结膜炎、麻风病、流行性和地方性斑疹伤寒、黑热病、棘球蚴病、丝虫病、除霍乱、痢疾、伤寒和副伤寒以外的感染性腹泻病、手足口病。按甲类管理的乙类传染病包括传染性非典型肺炎、炭疽中的肺炭疽、人感染高致病性禽流感和脊髓灰质炎。

9. 结核菌素试验（PPD试验）是一种用于诊断结核病的工具，其主要通过皮肤对结核菌素的反应来进行鉴别。（1）阳性反应：有卡介苗接种史；3岁以下，特别是1岁以下的婴儿，阳性反应通常表示体内有新的结核病灶；小儿结核菌素试验呈强阳性反应者，说明体内有活动性结核病；在2年内由阴性转为阳性反应，或者反应强度从原先小于10mm增大至大于

10mm，并且增大的幅度超过6mm，这表示最近有新的感染。（2）阴性反应：未感染过结核病；初次感染后的4~8周内；可能出现假阴性反应；可能是由于技术误差或所使用的结核菌素已失效。

10. 妊娠期病毒性肝炎的诊断与非妊娠期相似，但由于缺乏病毒性肝炎的密切接触史，妊娠期病毒性肝炎的诊断可能更为困难，因此需要综合考虑病史、临床表现和实验室检查等综合因素进行诊断。（1）消化道症状严重，如食欲极度减退、频繁呕吐、腹胀或腹水的出现。（2）黄疸迅速加深，血清总胆红素值超过171μmol/L（1mg/dL）。（3）出现肝臭气味，肝脏呈进行性缩小，肝功能明显异常，且出现酶胆分离现象，白蛋白/球蛋白的比值倒置。（4）凝血功能障碍，出现全身出血倾向。（5）迅速出现肝性脑病的表现，如烦躁不安、嗜睡、昏迷等。（6）出现肝肾综合征，即急性肾功能衰竭。

模拟试卷（十三）全解

一、选择题

1. B 斜行骨折是指骨折线与骨干轴线呈斜行的骨折。由于骨折线的走向，斜行骨折的骨断端之间的稳定性相对较差。这种骨折类型在应力作用下容易产生位移，增加了骨折愈合的困难。因此，斜行骨折被认为是最不稳定的骨折类型之一。

2. A 肩关节是人体上肢最灵活的关节之一，由肱骨头和肩胛骨的关节盂组成。肱骨头较大，而关节盂相对较浅。这种结构使得肩关节具有广泛的运动范围，能够进行多个方向的运动，如屈曲、伸展、内旋、外旋和外展。

3. A 急性尿潴留是指由于尿液不能从膀胱顺利排出，导致膀胱内尿液积聚，无法排尽的情况。下尿路梗阻是急性尿潴留最常见的原因。下尿路梗阻可以由多种原因引起，如前列腺增生、尿道狭窄、尿道结石等。这些因素阻碍了尿液的正常排出，导致膀胱内尿液积聚，最终引发急性尿潴留。

4. E 放射疗法是一种常用的治疗癌症的方法，通过使用高能射线或放射性物质杀灭癌细胞或抑制其生长。然而，并非所有患者都适合接受放射疗法。放射疗法的禁忌包括恶病质、广泛转移、高度肺气肿、癌性空洞和肿瘤过大等。肺门转移切除未彻底不是放射疗法的禁忌。

5. B 根据题干提供的信息，患者右侧发生了气胸和肋骨骨折。一般情况下，轻度的气胸和肋骨骨折可以通过一般观察进行处理，而不需要进行主动干预。胸穿排气是一种处理气胸的方法，但该患者的气胸程度较轻，且没有明显的呼吸困难，因此不需要进行胸穿排气。肋间闭式引流术是一种处理严重气胸或胸腔积液的方法，但患者的气胸程度较轻，不需要进行闭式引流。牵引固定和胶布固定是治疗肋骨骨折时使用的方法，该患者的肋骨骨折程度不明确，且没有明显的胸廓畸形，因此不需要进行固定。

6. D 血管痉挛通常在蛛网膜下腔出血后3~5天开始，7~14天为高峰期。

7. A 颅内肿瘤引起颅内压增高的原因有多种，包括肿瘤的体积增大、肿瘤周围脑水肿、肿瘤影响脑脊液循环和肿瘤的病理性质。其中，肿瘤的血供对颅内压没有明显影响。肿瘤的血供主要指的是肿瘤的血管供应，包括肿瘤的血流量和血管扩张程度。虽然肿瘤的血供对于肿瘤的生长和发展非常重要，但对颅内压的增高影响较小。

8. B 斜疝是指腹腔内的脏器（如肠）通过腹股沟内环进入腹股沟区域，沿着精索下降的一种疝气。斜疝自内环处发生，即脂肪组织穿过内环进入腹股沟区域，然后沿精索向下发展。直疝则是指腹腔内的脏器通过腹股沟区域的薄弱点（海氏三角）进入腹股沟区域的一种疝气。直疝在海氏三角处发生，不沿精索发展。

9. B 基础代谢率的常用公式为基础代谢率 =（脉率 + 脉压）－111。

10. B 中国儿童头颈部皮肤面积 = [9 +（12 － 年龄）]%。

11. A 胸外心脏按压是心肺复苏中的关键步骤，旨在通过压迫胸部恢复心脏的有效循环。根据国际心脏复苏指南，胸外心脏按压时应该使动脉压达到 60 ~ 70mmHg。

12. C 糖皮质激素能使胃蛋白酶和胃酸分泌增多。

13. A 苯巴比妥是一种巴比妥类药物，用于治疗癫痫、失眠等疾病。若出现苯巴比妥中毒，静脉滴注碳酸氢钠可用于解救中毒。碳酸氢钠（碱性物质）的静脉滴注可以使尿液碱化，增加尿液的 pH 值。这种碱化尿液的作用可以加速巴比妥类药物在肾脏中的排泄，从而促进中毒物质的清除。

14. B 细胞凋亡的诱导因素包括三大类：（1）物理因素：包括射线、较温和的温度刺激（如热激或冷激）等；（2）化学因素：包括活性氧基团和分子、重金属离子等；（3）生物因素：肿瘤坏死因子、生物毒素、抗肿瘤药物、DNA和蛋白质合成的抑制剂等。

15. C 束颤电位是指在心肌或骨骼肌中的一种异常电位。它通常出现在损伤或病理条件下，如心肌缺血、心肌病变或肌肉损伤等。束颤电位代表运动单位的兴奋性增高，而不是整个肌纤维或肌束的兴奋性增高。运动单位是指由一个运动神经元及其所支配的肌纤维组成的最小运动控制单位。束颤电位的出现意味着某个运动单位的兴奋性增高，可能导致肌肉的不协调收缩或心脏的不规则收缩。

16. B 呼吸衰竭是指肺功能受损导致气体交换障碍，常常伴随着低氧血症和高碳酸血症。血气分析是评估呼吸功能的重要方法，诊断呼吸衰竭的血气分析标准为 $PaO_2 < 60mmHg$ 和 $PaCO_2 > 50mmHg$。PaO_2 表示动脉血氧分压，正常范围为 75 ~ 100mmHg。当 PaO_2 低于 60mmHg 时，表示低氧血症，是呼吸衰竭的一个指标。$PaCO_2$ 表示动脉血二氧化碳分压，正常范围为 35 ~ 45mmHg。当 $PaCO_2$ 高于 50mmHg 时，表示高碳酸血症，也是呼吸衰竭的一个指标。

17. E 血管内超声显像和血管镜检查是动脉粥样硬化的最新检查手段。

18. C 浆液性恶露是一种正常的恶露，其不需要治疗。浆液性恶露通常见于产后的 7 ~ 10 天，大概会持续 10 ~ 15天。因为恶露含有大量的黏液，所以就成为浆液性恶露。其颜色一般是淡红色，也没有异味。只要恶露的量没有超过月经量，就是在正常范围之内。

19. A 根据患者的症状和血压的降低，可以怀疑患者出现了副交感神经兴奋引起的反射性心动过缓和血压下降。在这种情况下，应首先选用阿托品进行治疗。阿托品是一种抗胆碱药物，能够阻断副交感神经的作用，从而增加心率和血压。

20. E 新生儿败血症是指新生儿因感染引起的全身炎症反应综合征。新生儿败血症的表现可以有很多，但黄疸退而复现是其中较为特殊的表现之一。黄疸是指皮肤和巩膜呈现黄色，通常与胆红素的代谢异常有关。在新生儿中，黄疸是常见的生理现象，通常在出生后数天内出现，然后逐渐退去。然而，当新生儿出现败血症时，黄疸可能会退去，然后又出现或加重，这可以是败血症的一个特殊表现。

21. D 麻腮风疫苗：接种 1 剂次，儿童 8 月龄时接种。

22. B 根据中国国家免疫规划（NIP）的推荐，卡介苗是用于预防结核病的疫苗，通常在新生儿出生后 24 小时内接种。

23. D 硫代硫酸钠在药剂中常用做解毒剂，主要用于氰化物中毒。

24. E 有机磷中毒是指由有机磷类化合物引起的中毒。这些化合物通常是农药或神经毒剂，对神经系统和胆碱酯酶产生抑制作用。胆碱酯酶负责降解神经递质乙酰胆碱，使其不能持续刺激神经细胞。因此，治疗有机磷中毒的关键是恢复胆碱酯酶的活性。胆碱酯酶复活剂（如氯化胆碱酯酶等）可以与有机磷化合物竞争结合胆碱酯酶，并恢复其正常活性。

25. B 二巯基丙醇为含有活性巯基的化合物，药物进入体内后可与某些金属形成无毒的、难解离的螯合物并由尿排出。

26. B 心动周期中，主动脉压的最高值是收缩压。主动脉压是指在心脏收缩和舒张的过程中，主动脉内的压力变化。它由收缩压和舒张压组成。收缩压是主动脉内的最高压力，它代表心脏收缩时的血压峰值。在心脏收缩时，心室收缩将血液推向主动脉，导致主动脉压力升高，达到收缩压的最大值。

27. D 心动周期中，主动脉压的最低值是舒张压。主动脉压是指在心脏收缩和舒张的过程中，主动脉内的压力变化。它由收缩压和舒张压组成。收缩压是主动脉内的最高压力，它代表心脏收缩时的血压峰值。舒张压是主动脉内的最低压力，它代表心脏舒张时的血压最低点。

28. E 卵巢癌的早期症状通常不明显，而且常常被忽视或被误解为其他常见的妇科问题。早期卵巢癌的症状可能包括腹部不适、消化不良、腹胀、腹痛、排尿频繁等，这些症状常常被忽略或误解为其他问题。由于缺乏早期症状和可靠的筛查方法，卵巢癌通常在晚期被发现。在晚期，卵巢癌已经扩散到其他器官，导致治疗难度增加，并且预后较差。

29. A 宫颈癌是发病率最高的妇科恶性肿瘤之一。

30. D 绒毛膜癌是一种罕见但侵袭性较强的妇科肿瘤，通常在妊娠期间发现。由于绒毛膜癌细胞高度敏感于化学治疗药物，化学治疗在绒毛膜癌的治疗中起到了非常重要的作用。化学治疗通常包括多药联合方案，如 EMA/CO（顺铂、依托泊苷、甲氨蝶呤、长春新碱、酒石酸钙）、EMA/EP（顺铂、依托泊苷、甲氨蝶呤、长春新碱、VP - 16）等。这些化学药物可以有效地消灭绒毛膜癌细胞，提高治疗的成功率。

31. A 血管收缩药是一类可以收缩血管的药物，从而增加血压和降低血流量。在给出的选项中，去甲肾上腺素属于血管收缩药。去甲肾上腺素是一种肾上腺素类药物，能够激活 α 肾上腺素能受体，使血管收缩，从而增加血压和改善血流动力学。

32. C 血管扩张药是一类可以扩张血管的药物，从而增加血流量和降低血压。在给出的选项中，酚妥拉明属于血管扩张药。地西泮（选项 B）是一种苯二氮䓬类药物，主要用于镇静、抗焦虑和抗惊厥，不属于血管扩张药。氨茶碱（选项 D）是一种黄嘌呤类药物，主要用于支气管扩张和治疗哮喘，对血管的扩张作用有限。

33. B 多巴胺激动肾血管 D_1 受体，使肾血管扩张，与利尿药合用治疗急性肾损伤（急性肾衰竭）。

34. A 明显收缩肾血管，最易引起急性肾损伤的药物是去甲肾上腺素。去甲肾上腺素是一种肾上腺素类药物，具有强烈的收缩血管作用。它能够增加血管的阻力，导致肾血流减少，从而对肾脏产生不利影响。在一些情况下，如休克或低血压的治疗中，去甲肾上腺素可以用来提高血压，但同时也会引起肾血流减少，可能导致急性肾损伤的发生。

35. A 稀释口服去甲肾上腺素可使食管和胃内血管收缩产生局部止血作用。

36. ACE 癌症确认期是指患者被确诊为癌症后的阶段，此时患者通常会经历各种心理和情绪上的反应。常见的癌症确认期的心理特点包括：①恐惧：癌症诊断对患者来说是一个巨大的打击，可能导致恐惧感的增加。患者可能会担心疾病的进展、治疗的效果、生存率等。②沮丧：癌症诊断可能引起患者的沮丧和情绪低落。患者可能会感到无助、绝望、失去希望等。③认可：在癌症确认期后，患者可能逐渐接受并认可自己的疾病状况。他们可能会开始思考和接受治疗的可能性，并积极参与治疗过程。虽然有些患者可能会经历愤怒和激动的情绪，但这并不是癌症确认期的普遍心理特点，因为不同的患者会有不同的情绪反应。

37. ABD 医学人道观、人权观的主要内容包括：尊重患者生命；尊重患者的人格；尊重患者平等的医疗权力；尊重患者的生命价值。

38. ACD 高渗性脱水易出现的症状：口渴、乏力、尿少、嘴唇干燥、皮肤弹性差、眼窝凹陷、易怒。严重时出现嗜睡、幻觉、谵妄、定向力障碍、晕厥、脱水热、高渗性昏迷、低血容量性休克、尿路梗阻、急性肾功能衰竭等。

39. BCDE 急性胰腺炎是一种严重的疾病，其临床表现可以涉及多个系统和器官。急性胰腺炎可引起胃肠道的症状，如恶心、呕吐和腹胀。急性胰腺炎可能伴随发热，这是由炎症反应和感染引起的。在严重的急性胰腺炎中，炎症反应和腹腔内液体的丢失可能导致循环血容量不足，进而引起低血压或休克。

急性胰腺炎可以引起胰腺分泌物的外溢、胰腺坏死及炎症反应，导致水、电解质和酸碱平衡紊乱，甚至引起代谢性酸中毒。

40. ABCD 临产开始的标志可以通过多个生理变化来判断，以下是正确的标志：①宫颈扩张：在临近分娩的时候，宫颈会逐渐扩张，准备迎接胎儿的通过。宫颈扩张是临产开始的一个重要标志。②规律宫缩：在临近分娩的时候，子宫会开始发生规律、有力的宫缩。这些宫缩可能会伴随着疼痛感，是临产开始的另一个重要标志。③子宫颈管展平：在临近分娩的时候，子宫颈管会逐渐展平，准备迎接胎儿的通过。子宫颈管展平也被认为是临产开始的一个重要标志。④胎先露部下降：在临近分娩的时候，胎先露部会逐渐下降到骨盆入口，准备通过产道。胎先露部下降也是临产开始的一个重要标志。见红是指在临近分娩的时候，由于宫颈扩张和子宫颈管展平，宫颈上的血管受损而引起的少量出血。虽然见红可以是临产开始的一个迹象，但它不是最准确和特异的标志，因为有些妇女在分娩前可能没有见红。

二、填空题

1. 畸形 异常活动 骨摩擦音及骨摩擦感。骨折特有的体征：①畸形，局部在受到暴力的作用后，骨骼处的肌肉收缩，可以使骨折发生旋转移位，这个时候肢体就会出现不同程度的畸形；②异常活动，正常情况下，肢体可以活动自如，而发生骨折以后，可以出现假关节的不正常现象；③骨摩擦音和骨摩擦感，骨折后两端的骨头可以发生互相摩擦、撞击的声音和感觉。

2. 血小板血栓 白色血栓 红色血栓 混合血栓 微血栓 感染性血栓。按照血栓的性质与组成可将其分为血小板血栓、白色血栓、红色血栓、混合血栓、微血栓、感染性血栓。

3. 肛裂　前哨痔　肛乳头肥大。肛裂三联征指的是肛裂、前哨痔和肛乳头肥大。

4. 2　400～800。维生素 D 是维持骨骼健康所必需的营养素，对钙和磷的吸收和利用起着重要作用。早产儿、多胎儿和低出生体重儿由于生长发育不完全，其维生素 D 的储存可能较低，因此需要额外补充维生素 D。根据许多国家的指南和建议，生后 2 周后开始每天补给 400～800 国际单位的维生素 D 是常见的做法。剂量的具体选择可能会根据婴儿的体重、年龄和医生的建议而有所不同。这种补给通常会持续到婴儿能够从日常饮食摄取或日光暴露中获得足够的维生素 D。

5. 面神经。结核性脑膜炎中最易受累的颅神经是面神经（第Ⅶ对颅神经）。结核性脑膜炎是指脑膜炎与其他感染病灶（如中耳炎、鼻窦炎等）同时存在的情况。在结核性脑膜炎中，细菌感染可以通过颅神经的传导途径侵入面神经，导致面神经受损。这可能导致面部肌肉无力、面部表情失常、眼睑下垂、口角歪斜等症状。需要注意的是，并非所有的结核性脑膜炎患者都会出现面神经受累，具体表现会因个体差异而有所不同。

6. 氯喹　伯氨喹。联合应用氯喹和伯氨喹是治疗间日疟（由敏感株引起）的最佳方案之一。氯喹和伯氨喹都属于抗疟药物，对引起间日疟的敏感株有较好的疗效。它们可以通过抑制疟原虫的生长和复制来控制和治疗间日疟感染。联合应用氯喹和伯氨喹可以增加药物的疗效，并减少耐药性的发展。这种联合治疗方案已被广泛应用于间日疟的治疗，并被认为是一种安全有效的治疗选择。

7. 3.9～6.1mmol/L　3.9～7.8mmol/L。空腹血糖正常值为 3.9～6.1mmol/L，餐后 2 小时血糖正常值为 3.9～7.8mmol/L。

8. 弥漫性或连续性　节段性或区域性。溃疡性结肠炎是一种慢性非特异性炎症性肠病，主要累及结肠黏膜和黏膜下层。病变通常从直肠开始，并向上延伸到结肠的不同部位，可以连续累及整个结肠。因此，溃疡性结肠炎的病变分布是弥漫性或连续性。克罗恩病是一种慢性、复发性的肠道炎症性疾病，可以影响消化道的任何部位，从口腔到直肠。克罗恩病的病变通常呈现为节段性或区域性的分布，即病变与正常肠道交替出现，有时可以跨越多个肠段，形成多个非连续的病变区域。

9. 50～100mL　250～300mL。上消化道出血时：①每天出血 5～10mL：大便隐血试验阳性。②每天出血 50～100mL：可出现黑便，也称为"咖啡渣样便"，这是因为血液在胃肠道中被消化酶分解后呈现出暗红色或黑色。③胃内积血量在 250～300mL：可引起呕血，即从口腔中排出含有血液的胃内容物。④出血量超过 400～500mL：可出现全身症状，如血压下降、心率加快、出汗、头晕、乏力等。

10. 泌尿系感染　泌尿系结核。泌尿系结核是由结核分枝杆菌感染泌尿系统引起的一种慢性感染病。它通常是由其他部位的结核病灶经血液循环或直接侵入泌尿系统引起。泌尿系结核的症状可以包括血尿、尿频、尿急、尿痛等膀胱刺激症状。与细菌感染不同的是，泌尿系结核的细菌培养结果通常是阴性的。

11. 20% 甘露醇　呋塞米。外伤性脑水肿是指因头部外伤引起的脑组织水肿，可能导致颅内压增高和脑功能损害。甘露醇是一种渗透性利尿剂，通过增加血浆渗透压，减少脑组织的水肿，从而缓解颅内压增高的症状。20%甘露醇通过静脉注射给药,能够快速进入血液循环并通过血-脑屏障进入脑组织,减少脑内水分含量,从而减轻脑水肿和颅内压的升高。它通常被认为是治疗急性外伤性脑水肿的一线药物。另外,呋塞米是一种利尿剂,可通过降低肾小管对钠的重吸收来促进尿液排出,进而减少体液和颅内压。但在治疗外伤性脑水肿方面,呋塞米的应用疗效相对较弱,通常作为辅助治疗或在特定情况下考虑使用。

12. 乙型溶血性链球菌。丹毒是急性的皮肤以及浅表淋巴管的细菌感染性炎症,最主要的致病菌是乙型溶血性链球菌。

13. 起病情况及患病的时间 主要症状的特点及伴随症状 病情演变及诊治经过 病因和诱因 一般情况。现病史内容应包括:起病情况与患病的时间;主要症状的特点及伴随症状;病因与诱因;病情演变与诊治经过;病程中的一般情况。

14. 6-磷酸葡萄糖脱氢酶。蚕豆病是一种6-磷酸葡萄糖脱氢酶缺乏所导致的疾病,表现为食用新鲜蚕豆后突然发生的急性血管内溶血。

15. 计划 组织 控制与协调 指导与教育 发展与提高。医院的管理职能由计划、组织、控制与协调、指导与教育、发展与提高5个方面组成。

三、判断题

1. × 听神经瘤,是起源于内耳的听神经鞘细胞的一种肿瘤,为良性肿瘤,是常见的颅内肿瘤之一,占颅内肿瘤的7%~12%,占桥小脑角肿瘤的80%~95%。

2. × 非共价键的键合形式有:范德华力、氢键、疏水键、静电引力、电荷转移复合物以及偶极相互作用力等。

3. × 痈指的是发生在皮肉之间的急性化脓性疾病。本病的特点是局部光软无头,红肿疼痛(少数初起皮色不变),肿胀范围多在6~9cm,发病迅速,易肿,易脓,易溃,易敛,多伴有发热、恶寒、口渴等全身症状,通常不会损筋伤骨,也不会造成陷证。但一般都多发于项后、背部,而且以成年人,特别是中年和老年患者为多。相当于西医的体表浅表脓肿、急性化脓性淋巴结炎。

4. × 在腹部外伤时,腹腔内抽出血液并不能确定存在实质性器官破裂。实质性器官破裂通常指的是脾脏、肝脏、肾脏等腹腔内的实质性器官发生损伤或破裂。这种情况下,腹腔内出血可能会发生,但并不能仅凭腹腔内抽出血液就确定存在实质性器官破裂。确诊实质性器官破裂需要综合考虑患者的临床症状、体征、影像学检查等多种因素。常用的影像学检查包括腹部超声、腹部CT等,可以帮助确定器官破裂的存在和程度。

5. √ 不同深度的烧伤会出现不同程度的疼痛,慎用止痛药物,以防掩盖其他烧伤后的症状。

6. × 慢性萎缩性胃炎患者70%~80%可能没有明显的临床表现,而有症状的患者主要表现为非特异性消化不良症状,例如上腹痛、腹胀、餐后饱胀以及早饱感。进食可能会加重或减轻这些症状。此外,还可能出现食欲减退、嗳气、反酸、恶心等症状。部分患者可能会出现消瘦、乏力、健忘、焦虑、抑郁等精神症状。慢性萎缩性胃炎还有可能诱发贫血,因此需要增加补充叶酸、维生素 B_{12} 等来促进铁的吸收以缓解贫血的表现。

7. × 某些情况下,甲状腺摄取放射性碘的曲线可能会升高,这些情况包括:甲状腺肿瘤、散发性克汀病、慢性肝病、肝硬化、肾病、肾功能不全、原发性高血压早期、绒毛膜上皮细胞癌、活动性风湿病、精神分裂症、肺结核早期以及使用甾体避孕药、胰岛素、促甲状腺激素、少量咖啡因、B 族维生素、维生素 C、利尿药、抗结核药和长期口服避孕药。

8. × 新冠肺炎的传染源是新型冠状病毒。

9. √ 原发性胃淋巴瘤是指淋巴瘤起源于胃部，没有累及其他器官或淋巴结的病变。在结外型淋巴瘤中，原发性胃淋巴瘤是最常见的类型之一。据统计，原发性胃淋巴瘤在胃恶性肿瘤中的发生率为 3%～5%。这种疾病通常发生在中老年人群中，男性稍多于女性。原发性胃淋巴瘤的主要亚型为非霍奇金淋巴瘤，其中又以弥漫大 B 细胞淋巴瘤最为常见。

10. √ 尿三杯试验的临床意义如下：①第 1 杯尿中含有血液，而其余 2 杯无血液或有很少血液，提示血液来自尿道；②第 3 杯尿中含有血液，提示血液来自膀胱颈部和三角区、后尿道或前列腺；③如 3 杯均为血尿，提示血液来自肾脏、输尿管或有膀胱内弥漫出血。

四、名词解释

1. 蛋白尿： 当尿蛋白超过 150mg/d，或尿蛋白定性试验为阳性，称为蛋白尿。若尿蛋白量大于 3.5g/d 时，则称为大量蛋白尿。

2. 肾上腺危象： 为艾迪生病急骤加重的表现，常发生于感染、创伤、手术、分娩、过劳、大量出汗、呕吐、腹泻、失水或突然中断治疗等应激情况下，表现为恶心、呕吐、腹痛或腹泻、严重脱水、血压降低、心率快、脉细弱、精神失常，常有高热、低血糖症、低钠血症，血钾可低可高。

3. 高血压急症： 系指短期内血压急剧升高，并常伴有心、脑、肾功能障碍。

主要有以下类型：①急进型高血压。②高血压危象。③高血压脑病。

4. 骨折延迟愈合： 指骨折经治疗，超过一般愈合所需的时间，骨折断端仍未出现骨折连接。X 线片显示骨折端骨痂少，轻度脱钙，骨折线仍明显，但无骨硬化表现。

5. 血栓闭塞性脉管炎： 是一种累及血管的炎症性、节段性和周期发作的慢性闭塞性疾病。主要侵袭四肢中小动静脉，尤其是下肢血管。好发于男性青壮年，多数患者有吸烟史。

五、简答题

1. 股静脉穿刺的并发症：感染，下肢静脉血栓形成，动静脉瘘，肺栓塞，假性静脉瘤，出血和血肿，穿透大隐静脉根部，气体栓塞，心律失常，心包压塞。

2. 心肺复苏术适用于心脏骤停患者的急救，如突发意外事件（电击、溺水）、手术及麻醉意外、电解质紊乱、药物中毒及过敏、急性心肌缺血等而发生的突然停搏。

3. 构成医疗纠纷的要件：（1）纠纷的主体为医患双方，"医"指的是医疗机构及其医务人员，"患"指的是接受诊疗的患者和其亲属。（2）纠纷的发生是患方认为患者的生命权、健康权等权利受到了侵害，也就是医疗纠纷的客体是患者的生命权及健康权。（3）医疗纠纷必须是发生在医疗活动中。（4）医患双方对医疗产生的损害、损害产生的原因及处理方式出现了分歧。

4. 不同细菌感染的脓液特点：（1）金黄色葡萄球菌感染：脓液稠厚、黄色、不臭，常导致转移性脓肿。（2）链球菌感染：脓液稀薄、淡红色、量多，易导致败血症，但一般不发生转移性脓肿。（3）大肠埃希菌感染：脓液稠厚，带有粪便的臭味。（4）铜绿假单胞菌感染：脓液呈淡绿色，具有特殊的甜腥气味。（5）变形杆菌感染：脓液具有特殊的恶臭。

5. 气性坏疽的治疗原则：（1）彻底清创：将所有坏死组织及无生活力的肌肉切除，彻底敞开伤口引流。（2）高压氧治疗：可使组织含氧量提高，抑制气性坏疽杆菌的生长繁殖，疗效显著。（3）大剂量有效抗生素的使用：如青霉素 1000 万 U/d，甲硝唑 2 g/d。（4）支持疗法：输血，纠正水、电解质代谢失调，给予高蛋白、高热量饮食。

6. 心源性水肿是由于心脏功能障碍引发的机体水肿，各种原因引起的心脏疾病可导致其发生。发生心力衰竭时，水肿是一个常见症状。心源性水肿可以呈现为全身性或局部水肿，其特点如下：水肿逐渐形成，初始表现为尿量减少、肢体沉重以及体重增加，然后逐渐出现下肢和全身的水肿。水肿首先从身体的下垂部位开始，逐渐发展为全身性水肿。通常下肢的可凹陷性水肿首先出现，踝部水肿最为明显。伴随着右心衰和静脉压升高的其他症状和体征，如心悸、气喘、颈静脉怒张、肝大，甚至可能出现胸腔积液和腹水等。治疗心源性水肿的原则是强化心脏功能、利尿排水以及保护心脏。

7. 强心苷类药物主要用于治疗心力衰竭和某些心律失常：（1）心力衰竭：强心苷类药物具有正性肌力作用，对于伴有心房颤动的心力衰竭患者效果最佳，对于由高血压、冠心病、心瓣膜病等引起的心力衰竭也有较好的疗效，但对于肺心病、活动性心肌炎以及严重心肌损伤所致的心力衰竭效果较差。（2）某些心律失常：①心房颤动和心房扑动：强心苷类药物通过增强心肌收缩力、兴奋迷走神经的作用以及抑制房室传导，可以减慢心率。因此，其是治疗心房颤动和心房扑动的常用药物。②阵发性室上性心动过速：强心苷类药物可以增强迷走神经的张力，降低心房的兴奋性，从而终止阵发性室上性心动过速。

8. 贫血对人体的健康影响很大，一旦血液学检查确诊，应当积极进行治疗，其中去除病因是治疗贫血的关键。治疗原则包括：（1）一般治疗：加强护理，预防感染，并改善饮食质量和搭配等。（2）药物治疗：针对病因，选择有效的药物给予治疗。（3）输红细胞：导致心功能不全时，输红细胞是抢救措施。（4）造血干细胞移植：目前是根治严重遗传性溶血性贫血和再生障碍性贫血的有效方法。（5）并发症治疗：婴幼儿贫血易合并急、慢性感染，营养不良，消化功能紊乱等，应当给予积极治疗。

9. 维生素 D 缺乏性佝偻病与维生素 D 缺乏性手足抽搐症的共同点为缺乏维生素 D，造成血中钙离子浓度降低。区别是维生素 D 缺乏性佝偻病的血钙降低后，甲状旁腺功能亢进，甲状旁腺激素分泌增加，从而使钙离子增加；维生素 D 缺乏性手足抽搐症的血钙降低之后，甲状旁腺激素分泌不足，血钙浓度不能恢复，造成神经肌肉兴奋性增高，容易发生惊厥抽搐。

10. 侵蚀性葡萄糖及绒毛膜癌的诊断：（1）侵蚀性葡萄胎的诊断：根据病史和临床表现结合辅助诊断进行判断：①有组织学诊断者，侵入子宫肌层或在子宫外转移的切片中，可见到绒毛或者绒毛的退变痕迹。②无组织学检查者，葡萄胎清宫 8 周之后，hCG 持续在正常水平以上；或者定性试验阴性后又转为阳性；或 hCG 已降至正常水平一段时间又出现升高，结合临床表现，时间在清宫后 1 年以内，诊断为侵蚀性葡萄胎。③原发灶和转移灶诊断不一致时，若原发灶为绒癌而转移灶为侵蚀性葡萄胎，或反之，只要任何标本中有绒毛的结构，则本病诊断为侵蚀性葡萄胎。（2）绒毛膜癌的诊断：①葡萄胎清宫后1年、流产、分娩、宫外孕后出现不规则阴道出血、咯血、头痛、呕吐以及偏瘫等。②子宫增大、宫旁肿块。③阴道紫蓝色转移结节。④卵巢黄素囊肿。⑤血、尿hCG高于正常。⑥胸部X线摄片可见多个棉团样阴影。⑦头颅断层X摄片发现占位病变。⑧病理检查发现滋养细胞增生活跃，并无绒毛结构。⑨临床分期同侵蚀性葡萄胎。

模拟试卷（十四）全解

一、选择题

1. B 感染过程中，最常见的表现是隐性感染，即患者携带病原体但没有明显的临床症状或体征。在隐性感染状态下，病原体可以存在于宿主体内，但不引起明显的感染症状。这种情况下，宿主可能是病原体的潜在传播源，可以在没有任何症状的情况下传播给其他人。

2. B 绒毛膜癌是一种具有高度恶性的疾病，多数情况下继发于葡萄胎和流产，由于绒毛膜癌对化疗较敏感，所以在治疗上应选择以化疗为主，手术治疗和放疗为辅的治疗方式。

3. A 临产时，胎儿最先进入骨盆入口的部分称为胎先露，也就是胎儿最早露出来的这个位置。

4. D 结核菌素试验（PPD试验）阳性反应：有卡介苗接种史；3岁以下，特别是1岁以下的婴儿，阳性反应通常表示体内有新的结核病灶；小儿结核菌素试验呈强阳性反应者，说明体内有活动性结核病；在2年内由阴性转为阳性反应，或者反应强度从原先小于10mm增大至大于10mm，并且增大的幅度超过6mm时，表示最近有新的感染。

5. D 典型苯丙酮尿症是由苯丙氨酸在血中蓄积引起的。苯丙氨酸是一种氨基酸，正常情况下，能在体内被酶分解代谢。然而，在苯丙酮尿症患者中，由于酶的缺陷，苯丙氨酸无法正常被分解代谢，因此在血液中积累。

6. D 骨筋膜室综合征是一种由于筋膜室内压力过高而引起的神经和血管功能障碍的疾病。筋膜室是由筋膜组成的包裹肌肉和其他组织的密闭空间，当筋膜室内压力增加时，会压迫周围的神经和血管，导致神经和血管供应受损。

7. D 实质性脏器破裂患者的主要临床表现是腹腔内出血。由于腹膜的抗凝血作用，腹腔内出血时血液可能不凝固，因此腹腔穿刺抽出不凝固的血液是诊断实质性脏器破裂的重要指标。空腔性脏器损伤患者的主要临床表现是弥漫性腹膜炎，但部分实质性脏器损伤患者也可能出现腹膜刺激征，例如肝破裂导致胆汁流入腹腔。因此，有无腹膜刺激征并非是最重要的鉴别指标。实质性脏器损伤和空腔性脏器破裂都可能由外伤引起，也都可能出现休克、腹痛等症状。因此，休克类型、腹痛性质和外伤程度对于鉴别诊断没有特殊意义。

8. D 根据患者的病史和症状，最可能的诊断是产褥感染。产褥感染是指产妇在分娩后发生的感染，通常在产后7天内出现。典型症状包括发热、下腹部疼痛和脓血性恶露。

9. A 休克患者在补足了液体，中心静脉压已正常，但血压仍低于正常时，可以考虑选用血管收缩剂，增加外周阻力，提高血压。

10. A 慢性肾上腺皮质功能减退症是由于肾上腺皮质激素分泌不足引起的一种疾病。因此，激素替代治疗的主要药物是糖皮质激素，如氢化可的松等。这些药物可以替代肾上腺皮质激素的缺乏，帮助维持患者的生理功能。

11. E 急性肺水肿是一种严重的肺部疾病，其主要特征是肺泡内液体渗出，导致肺泡充满液体，影响气体交换。最具有特征的诊断表现是咳粉红色泡沫样痰，这是由于肺泡内液体渗出和肺泡内压力增加，导致液体渗入气道，形成泡沫状。P₂亢进是指肺动脉瓣第二心音增强，这可能是急性肺水肿的心脏表现之一，但不是最具特征的诊断表现。气促、发绀和烦躁不安是急性肺水肿的常见症状，但不是最具特征的诊断表现。两肺哮鸣音是急性肺水肿的异常呼吸音，但不是最具特征的诊断表现。奔马律是指心率快而有规律，这可能是急性肺水肿的心脏表现之一，但不是最具特征的诊断表现。

12. D 肺源性心脏病是由于肺部疾病导致心脏功能减退或衰竭的一种情况。在呼吸衰竭时，给予低流量持续吸氧是一种常用的治疗方法。低流量持续吸氧指的是通过鼻导管或面罩给予氧气，流量一般为 1~4L/min，以维持适当的氧合水平，避免过度氧合和呼吸抑制。

13. E 房颤时易有左心房血栓形成，并可脱落，故体循环动脉栓塞是房颤的常见并发症。

14. A AML（急性髓系白血病）是一种恶性的造血系统疾病，其中骨髓中的幼稚白细胞（原始细胞）增多。Auer 小体是 AML 的特征性细胞学表现，是一种在白血细胞中出现的棒状、颗粒状的特殊细胞器。它是由异常增生的原始髓细胞中的颗粒体聚集形成的。Auer 小体的存在可以帮助确定 AML 的诊断，尤其是在骨髓涂片或外周血涂片中观察到 Auer 小体时。

15. B 腹壁反射中的上部反射消失见于胸髓7~8节受损，中部反射消失见于胸髓9~10节病损，下部反射消失见于胸髓11~12节病损，单侧反射消失见于单侧锥体束病损，双侧反射消失见于昏迷、急性腹膜炎或腹壁过于松弛者。

16. C 首过消除是指药物经过肠道

吸收后，在首次经过肝脏时，由于肝脏的代谢作用，部分药物会被代谢掉，导致药物的血药浓度降低。它是药物代谢动力学中的一个重要概念。改变给药方式可以绕过肝脏，避免首过消除。例如，静脉注射可以绕过肠道和肝脏，直接将药物输送到循环系统中。如果药物在肠道和肝脏中首过消除明显，口服给药时药物的有效浓度可能会降低，因此不宜口服。

17. C 体内蛋白质分解代谢的最终产物主要包括 CO_2、H_2O 和尿素。蛋白质分解代谢发生在细胞中的溶酶体和细胞质中，通过蛋白酶的作用将蛋白质分解成为氨基酸和多肽。氨基酸经过一系列代谢反应后，其中一部分被转化为尿素，经过肝脏转运到肾脏后被排出体外。另一部分氨基酸可以进入三羧酸循环，最终被氧化成为 CO_2 和 H_2O。

18. C 小肠是吸收的主要部位，主要与其结构的面积大特点有关。小肠具有非常大的表面积，这是由于其内壁有很多细长的绒毛和肠壁上的许多皱褶，进一步增加了吸收表面积。这样的结构特点使得小肠能够更有效地吸收营养物质。

19. C 气管切开术的选择部位一般为第3~5气管环处。

20. B 运动眼球的肌肉：一侧共6块。包括4块直肌和2块斜肌。4块直肌是上直肌（使瞳孔转向上内）、下直肌（下内）、内直肌（内）、外直肌（外）。2块斜肌是上斜肌（下外）、下斜肌（上外）。

21. B 肛瘘是肛管或直肠与肛周皮肤相通的肉芽肿性管道。它通常是由肛管周围感染、肛门腺阻塞或肛管壁炎症等因素引起。肛瘘通常表现为肛周的脓肿、疼痛和脓性分泌物。在直肠指诊时，可以触到条索状物。

22. A 内痔是指直肠黏膜下静脉丛扩张形成的疾病。它常见于肛管上段，通常由于静脉曲张和充血引起。内痔的常见症状包括便血、肛门不适感、黏液排出等。在直肠指诊时，可能无法触及明显的肿块或异常，但指套染有新鲜血液是常见的。

23. D 直肠息肉是直肠黏膜上的良性肿瘤，通常是由于黏膜细胞的过度增殖而形成的。直肠息肉常见症状包括便血、黏液排出、直肠不适感等。在直肠指诊时，可以触到质软、可推动的肿块，这是直肠息肉的典型表现。同时，由于直肠息肉容易受到摩擦和刺激，指套上染有新鲜血液也是常见的。

24. B 婴儿佝偻病是由于维生素 D 缺乏引起的骨骼发育不良疾病。在 8～9 个月婴儿佝偻病的激期，婴儿佝偻病的特异性表现之一是方颅。方颅是指婴儿头骨骨骺的扩张和软化，导致头部方形。这是由于维生素 D 缺乏引起的骨骼钙化不良，造成颅骨骨骺异常增大和软化所致。

25. A 佝偻病的激期表现除活动早期症状外，主要表现为骨骼变化和肌肉松弛，常见的有颅骨软化，多见于 3～6 个月婴儿，出现乒乓头。

26. D 卵巢癌是指发生在卵巢组织中的恶性肿瘤。手术是卵巢癌的主要治疗方法之一。对于卵巢癌的手术治疗，常规的手术方式是进行全子宫、双附件及大网膜切除术。这个手术方法可以彻底切除卵巢、子宫和侵犯到大网膜的肿瘤组织。

27. C 子宫内膜癌是指发生在子宫内膜上的恶性肿瘤。根据分期系统，Ⅰ期子宫内膜癌是指肿瘤仅侵犯子宫内膜。对于子宫内膜癌Ⅰ期的治疗，常规的手术方式是行全子宫、双附件切除术。全子宫、双附件切除术是切除子宫、附件和与子宫相关的组织，以达到彻底切除肿瘤的目的。

28. A 宫颈癌的分期是根据肿瘤的侵犯深度和范围来确定的。宫颈癌Ⅱa 期是指肿瘤侵犯到子宫颈的上 2/3，即超过宫颈的上 1/3，但未达到子宫壁。对于宫颈癌Ⅱa 期的治疗，常规的手术方式是行子宫广泛切除术及盆腔淋巴清扫术。子宫广泛切除术是指切除子宫和宫颈，以去除肿瘤。盆腔淋巴清扫术是为了检查和清除可能受到肿瘤侵犯的盆腔淋巴结。

29. D 脓毒血症（sepsis）是一种严重的全身炎症反应，通常由细菌、病毒或其他微生物感染引起。当感染进入血液系统并扩散到全身时，免疫系统会产生强烈的炎症反应，导致脓毒血症的发生。在脓毒血症中，炎症反应可能引起全身性血管扩张、血管通透性增加、血小板聚集和凝血功能障碍等，导致多器官衰竭和严重的病情。脓毒血症是一种危重病症，如果不及时治疗，可能会导致严重并发症甚至死亡。

30. B 菌血症是指细菌进入血液循环并在血液中短暂存在的情况。细菌可以通过感染部位的血管、注射途径、手术操作或其他感染途径进入血液。在菌血症的早期，患者可能没有明显的毒性症状，如高热、寒战、血压下降等。然而，如果菌血症不及时治疗，细菌可能进一步繁殖和释放毒素，导致严重的感染症状。

31. A 组织水肿是指体内组织间隙中的液体积聚，导致局部或全身组织肿胀。组织水肿的原因可以是血浆渗至第三间隙。血浆渗至第三间隙是组织水肿的主要机制之一。正常情况下，血浆中的液体和物质通过毛细血管壁进入组织间隙，然后通过淋巴系统排出。但当毛细血管壁的通透性增加或淋巴系统功能受损时，血浆中的液体和物质会渗出到组织间隙，导致组织水肿的发生。

32. C 烧伤休克的原因是两者均有，即血浆渗至第三间隙和血浆自创面丢失到体外。烧伤导致皮肤损伤，破坏了皮肤的完整性，使得血浆可以从血管渗漏至创面周围的组织间隙，即第三间隙。这导致血容量减少，循环血量不足，从而引发休克。同时，烧伤后，创面上的皮肤组织受损，导致大量的血浆从创面丢失到体外，进一步降低了有效血容量，加重了休克的发生。

33. B 乳腺癌根治术后引起该侧上肢水肿的原因是淋巴循环障碍。乳腺癌根治术可能涉及淋巴结的切除或破坏，导致淋巴液的排流受阻，引起该侧上肢的淋巴循环障碍，进而导致水肿。

34. A 药物过敏引起水肿的原因是微血管壁通透性升高。药物过敏反应会导致免疫系统的激活和炎症反应，进而引起微血管壁通透性升高，导致血液和液体成分渗出到周围组织，形成水肿。

35. A 昆虫叮咬引起水肿的原因是微血管壁通透性升高。昆虫叮咬会引起炎症反应，导致局部微血管壁通透性升高，使血浆和液体成分渗出到组织间隙，引起水肿。

36. ABCE 纤维支气管镜检查过程中，可能会因为黏膜损伤或黏膜血管破裂导致出血。强烈的刺激可能引起反射性心搏骤停。并发感染是由于纤维支气管镜检查破坏了黏膜屏障，使得细菌感染的风险增加。气胸是因为纤维支气管镜检查过程中可能发生气道损伤，导致气体进入胸腔引起气胸。喉返神经麻痹不是纤维支气管镜检查的并发症。

37. ABCDE 在护患关系中，护士扮演的角色包括关怀的提供者，咨询者，教师，治疗的提供者和变化促进者。

38. ABCDE 围术期 DIC 是一种严重的并发症，其特点是血液凝血和纤溶系统失衡，导致血液在微血管中异常凝聚和血栓形成，同时也引起出血倾向。休克和微血管栓塞症是 DIC 的严重表现，而微血管病性溶血则是 DIC 的常见并发症之一。

39. ABCDE 血清钾浓度过高是一种严重的情况，可能导致心脏传导异常和心律失常。静脉注射葡萄糖和胰岛素可以促使细胞内钾离子的重新分布，从而降低血清钾浓度。腹膜透析是通过腹膜腔内的透析液清除体内过多的钾离子。阳离子交换树脂可以吸附体内的钾离子并排出体外，口服或灌肠使用。补充钙剂可以增加细胞外液中的钙离子浓度，从而对抗高钾血症引起的心脏传导异常。补充钠盐可以增加细胞外液中的钠离子浓度，促使细胞内钾离子的重新分布。

40. ABCDE 艾滋病传染主要是通过血液传播、性接触传播、母婴传播。A项，如果共用注射器或针头以及使用未经消毒的注射器等，可能会导致艾滋病病毒的传播。B项，艾滋病病毒可以通过性接触传播。如果其中一方感染了HIV，就有可能将病毒传给另一方。C项，患有艾滋病的孕妇可能会将病毒传给胎儿。这种传播途径在孕妇没有接受艾滋病防治措施的情况下可能发生。D项，如果受体接受了感染艾滋病的器官移植，可能会导致艾滋病的传播。E项，如果使用未经处理的感染艾滋病的精液进行人工授精，可能会导致艾滋病的传播。

二、填空题

1. 肺 脑。血吸虫虫卵可异位于全身各脏器和组织内，以异位于肺和脑为主。脑血吸虫病是指血吸虫虫卵异位于脑而引起的中枢神经系统损伤。

2. 宪法 法律 行政法规 部门规章 地方性法规 地方规章。目前我国立法的法律效力等级，按法律层次分为宪法、法律、行政法规、部门规章、地方性法规、地方规章，以及从属于各项卫生法规的卫生标准。

3. 氧分压 氧容量 氧含量 氧饱和度。常用的血氧指标包括：①氧分压（PaO_2）是指氧气在动脉血中的分压，通常以毫米汞柱（mmHg）为单位表示。它是评估肺功能和氧供需平衡的重要指标，常用于评估呼吸系统的功能和氧合情况。②氧饱和度（SaO_2）是指血液中血红蛋白与氧结合的百分比。它通常以百分比表示，正常的氧饱和度应该在95%以上。SaO_2是通过血氧饱和度测定仪测量得出的。③氧含量（CaO_2）是指单位血液容积内携带的氧气量。CaO_2由血红蛋白含量、氧饱和度和氧结合能力等因素决定。④氧容量是氧在单位容积血液中的总量，包括溶解态氧和结合态氧。

4. 单核－吞噬细胞系统功能障碍 肝功能障碍 血液的高凝状态 微循环障碍。影响弥散性血管内凝血（DIC）发生发展的因素包括：①单核－吞噬细胞系统功能障碍：单核－吞噬细胞系统是身体的一部分，参与清除血液中的病原体和异常细胞。功能障碍可能导致炎症反应和凝血过程的紊乱，从而促进DIC的发生和发展。②肝功能障碍：肝脏是合成凝血因子和调节凝血过程的重要器官。肝功能障碍会导致凝血因子合成和清除功能受损，从而导致凝血过程紊乱，促进DIC的发生和发展。③血液的高凝状态：高凝状态是指血液中凝血因子的水平升高，导致凝血过程过度活跃。这可能是由凝血因子的异常产生、炎症反应等因素引起。高凝状态可以促进DIC

的发生和发展。④微循环障碍：微循环是指血液通过微小血管网络供应组织和器官。微循环障碍可能导致血液在微小血管中滞留、血流动力学改变和血栓形成，进一步促进DIC的发生和发展。

5. 不良反应。凡不符合用药目的并为患者带来不适或痛苦的反应统称为药物的不良反应。

6. 抗菌。糖皮质激素是一类具有抗炎和免疫抑制作用的药物。在治疗败血症时，糖皮质激素通常用于减轻炎症反应和控制过度的免疫反应，但它们并不能直接杀灭病原体。因此，糖皮质激素在治疗败血症时通常需要合并应用足量有效的抗菌药物，以消除或抑制病原体的生长和扩散。抗菌药物可以直接针对病原体进行杀菌或抑制菌落的作用，同时与糖皮质激素一起使用可以更好地控制感染并提高治疗效果。

7. 体液的缓冲系统 肺的呼吸 肾的排泄。人体对酸碱的调节是通过体液的缓冲系统、肺的呼吸和肾的排泄完成的。

8. 6～8 24～72。大多数火器伤需要清创，一般应在伤后6～8小时内施行；如早期用抗菌药物，无明显感染征象，伤后24～72小时仍可清创。但如果处理时间过晚，伤口已经感染，则只宜引流、清除显见易取的坏死组织和异物，进行敷料交换

9. 毛刺。乳腺癌的X线钼靶拍片的特征表现之一是毛刺征，即乳腺组织出现不规则的毛刺状结构，通常与恶性肿瘤相关。当X线钼靶拍片中出现颗粒细小、密集的钙化点时，恶性乳腺肿瘤的可能性更大。这是因为乳腺癌细胞在钙化过程中的不正常代谢而导致钙化点的形成。

10. 再出血 脑血管痉挛 脑积水。

动脉瘤性蛛网膜下腔出血后的主要并发症：①再出血：动脉瘤性蛛网膜下腔出血后，血管壁的破裂和出血可能会继续发生，导致再次出血。再出血会增加脑损伤的范围和严重程度，增加病情的危险性。②脑血管痉挛：脑血管痉挛是指蛛网膜下腔出血后，周围的脑血管发生痉挛，导致血液供应不足。脑血管痉挛可能进一步加重脑损伤，引起脑缺血和神经功能障碍。③脑积水：是指脑脊液在脑室系统中的异常积聚，可能是由出血引起的蛛网膜下腔阻塞或脑脊液循环障碍导致。

11. 中央型　下腔型　上腔型　混合型。房间隔缺损主要分为原发孔型房间隔缺损和继发孔型房间隔缺损。继发孔型房间隔缺损根据缺损出现部位的不同，分为中央型、上腔型、下腔型和混合型。

12. X 线胸片脓肿和炎症消失　少量的稳定的残留纤维化。肺脓肿抗菌药物治疗的目标是使脓肿和炎症消失，或者只有少量的稳定的残留纤维化。治疗期间需要进行 X 线胸片或其他影像学检查来评估病情的改善情况。当脓肿和炎症完全消失，或者只有少量的稳定的残留纤维化时，说明感染已经得到控制，并且抗菌治疗已经达到预期的效果。

13. 急性贫血　慢性贫血。基于不同的临床特点，贫血有不同的分类。按贫血进展速度分急、慢性贫血；按红细胞形态分大细胞贫血、正常细胞贫血和小细胞低色素性贫血。

14. 胃灼热　反流。胃食管反流病是指胃十二指肠内容物反流入食管引起胃灼热等症状。胃食管反流病的临床表现多种多样、轻重不一，典型症状是胃灼热和反流。

15. 腕关节　掌指关节　近端指间关节。类风湿关节炎（RA）是一种以对称性多关节炎为主要临床表现的慢性自身免疫性疾病。对称性指的是炎症同时或依次累及身体两侧相对应的关节。在类风湿关节炎中，常见的关节痛部位包括腕关节、掌指关节和近端指间关节。这些关节是类风湿关节炎最早和最常受累的关节，也是最早出现炎症和关节痛的部位。除了这些部位，类风湿关节炎也可以累及其他关节，如肘关节、膝关节、踝关节等，甚至可以波及颈椎和胸腰椎等大关节。

三、判断题

1. ×　休克的治疗应根据发病原因采用相应的治疗方法。例如，在失血性休克的治疗中，重点应该放在保证气道通畅、止血和补液方面。肾上腺素是一种激素和神经传递物质，由肾上腺释放。它具有增加心脏收缩力、扩张心脏、肝脏和肌肉血管以及收缩皮肤和黏膜血管的作用。因此，肾上腺素主要用于过敏性休克、支气管哮喘和心搏骤停的抢救。但是，治疗休克的药物选择应该根据具体情况，并遵循相关的治疗指南和临床实践准则。

2. √　治疗毛囊炎、疖、伤口表面感染等表浅、局限感染时，一般不需要立即使用抗生素治疗。可以每天反复用聚维酮碘擦拭伤口，这样可以有效改善伤口的化脓感染。如果使用聚维酮碘擦拭后效果不明显，可以考虑适当使用广谱抗生素，例如头孢类抗生素。

3. ×　腹股沟直疝多见于年老体弱者。

4. ×　无痛性血尿是泌尿系统肿瘤的一个较典型的临床表现，肾癌，肾盂癌以及膀胱癌都会出现无痛性血尿。另外，某些长期口服抗凝药物的人群也可能会出现无痛性血尿。需要及时去医院泌尿外科做泌尿系统的彩超、CT、造影及凝血功能检查，明确导致无痛性血尿的具体原因，并给予相应的治疗。

5. √ Ⅱ度烧伤的特点为起水疱并伴明显疼痛，此病例符合以上特点。

6. × 阻塞性黄疸的特征是皮肤呈暗黄、黄绿或绿褐色，伴有皮肤瘙痒的情况较为常见，少数患者可能伴有心动过缓的症状。尿液呈深色，类似浓茶，而粪便的颜色变浅，当肝外胆道完全阻塞时，粪便可能呈白陶土色。血清总胆红素升高，以结合胆红素升高为主要特征。尿中尿胆原的含量减少或不存在，同时尿中可检测到胆红素。

7. × 糖尿病患者的尿酮体为阳性时并不一定意味着酮症酸中毒。酮症酸中毒是由于体内缺乏足够的胰岛素，导致血糖过高，机体开始分解脂肪以供能，产生大量的酮体（酮酸和乙酰乙酸）。当酮体产生过多，超过了身体代谢和排泄的能力时，血液中的酮体浓度升高，导致酸中毒。尿酮体的阳性结果可能是糖尿病患者在高血糖状态下产生的正常生理反应。但要诊断为酮症酸中毒，需要结合患者的症状、血液酮体浓度以及血气分析等多个指标。

8. √ 妊娠期孕妇的总循环血量于妊娠第 6 周开始逐渐增加，32～34 周达高峰，增加 30%～45%，此后维持较高水平，产后 2～6 周逐渐恢复正常。

9. × 溶血反应是由于血型不兼容引起的，当母亲的抗体与胎儿的红细胞抗原发生相互作用时，可能会导致溶血反应的发生。O 型血的母亲具有抗 A 和抗 B 的抗体。如果胎儿是 A 型或 B 型血，那么他们的红细胞上会有 A 或 B 抗原。当 O 型血母亲的抗体与胎儿的红细胞抗原相结合时，可能会引发免疫反应，导致溶血反应。然而，溶血反应发生的严重程度取决于多个因素，包括母婴之间

的血型不兼容性、抗体的浓度和亲和力等。有些情况下，即使母亲是 O 型血而胎儿是 A 或 B 型血，也不会发生重度溶血反应。

10. √ 临床思维方法指的是对疾病现象进行调查研究、分析综合、判断推理等过程中的一系列思维活动，由此认识疾病、判断鉴别，作出决策的一种逻辑方法。

四、名词解释

1. 尿崩症：是由于抗利尿激素缺乏、肾小管重吸收水的功能障碍，从而引起以多尿、烦渴、多饮与低密度尿为主要表现的一种病症。本病是由下丘脑神经垂体部位的病变所致，但部分病例可无明显病因。尿崩症可发生于任何年龄，以青年多见。

2. 肾炎性水肿：主要是由于肾小球滤过率下降而肾小管重吸收功能基本正常，造成"球管失衡"和肾小球滤过分数下降，导致水钠潴留而形成水肿。

3. 溶栓疗法：是用于治疗心肌梗死、肺栓塞等血栓性疾病的一种治疗方法。用药物将已经形成的血栓溶解，从而再通病变血管，起到临床治疗作用。

4. 转移性骨肿瘤：是指原发于骨外器官或组织的恶性肿瘤，经血行或淋巴转移至骨骼并继续生长，形成子瘤。好发年龄为 40～60 岁。好发部位为躯干骨，常发生骨转移的肿瘤依次为乳腺癌、前列腺癌、肺癌、肾癌等。

5. 脑疝：当颅内某分腔有占位性病变时，该分腔的压力大于邻近腔的压力，脑组织从高压力区向低压力区移位，导致脑组织、血管及颅神经等重要结构受压和移位，有时被挤入硬脑膜的间隙或孔道中，从而出现一系列严重的临床症状和体征。

五、简答题

1. 心肺复苏术的禁忌证：（1）大血管及心脏破裂、胸腔有严重开放性创伤。（2）多发肋骨骨折。（3）明显胸廓畸形或心包填塞。

2. 股动脉穿刺过程中的并发症：股动脉穿刺中可能出现动脉夹层、鞘管进入血管周围间隙、导丝嵌顿、导丝滑入股动脉以及鞘管折断滑入股动脉等并发症。

3. 腹部损伤患者剖腹探查的指征：①腹痛及腹膜刺激征进行性加重或范围扩大。②肠蠕动减弱、消失或者出现明显腹胀。③膈下有游离气体。④全身情况明显恶化。⑤红细胞计数进行性下降。⑥血压不稳定或继续下降。⑦腹腔穿刺吸出气体、不凝固血液、胆汁或者胃肠内容物。

4. 角膜反射的检查方法和临床意义：以细棉条束轻触眼外侧角膜时，正常情况下双眼睑会敏捷地闭合。在刺激时，同侧闭眼为直接角膜反射，而对侧闭眼则为间接角膜反射。如果同侧直接角膜反射消失，但对侧仍有间接角膜反射存在，这可能暗示同侧面神经受损。而如果双侧直接和间接角膜反射均消失，则可能提示三叉神经受损。需要注意的是，在深度昏迷的患者中，角膜反射可能会消失。

5. 氧容量、氧含量及血氧饱和度的概念：（1）氧容量：每升血液中，血红蛋白（Hb）所能结合的最大氧量。（2）氧含量：每升血液中，Hb实际结合的氧量。（3）血氧饱和度：Hb氧含量与氧容量的百分比。

6. 战伤救治的基本原则：（1）后勤组织方面：①定点保障和机动保障结合，立足于机动保障。②分级救治，治送结合，以现场急救与紧急医疗救治为重点。③救治和医学防护及安全防卫结合，优先预防。④军民结合，协同救治。（2）救治技术方面：①先抢后救。②全面检伤，科学分类。③连续监护与医疗后送相结合。④早期清创，延期缝合。⑤先重后轻，防治结合。⑥局部处理和整体功能调整相结合。

7. 全身性外科感染的常见致病菌：（1）革兰阴性杆菌：大肠埃希菌、铜绿假单胞菌、变形杆菌常见，其次是克雷伯菌、肠杆菌等。感染一般较严重，可出现三低现象（低温、低白细胞、低血压），较易发生感染性休克。（2）革兰阳性球菌：金黄色葡萄球菌感染倾向于血液扩散，可形成转移性脓肿。表皮葡萄球菌感染的发病率明显增高。肠球菌感染通常耐药性较强。（3）无芽孢厌氧菌：近代因厌氧培养技术的提高，发现腹腔脓肿、阑尾脓肿、肛旁脓肿、脓胸、脑脓肿以及会阴部感染等，均常含有厌氧菌。常见的无芽孢厌氧菌有类杆菌属、梭杆菌属、厌氧葡萄球菌以及厌氧链球菌。（4）真菌：外科真菌感染以白假丝酵母菌、曲霉、毛霉以及新生隐球菌等为常见，属于条件性感染。

8. 甲状腺功能减退症的治疗目标是将血清 TSH 和甲状腺激素水平恢复到正常范围内，通常需要终生服药。治疗的剂量取决于患者的病情、年龄、体重和个体差异。成年患者如左甲状腺素（L - T_4）替代剂量 50 ~ 200μg/d，平均 125μg/d。按照体重计算的剂量是 1.6 ~ 1.8μg/(kg·d)；儿童需要较高的剂量，大约 2.0μg/(kg·d)；老年患者大约 1.0μg/(kg·d)；妊娠时的替代剂量需要增加 30% ~ 50%；甲状腺术后患者的需要剂量大约 2.2μg/(kg·d)。

9. 缺铁性贫血是因人体内铁缺乏而

造成的血红蛋白合成减少，临床上以小细胞低色素性贫血、血清铁蛋白减少以及铁剂治疗有效为特点，以6个月到2岁儿童的发病率最高。其主要治疗原则是去除病因，补充铁剂。（1）补充口服铁剂：铁剂是治疗缺铁性贫血的特效药，如果没有特殊原因，应口服给药。常用的药物为硫酸亚铁等。同时口服维生素C。铁剂治疗有效，3~4天后网织红细胞增高，7~10天达高峰，2~3周降至正常。铁剂应服用到血红蛋白正常6~8周。（2）补充注射铁剂：容易发生不良反应，因此应慎用。

10. 早期宫颈癌常无症状，没有明显体征。患者一旦出现症状，主要表现：（1）阴道出血：年轻患者常出现接触性出血，即在性生活后或妇科检查后出血。（2）阴道分泌物增多：患者常抱怨阴道分泌物增多，呈白色或带血，稀薄如水或米泔状，并带有腥臭味。晚期可能出现大量脓性或米汤样的恶臭白带。（3）晚期癌症症状：癌症病灶波及盆腔结缔组织、骨盆壁，压迫输尿管、直肠或坐骨神经时，患者可能会出现尿频、尿急、肛门坠胀、大便秘结、里急后重、下肢肿痛等症状。严重时可能导致输尿管梗阻、肾盂积水，最终引起尿毒症。疾病末期，患者会出现恶病质。

模拟试卷（十五）全解

一、选择题

1. E 相邻两椎体间借椎间盘牢固相连。

2. D 注射乙肝疫苗可以有效地预防乙肝病毒的传染，即使在一些隐蔽接触以后，也可以达到比较好的预防效果。

3. D 通常把十二指肠以上部分的管道称为上消化道，空肠以下的部分称为下消化道。即上消化道由口腔、咽、食管、胃、十二指肠组成；下消化道由空肠、回肠和大肠组成。

4. D 脑脊液的主要产生部位是双侧侧脑室的脉络丛。

5. C 正常人全血的比重主要取决于红细胞的数量。全血的比重是指单位体积的全血的质量与水的质量的比值。而全血的质量主要由其中的成分所贡献，其中红细胞是最主要的成分。红细胞在血液中占据很大的比例，它们的存在使得全血的比重较高。相比之下，血浆中的蛋白质、晶体物质、白细胞和血小板的含量相对较少，因此对全血的比重影响较小。

6. C 左侧心力衰竭是指左心室功能减退，导致血液不能充分泵出，回流到肺循环。这会导致肺循环的充血和肺部水肿，进而引起呼吸困难。咳泡沫样痰是左心衰竭的常见症状之一，它是由肺循环充血和肺部水肿导致。但是，呼吸困难更为突出，是左侧心力衰竭的主要表现。患者在活动或平卧时出现呼吸困难，可能需多次垫高枕头或坐起来才能缓解。反复咯血不是左侧心力衰竭的典型表现，虽然长期的心力衰竭可能导致肺循环的高压，但明显的咯血通常与其他肺部疾病有关。肝脾大也不是左侧心力衰竭的典型表现，虽然在长期心力衰竭的情况下，肝脾可能会受到牵拉和充血，但这不是左侧心力衰竭最突出的表现。下肢水肿是心力衰竭的常见表现，但它更常见于右侧心力衰竭，而不是左侧心力衰竭。

7. D 硝酸甘油是一种快速作用的血管扩张剂，可用于缓解心绞痛发作。舌下含化硝酸甘油可以使药物迅速通过舌下黏膜被吸收而进入血液循环，避免药物的首过消除作用。

8. C 休克是一种严重的循环衰竭状态，其主要特征是有效循环血量不足导致组织和细胞无法获得足够的氧气供应。这种缺氧状态会导致细胞能量代谢障碍、细胞功能受损以及细胞死亡。低血压是休克的常见表现之一，但低血压只是休克的一种体征，不是休克的本质。交感 - 肾上腺系统紊乱和心血管功能紊乱是导致休克的重要机制之一，但它们不是休克的本质。这些机制可能导致有效循环血量的减少，从而导致组织和细胞缺氧。酸中毒是休克的一种代谢性并发症，但它不是休克的本质。

9. E 根据病史和症状描述，诊断应考虑为脓毒血症。脓毒血症是一种严重的感染性疾病，其特征是全身炎症反应综合征（SIRS）与病原微生物感染相关。常见病原体包括细菌、真菌等。根据病史，患者出现多发性疖肿，红肿，弛张性高热，这些表现可能是细菌感染引起的局部炎症反应。而在 4 天后，又出现了臀部皮下的肿块，疼痛，压痛明显，且有波动感，这些表现可能是脓肿形成的征象。

10. B 甲状腺结节的手术治疗方法根据结节的性质和患者的情况而定。根据常规的临床实践和指南，以下是对每个选项的解析：囊肿是一种良性的甲状腺结节，常见于甲状腺的囊肿性甲状腺肿。通常情况下，单个囊肿可以通过抽取囊液或囊肿内注射硬化剂等方法进行治疗，而不需要进行甲状腺大部切除。实质性结节是甲状腺实质内的结节，可能是良性的，也可能是恶性的。对于实质性结节，一般建议进行患侧（受累侧）的甲状腺大部切除，以确诊和治疗。这种手术方法可以移除结节并保留正常的甲状腺组织。仅仅切除结节而不移除受累的甲状腺组织可能无法达到彻底治疗的效果。术中冷冻切片是一种快速病理诊断方法，可以在手术过程中对组织进行切片和检查。然而，即使冷冻切片结果显示为良性腺瘤，也不能完全排除腺癌的可能性。最终的病理诊断需要通过术后常规病理检查来确定。对于小儿的甲状腺结节，特别是单发结节，一般建议进行早期手术。这是因为儿童甲状腺结节中恶性的比例较高，且恶性结节在儿童中发展较快。早期手术可以进行结节的完整切除，并进行病理检查以确定结节的性质。这样可以及早诊治潜在的甲状腺癌，避免恶性结节的进一步发展和转移。

11. D 要鉴别黄疸是内科黄疸还是外科梗阻性黄疸，最简便有效的措施是进行 B 型超声检查。B 型超声是一种无创且简便有效的检查方法，可以帮助鉴别黄疸的原因。通过 B 型超声，可以观察到胆管、胆囊和肝脏的结构，检查是否存在胆管梗阻或其他胆道疾病。虽然询问病史可以提供一些线索，但它不能直接确定黄疸的原因。体格检查可以提供一些体征，但它不能直接确定黄疸的原因。特别是在黄疸患者中，体格检查的结果可能不具有特异性。血清胆红素水平可以反映黄疸的严重程度，但它不能区分内科黄疸和外科梗阻性黄疸的原因。肝功能检查可以提供有关肝脏功能的信息，但它不能直接确定黄疸的原因。

12. C 对于没有神经功能障碍的凹陷性骨折，并不是所有情况都需要择期手术复位。手术复位应根据具体情况来决定，例如是否存在神经体征或颅内压增高等症状。对于颅内大静脉窦处的凹陷性骨折，如果没有神经体征或颅内压增高的症状，可以选择保守治疗，避免不必要的手术。手术复位对于颅内大静脉窦处的凹陷性骨折可能需要特殊准备和考虑，以确保手术的安全性和有效性。对于陷入静脉窦内的骨折片，并不是所有情况都需要全部取出。手术处理应根据具体情况来决定，以确保手术的安全性和患者的利益。

13. D 根据病史和影像学表现，首先考虑的诊断是肺癌。A 项，肺脓肿：肺脓肿通常伴有大量脓液积聚，而患者痰中偶有血丝，不支持肺脓肿的诊断。B 项，虽然患者有过肺结核病史，但近期的症状和影像学表现不典型，且脱落细胞检查呈阴性，不支持肺结核的诊断。C 项，肺囊肿：肺囊肿一般为良性病变，多为先天性或后天性发育异常，但其影像学表现为圆形或椭圆形低密度区，与本例中的块状阴影不符。D 项，肺癌：患者有刺激性咳嗽，痰中偶有血丝，胸部 X 线显示右肺上叶前段有分叶状的阴影，这些表现都与肺癌相符。肺癌是一种恶性肿瘤，常表现为肺实质内的局部阴影，可有咳嗽、咳痰、呼吸困难等症状。E 项，肺良性肿瘤：肺良性肿瘤较为罕见，且其影像学表现通常为圆形或椭圆形，与本例中的块状阴影不符。综上所述，首先考虑的诊断是肺癌。为了明确诊断，还需要进一步的检查，如肺部 CT、支气管镜检查和组织活检等。

14. A 发生尿道炎时尿道黏膜水肿，开始排尿时尿流挤压尿道黏膜引起疼痛，而排尿终了时疼痛是膀胱炎的特点，膀胱结石常伴有尿线中断，尿痛伴有耻骨上疼痛常为前列腺炎的表现，尿道炎时多无血尿。

15. B 前置胎盘是指胎盘位于胎儿下段子宫壁前方，会导致产程中的出血和胎儿窘迫等严重并发症。对于怀疑有前置胎盘的孕妇，最有价值的检查手段是超声检查。可以直观地显示胎盘的位置及其与子宫的关系，能够准确地诊断前置胎盘的存在和类型。骨盆 X 线检查主要用于评估骨盆形态和大小，对前置胎盘的诊断没有直接帮助。磁共振检查在妊娠期间应慎用，因为对于胎儿有一定的磁场暴露风险，且超声检查已经足够准确。CT 检查在妊娠期间应避免，因为对胎儿有辐射暴露的风险，并且超声检查已经能够提供足够的信息。抽血检查在前置胎盘的诊断中没有直接帮助。

16. E 滴虫性阴道炎的治疗首选药物是甲硝唑，甲硝唑既可以口服也可以用于局部阴道治疗。

17. D 7～9 个月的婴儿逐渐开始添加辅食，但需要注意选择适合婴儿消化和咀嚼能力的食物。在这个阶段，婴儿的消化系统和咀嚼能力还比较弱，因此宜选择易消化、柔软的食物。软饭虽然易消化，但对于 7～9 个月的婴儿来说，咀嚼能力可能还不足以处理粒状的食物，因此并不适合作为辅食。碎菜虽然可以提供蔬菜的营养，但对于 7～9 个月的婴儿来说，可能还不具备咀嚼碎菜的能力，因此也不适合作为辅食。鱼肉是一种优

质的蛋白质来源，但在 7～9 个月的婴儿阶段，鱼肉可能还不适合作为辅食，因为鱼肉的纤维较为粗糙，可能难以消化和咀嚼。烂面条是一种柔软、易咀嚼的食物，适合 7～9 个月的婴儿食用，可以作为辅食提供碳水化合物和能量。水果是重要的营养来源，但在 7～9 个月的婴儿阶段，可能还不适合直接食用水果，可以选择将水果榨汁或者制作成果泥来作为辅食。

18. B 儿科肺炎合并心衰的临床表现通常包括呼吸突然加快（>60 次/分）、尿少或无尿、心音低钝、奔马律、颈静脉怒张和肝脏迅速增大。B 项，心率突然 <180 次/分并不是儿科肺炎合并心衰的典型表现，心率变化与心衰的程度和原因有关，可能增加、减慢或正常。

19. E 交感神经系统是自主神经系统的一部分，其神经纤维分为交感神经节前纤维和交感神经节后纤维。交感神经节前纤维释放乙酰胆碱作为递质，而交感神经节后纤维可以释放去甲肾上腺素或乙酰胆碱作为递质。具体释放的递质取决于神经传递的目标组织或器官的特点和需要。

20. D 枕骨大孔是颅底的一个开口，位于颅后凹的中央。枕骨大孔是神经和血管通过颅腔进入脊髓的通道，因此与脑干和脊髓相关。枕骨大孔疝指的是脑组织通过枕骨大孔向下移位，压迫脑干和脊髓，引起神经功能障碍。最常见的原因是第四脑室肿瘤，特别是颅后窝肿瘤，如髓母细胞瘤、髓母细胞瘤样肿瘤等，压迫第四脑室后方的脑组织，导致枕骨大孔疝。

21. E 内痔是指直肠黏膜下静脉丛扩张，常见症状是便血，一般不伴有疼痛。

22. C 直肠息肉是指直肠黏膜上的

良性肿块，常表现为便血，肛门部分型的直肠息肉可能在排便时脱出，形成樱桃状肿物。

23. A 肛裂是指肛门黏膜和皮肤间的裂口，常表现为排便时的剧烈疼痛和少量鲜红色血液。

24. D 直肠癌常表现为便血，血液一般为暗红色，可能伴有黏液或脓血，但肛门部通常没有肿物。

25. B 苯妥英钠是一种抗惊厥药物，可以控制维生素 D 缺乏性手足搐搦症的惊厥症状。

26. C 小儿热性惊厥是指在发热时出现的癫痫样发作，地西泮是一种镇静药物，常用于控制和预防小儿热性惊厥。

27. A 为控制新生儿缺血缺氧性脑病引起的惊厥，首选苯巴比妥，但是在临床用药时应该缓慢静脉滴注。

28. C 骨盆骨折是指骨盆骨折裂伤，可能会导致骨盆内结构的损伤。后尿道是指尿道的后部，位于骨盆腔内，因此骨盆骨折可能会导致后尿道的损伤。

29. B 火器伤是指由于枪支、炮弹、炸药等火器的直接或间接作用导致的损伤。火器伤可以造成严重的组织破坏，包括输尿管的损伤。

30. A 尿道球部的损伤多见于会阴区的骑跨伤，是指患者从高处跌落，双腿骑跨于硬物之上，容易造成会阴区嵌顿于硬物之上，造成尿道球部的损伤。

31. B 变形杆菌是一种革兰阴性菌，常见于土壤和水中。感染部位的脓液通常会有特殊的恶臭。

32. A 大肠埃希菌是一种常见的细菌，可以引起多种感染，如尿路感染、胃肠道感染等。感染部位的脓液可能带有粪臭味。

33. A 股四头肌由四块肌肉组成：直肌、外侧肌、内侧肌和中间肌。这些肌肉通过股四头肌腱共同作用于伸膝关节，使之发生伸展。

34. A 股四头肌不仅可以作用于伸膝关节，还可以作用于屈髋关节。当股四头肌收缩时，屈髋关节会发生屈曲。

35. B 胫骨前肌是小腿前侧的肌肉，它的作用是使足内翻（足底向内转）。

36. ABCD 心室率缓慢的心电图可以见于窦性心动过缓、房性期前收缩二联律下传受阻、心房颤动伴三度 AVB 交界区自转性心律和室性自转性心律。

37. ABCDE 作为患者，他们的心理需求包括：①需要尊重：患者希望被尊重和理解，他们希望医护人员对他们的意见和决策给予重视。②需要接纳和关心：患者希望得到他人的关心和支持，他们希望能够与医护人员建立良好的沟通和关系，感受到他们的关怀。③需要信心：患者希望医护人员能够给予他们信心，让他们相信自己能够克服疾病或病情得到改善。④需要安全：患者希望在医疗环境中得到安全保障，包括医疗措施的安全性和个人隐私的保护。⑤需要和谐环境、适度活动与刺激：患者希望在医疗环境中有和谐的氛围，同时也希望能够有适度的活动和刺激，以提高生活质量。

38. ABC 导致血管内外液体失平衡而形成水肿的基本因素有毛细血管有效流体静压升高、有效胶体渗透压降低和淋巴回流受阻。当毛细血管有效流体静压升高或有效胶体渗透压降低时，液体会从血管内移向组织间隙，导致组织水肿。同时，淋巴回流受阻也会导致液体在组织间隙的滞留，进一步加重水肿的形成。血浆清蛋白含量升高（选项 D）可以增加有效胶体渗透压，而不是导致水肿的原因。微血管通透性降低（选项 E）可能会导致液体在微血管内滞留，但不是导致水肿的基本因素。

39. ABCD 血培养是一种常用的检查方法，用于检测血液中的病原体。败血症是指病原体通过血液循环系统侵入体内，引发全身炎症反应，临床上表现为体温升高、寒战、心率增快等症状。血培养是诊断败血症的重要方法，通过培养分离出病原体可以确定病原体的种类和药物敏感性。菌血症是指血液中存在细菌引起的感染，临床上表现为发热、寒战、全身不适等症状。血培养可以帮助确定病原菌的种类和药物敏感性，从而指导治疗。脓毒血症是一种严重的感染性疾病，病原体进入血液引发全身炎症反应，临床上表现为高热、低血压、多器官功能障碍等症状。血培养可以帮助确定病原菌的种类和药物敏感性，从而指导治疗。毒血症是指血液中存在细菌产生的毒素引起的感染，临床上表现为高热、寒战、中毒性休克等症状。血培养可以帮助确定病原菌的种类和药物敏感性，从而指导治疗。变应性亚败血症是一种过敏反应引起的全身感染样综合征，与真正的败血症不同，血液中通常无病原体存在。因此，血培养一般无法获得病原体。

40. ABCDE 异位妊娠典型的临床表现包括停经、腹痛以及阴道流血，停经是异位妊娠最多见的症状。妇科检查后穹窿饱满，触痛；宫颈举痛明显；子宫略增大、变软；子宫后方或患侧附件扪及压痛性包块，边界多不清楚。由于腹腔急性内出血及剧烈腹痛，轻者出现晕厥，严重者可出现失血性休克。

二、填空题

1. 人际和谐　情绪稳定　人格完整。评价心理健康的标准通常包括人际和谐、情绪稳定和人格完整。

2. 30～100cm。妊娠的脐带长度为30～100cm，平均约55cm，脐带直径为0.8～2.0cm。

3. 黄体功能不足　子宫内膜不规则脱落。排卵性月经失调是指由于排卵障碍或黄体功能不足导致的月经周期和出血量异常。根据月经失调的原因，可以将排卵性月经失调分为黄体功能不足和子宫内膜不规则脱落两种类型。黄体功能不足是指黄体形成和功能不足，导致黄体期的黄体酮水平不足，从而影响子宫内膜的稳定，导致月经出血不规则或缺乏。子宫内膜不规则脱落是指子宫内膜在月经期的脱落不规则，可能导致月经周期不规律和出血量异常。

4. 3个月　6个月　12个月。出生时脊柱无弯曲，第一个生理弯曲出现在3个月，颈椎前凸——抬头；第二个生理弯曲出现在6个月，胸椎后凸——能坐，挺胸；第三个生理弯曲出现在12个月，腰椎前凸——站立行走。

5. 锁骨上淋巴结。肺癌是一种恶性肿瘤，它具有侵袭性和转移性的特点，常常在早期就已经发生转移。锁骨上淋巴结是位于肺部附近的淋巴结群，因此，当肺癌扩散到淋巴系统时，锁骨上淋巴结往往是最常受累的部位之一。

6. 防止或延缓肾功能进行性恶化　改善或缓解临床症状　防治严重合并症。慢性肾小球肾炎的治疗目标通常包括以下几个方面：①防止或延缓肾功能进行性恶化：通过控制炎症反应、减轻肾小球的病变和保护肾小管功能，以防止或减缓肾功能的进一步恶化。这可以通过使用免疫抑制剂、控制血压、控制糖尿病或其他相关疾病等方法来实现。②改善或缓解临床症状：慢性肾小球肾炎患者常常伴有一系列临床症状，如蛋白尿、血尿、水肿、高血压等。治疗的目标之一就是通过控制炎症和病变，减轻这些临床症状，提高患者的生活质量。③防治严重合并症：慢性肾小球肾炎患者可能会出现一些严重的合并症，如肾功能衰竭、心血管疾病、贫血等。治疗的目标之一就是防止或治疗这些严重的合并症，保护患者的整体健康。

7. 两侧顶骨 枕骨。人字缝位于人的颅骨上，是枕骨与顶骨形成的缝隙，形状似"人"字，称人字缝。

8. 盐酸 胃蛋白酶原 黏液 碳酸氢盐 内因子。胃液的成分：盐酸（由壁细胞分泌）、胃蛋白酶原（由主细胞分泌）、黏液（由表面上皮细胞、泌酸腺的黏液颈细胞、贲门腺和幽门腺共同分泌）、碳酸氢盐（由胃黏膜的非泌酸细胞分泌）、内因子（由壁细胞分泌）。

9. α-螺旋 β-折叠 β-转角 无规卷曲。蛋白质的二级结构是指多肽链主链骨架在空间中的排布方式，不涉及氨基酸残基的侧链构象。常见的二级结构包括 α-螺旋、β-折叠、β-转角和无规卷曲。α-螺旋是由多肽链主链的氢键形成的螺旋结构，β-折叠是由多肽链主链的氢键形成的平行或反平行的折叠结构，β-转角是连接 β-折叠的结构，无规卷曲则是指没有明显规则结构的多肽链区域。

10. 14 2 24~48。对于急性弛缓性瘫痪的儿童，为了加强对脊髓灰质炎的监测，通常建议在瘫痪发生后的 14 天内进行粪便检测。具体而言，建议送验 2 份粪便样本，每份样本相隔 24~48 小时，冷藏运送至实验室进行病毒分离。脊髓灰质炎是一种由脊髓灰质炎病毒引起的传染病。这种病毒主要通过粪-口途径传播，感染后可能引发急性弛缓性瘫痪。为了及早发现瘫痪病例中是否存在脊髓灰质炎病毒感染，可通过分离病毒并进行病毒株鉴定，以便采取相关防控措施，

警惕可能的疫情传播。

11. 社会性 商业性。医疗保险从总体上可分为社会性医疗保险和商业性医疗保险。

12. 135~145mmol/L。血钠浓度正常范围是在 135~145mmol/L 之间，血清钠低于 130mmol/L 时称为低钠血症。

13. 右心室前负荷 血容量 静脉张力 右心功能 左心功能。CVP（中心静脉压）是指上腔或下腔静脉即将进入右心房处的压力或右心房压力。它主要反映右心室前负荷的状态，与血容量、静脉张力和右心功能有关。高 CVP 可能提示血容量过多、心力衰竭等情况，低 CVP 可能提示血容量不足、血管扩张等情况。但是，CVP 并不能直接反映左心功能。左心功能主要通过左心室的收缩力和心排血量来评估。

14. 甲沟的 1/2 指节的横纹。指头炎需要进行切开引流时，通常在末节指侧面做纵切口。切口的远端不应超过甲沟的 1/2，以避免损伤到指关节和指骨。近端的切口也不应超过指节的横纹，以便于切口的愈合和美观。这样的切口设计有助于有效引流脓液，减轻炎症症状，并促进伤口的愈合。

15. 渗出期 感染期 修复期 康复期。根据烧伤的病理生理特点，一般将烧伤的临床发展过程分为 4 期，即渗出期、感染期、修复期、康复期，各期之间相互交错，关系密切。

三、判断题

1. × 胆汁是一种消化液，主要由胆盐、胆固醇和卵磷脂等组成，对脂肪的消化和吸收具有重要作用。胆汁通过乳化作用，降低脂肪的表面张力，使脂肪乳化成许多微滴，从而增大了脂肪的表面积，有利于脂肪的消化。此外，胆盐可以与脂肪酸甘油酯等结合，形成水

溶性复合物，促进脂肪消化产物的吸收。

2. × 血脂异常是动脉粥样硬化最重要的危险因素，已经明确低密度脂蛋白（LDL）可以促进粥样硬化的形成。高密度脂蛋白（HDL）在血脂代谢中起到重要作用，它能够从泡沫细胞中带出胆固醇，将其转运至肝脏进行分解代谢。此外，研究还发现 HDL 可能通过抗感染、抗氧化和保护血管内皮功能等多种途径发挥其抗动脉粥样硬化的作用。

3. × 休克早期即可导致功能性的急性肾衰竭，主要临床表现为少尿、氮质血症等。到了休克晚期，因持续性肾缺血造成肾小管坏死而发生器质性肾衰竭，常出现严重的水、电解质和酸碱平衡紊乱。

4. × 代谢性碱中毒患者出现手足搐搦的原因与血中 Ca^{2+} 浓度升高无关。代谢性碱中毒是指血液中碱性物质（碳酸氢盐或碱性离子）增多或酸性物质（如酮体）减少引起的血液 pH 升高。手足搐搦在代谢性碱中毒中常见，是由于血液中碱性物质增多导致细胞外液中钙离子结合蛋白质增多，从而使细胞外液中的游离钙离子减少，引起神经肌肉兴奋性降低而出现手足搐搦。因此，手足搐搦是由血液中游离钙离子减少而引起的。

5. × 阑尾周围脓肿大多是由于阑尾炎未得到很好的控制、未及时治疗导致阑尾穿孔后形成局部脓肿。阑尾周围脓肿的治疗原则如下：①保守治疗：保守治疗是首要选择，包括禁食、禁水、补液、抗感染和维持水电解质平衡治疗。抗感染治疗主要针对革兰阴性菌和厌氧菌，使用相应的抗生素。此外，口服中药和右下腹外敷芒硝等辅助治疗也可以考虑。②手术治疗：在保守治疗过程中，如果患者出现发热、寒战、腹痛加重等情况，可能需要紧急进行手术治疗。手术方法为阑尾脓肿切开引流术。

6. √ 排泄性尿路造影又称为静脉肾盂造影，指的是含碘对比剂经静脉注射后经肾小球过滤、肾小管浓缩、集合管排泄后显影，间接显示含对比剂的尿液经过的肾脏、肾盂、输尿管和膀胱的内壁和内腔形态，也可了解双肾的排泄功能。在静脉注射含碘的对比剂后，需要首先压迫输尿管，减缓尿液排入膀胱的速度。在对比剂注射后 7 分钟、15 分钟以及 30 分钟后各摄片 1 次。如肾积水患者尿路显影不满意时，可延长时间摄片。

7. × 在骨折急救中，对于开放外露的骨折端，应尽量保持其位置不变，避免进一步损伤。复位操作应由经验丰富的医疗专业人员在适当的环境中进行，以避免引起更多的伤害和感染。

8. √ 在应激状态（例如严重创伤、手术、感染或急性疾病等情况）下，机体会释放应激激素（如肾上腺素、皮质醇等），这些激素会影响肾脏的功能。其中，肾小管对钠的重吸收增加，同时对钾的排泄也增加，导致尿钾排出量增加，从而引起尿钾降低的现象。这是机体为了应对应激状态下的电解质紊乱而产生的代偿性反应。然而，需要注意的是，尿钾降低并不是应激状态下泌尿系统的唯一变化，还可能伴随其他电解质紊乱和肾功能改变。

9. × 胸腔渗出性积液并不一定都是感染性积液。胸腔渗出性积液是指胸腔内积聚的液体，可以由多种原因引起，包括感染、炎症、恶性肿瘤、心力衰竭、肝病、肾病等。感染性积液是指由细菌、病毒、真菌等感染引起的胸腔渗出性积液。病原体侵入胸腔引起感染时，机体产生炎症反应，导致渗出性积液的形成。

然而，胸腔渗出性积液也可以由非感染性原因引起，如肿瘤细胞浸润、淋巴循环障碍等。另外，某些炎症性疾病如风湿病、结缔组织病等也可以引起胸腔渗出性积液。

10. × 溃疡病患者通常出现上腹痛，但并不是所有患者都会有节律性疼痛。在溃疡病的早期，疼痛通常在饭后出现，特别是在胃空腹时。这种疼痛被称为餐后疼痛，并且具有一定的节律性。然而，当溃疡病发展到进一步的阶段，如溃疡穿孔、出血或狭窄等并发症时，疼痛的特点和节律性可能发生变化。例如，溃疡穿孔时，患者可能出现剧烈而持续的腹痛，而不再有明显的节律性。出血时，患者可能出现上腹痛，但疼痛的特点可能与原先的餐后疼痛不同。因此，溃疡病患者的疼痛节律性可能会受到多种因素的影响，包括溃疡的位置、大小、并发症的发展等。

四、名词解释

1. 肝性脑病： 又称肝昏迷，指严重肝病引起以代谢紊乱为基础的中枢神经系统功能失调的综合征。由于肝衰竭时血氨增高，通过血-脑屏障进入脑细胞后影响大脑能量代谢，导致意识障碍，故临床以意识障碍和昏迷为主要表现。

2. 造血干细胞： 指各种血细胞与免疫细胞的起源细胞，可增殖分化成为各种淋巴细胞、浆细胞、红细胞、血小板、单核细胞及各种粒细胞等。

3. 多发性硬化： 多发性硬化（MS）是以 CNS 白质脱髓鞘病变为特点，在遗传易感个体与环境因素作用下发生的自身免疫性疾病。多在成年早期发病，女性稍多于男性。主要临床特征为病灶的多发性和病程中的缓解和复发交替出现的脑、脊髓和视神经损害，主要累及脑室周围的白质、视神经、脊髓、脑干和小脑等。

4. 血氧饱和度： 每升血液中，血红蛋白（Hb）所能结合的最大氧量称为氧容量。每升血液中，Hb 实际结合的氧量称为氧含量。氧含量与氧容量的百分比称为 Hb 的氧饱和度，即血氧饱和度。

5. 扩瞳药： 扩瞳的药物根据药物作用持续时间的不同，可以分为两种：第一种为短效扩瞳药物，包括复方托吡卡胺滴眼液等，药物持续的时间一般为6~8小时；第二种为长效扩瞳药物，包括硫酸阿托品眼用凝胶、阿托品滴眼液等。这些药物主要用于扩瞳验光、治疗葡萄膜炎、假性近视等眼科疾病。

五、简答题

1. 外科感染的特点：①多混合感染。②局部症状明显。③受累组织或器官愈合后形成瘢痕组织，影响功能。

2. 洗胃术的禁忌证：（1）强酸、碱和其他对消化道有明显腐蚀作用的毒物中毒。（2）伴有上消化道出血、主动脉瘤、严重心脏疾病等的患者。（3）中毒诱发惊厥未控制者。（4）乙醇中毒，因呕吐反射亢进，插管时易发生误吸，所以慎用胃管洗胃术。

3. 骨折的急救措施：（1）一般处理：首先抢救生命，抢救休克。（2）包扎创口：用绷带压迫包扎止血或止血带止血。（3）妥善固定：通过妥善方法将骨折的肢体固定，常用各种夹板或牵引。固定伤肢时注意避免造成压迫。（4）迅速转运：尽快将患者送往最近的医院。

4. 地西泮的临床用途：地西泮在临床上可用于焦虑症、失眠症的治疗以及麻醉前给药；用于各种原因造成的惊厥（抽搐），如破伤风及子痫等；为治疗癫痫持续状态的首选药；用于中枢病变引起的肌强直及腰肌劳损引起的肌痉挛；加强全身麻醉药的肌肉松弛作用。

5. 大肠癌的临床表现及左右侧大肠癌临床表现的主要区别：（1）大肠癌的临床表现：①排便习惯及粪便性状改变。②腹部肿块。③腹痛。④直肠肿块。⑤全身情况：可出现贫血和低热症状。（2）右侧大肠癌：肠功能紊乱，腹部钝痛，粪便糊状，隐血阳性，右腹肿块，贫血。（3）左侧大肠癌：肠梗阻，腹胀，腹绞痛，粪便形状变细，血便或脓血便，直肠指检多可扪及肿块。

6. 颈内静脉穿刺术的常见近期并发症及处理：（1）误穿入颈动脉：立即将穿刺针退出，并至少按压 10min。若已经置入静脉导管，不要立即拔出，建议血管外科会诊后处理，若已拔出，立即按压，按压无效，需要手术处理。（2）空气栓塞：立即通过导管回抽。若血流动力学不稳定（心搏骤停），立即开始心肺复苏，并考虑开胸手术。若血流动力学稳定，保持左侧卧位及 Trendelenburg 体位，气体停留在右心室内，X 线随访。等待气体自行溶解。（3）气胸：若是张力性气胸则立即予以减压排气。若是非张力性气胸则根据气胸量（是否 > 20%）决定是否行胸腔闭式引流。吸高浓度氧。（4）导管异位：进入右心房或右心室，退至上腔静脉。贴血管壁，推进导管。进入颈部锁骨下静脉时不需调整。（5）液胸：可由导管进入胸腔造成，主要表现：①从此路给药（麻醉药、肌松药等）均无效。②测量中心静脉压时出现负压。③此路输液通畅但抽不出回血，甚至可抽出输入的液体。通过此导管或置胸腔引流管引流胸腔液体，拔出此导管，观察是否出现血胸。（6）血胸：判断导管位置是否在静脉内，如在动脉内，需请胸外科会诊，必要时手术治疗。

7. 腹水指腹腔内游离液体的过量积聚，腹腔内液体量超过 200mL 时即称为腹水。（1）产生腹水的常见病因：心血管疾病、肝病、营养不良以及恶性肿瘤腹膜转移等。腹水可以根据其性质分为渗出性、漏出性、血性和乳糜性腹水。（2）腹水的检查方法：①移动性浊音叩诊：当患者仰卧位时，腹水积聚导致腹部两侧呈现浊音，肠管漂浮在中间，叩诊呈鼓音。当患者侧卧位时，浊音区域会随之移动，远离床面的一侧呈鼓音，贴近床面的一侧呈浊音。这种现象被称为移动性浊音，通常见于腹水量中等以上（1000mL 以上）。②腹部液波震颤检查：患者平卧，医生用一只手的掌心轻贴在患者腹部的一侧，另一只手的指尖敲击对侧腹部。如果有大量游离腹水存在，可能会感觉到液波或液波震颤。为了排除腹壁本身的震动传至对侧的可能性，可以让另一个人将手掌尺缘压在脐部腹正中线上。

8. 严重创伤后常见的重要并发症：（1）感染：除开放性创伤局部容易发生感染外，闭合性创伤因局部抵抗力降低也可能并发感染。由于伤后误吸、呼吸道分泌物潴留以及肺不张等，可继发肺部感染。伤后还可能发生破伤风或者气性坏疽等特殊感染。（2）创伤性休克：因伤后失血、失液或者由于神经系统受强烈刺激，或由于伤后心脏压塞、纵隔移位、摆动等导致有效循环血量减少和微循环障碍。（3）器官功能减退或衰竭：挤压伤常并发急性肾衰竭；颅脑伤或烧伤可并发"应激性溃疡"；多发伤或者大管状骨骨折可并发急性呼吸窘迫综合征。严重时，甚至可发生多器官功能衰竭。

9. 负氮平衡的临床意义：在严重创伤后的 7~10 天内，蛋白质的分解超过合成，导致尿液中排出的含氮物质增加，从而出现负氮平衡状态。在这个时期，患者每天会消耗超过 1kg 的蛋白质，导致体重迅速减轻。为了解决负氮平衡，应该提供足够的能量和蛋白质（或氨基酸），使之逐渐转变为正氮平衡状态。负氮平衡是严重创伤后不可避免的代谢变化，不能通过大量补充蛋白质来迅速解决。因此，必须适度加强营养和蛋白质的补充，而不能过度急切。

10. 开放性颅脑外伤指的是外力作用使头皮、颅骨及硬脑膜都有破裂，并伤及脑组织，使之与外界相通的损伤。可分为火器伤和非火器伤两类。处理原则如下：（1）现场救护：主要目标是控制伤口出血与预防创面感染。可以进行简单的清创和头皮缝合，并进行加压包扎以防止感染。（2）保持呼吸道通畅：对于昏迷的患者，需要进行气管切开术以确保呼吸道通畅。（3）纠正休克：对于休克状态的患者，需要采取相应的措施进行休克的纠正，如给予液体复苏、输血等。（4）彻底清创：最好在伤后48小时内进行彻底的清创，修复硬脑膜，将开放性创口转变为闭合性伤口。对于3～6天内轻度感染的情况，也应进行适当的清创，并根据需要选择全部或部分开放伤口。（5）应用破伤风抗毒素和抗生素预防感染：对于外伤性伤口，需要及时应用破伤风抗毒素和抗生素来预防感染。（6）使用抗癫痫药物预防外伤性癫痫：为了预防外伤后发生癫痫发作，可以使用抗癫痫药物进行预防治疗。（7）对于大静脉窦损伤，在处理骨折和清创手术时应特别慎重，需备足血源。术前需进行X线片或CT扫描，以了解骨折片、异物的数量、大小和位置，以及静脉窦损伤位置和颅内血肿、脑水肿的情况。

模拟试卷（十六）全解

一、选择题

1. D 关节囊内有韧带的关节主要有髋关节和膝关节，膝关节内有膝关节的前交叉韧带和后交叉韧带，前交叉韧带位于膝关节内，起自股骨外侧髁的内侧面，斜向前下方，止于胫骨髁间隆起的前部和内、外侧半月板的前角，连接股骨与胫骨，主要作用是限制胫骨向前过度移位；后交叉韧带起于股骨髁间窝内前部，向后、外、下止于胫骨棘后侧。后交叉韧带则防止胫骨向后移位。

2. B 蝶窦开口于蝶筛隐窝。

3. E 易化扩散是指物质通过细胞膜的跨膜转运，不需要能量消耗，且沿着浓度梯度进行。在易化扩散过程中，由载体介导的跨膜物质转运和由通道介导的跨膜离子转运都是正确的叙述。载体转运具有高度的特异性是因为载体蛋白对于特定的物质有亲和性，只有特定的物质才能与载体结合并通过细胞膜。通道的选择性较载体差，通道蛋白通常是非选择性的，可以允许多种物质通过。因此，错误的叙述是类固醇激素进入细胞属于易化扩散。类固醇激素可以通过细胞膜上的核孔进入细胞，而不是通过易化扩散。

4. A 霍乱是由霍乱弧菌引起的严重肠道感染，其主要症状是剧烈的腹泻和大量的液体丢失。因此，在抢救霍乱患者时，最关键的措施是通过给予适当的液体和电解质补充来纠正液体丢失和电解质紊乱。这可以通过口服或静脉给予液体和盐溶液来实现。

5. B 主动转运是指物质在细胞膜上逆浓度梯度运输的过程，需要消耗能量。Ca^{2+}由于其浓度在细胞内较高，在细胞膜上通过主动转运通道蛋白将Ca^{2+}从细胞内推出，需要耗费能量。K^+由细胞内出来（选项A）、O_2进入细胞内（选项C）、Na^+进入细胞（选项D）和CO_2从细胞内出来（选项E）均属于被动转运过程，不需要消耗能量。

6. D 内源性途径和外源性途径是血液凝固过程中的两条并行途径，最终汇合形成共同途径。它们的主要区别在于激活凝血因子X的过程。内源性途径（也称为接触激活途径）是由血液中的凝血因子（例如因子XII、因子XI）在血管受损或活化表面的刺激下激活，最终激活凝血因子X。外源性途径（也称为组织因子途径）是由受损的血管组织释放的组织因子（因子III）与血浆中的凝血因子VII结合，形成复合物，然后激活凝血因子X。

7. B 肺泡通气量 =（潮气量 - 无效腔气量）× 呼吸频率。已知无效腔气量 = 150ml。潮气量为500ml，呼吸频率为12次/分，则肺泡通气量 =（500 - 150）× 12 = 4200ml。

8. E NH_3（氨）是远曲小管和集合管中的一种重要物质，它可以与H^+结合形成氨基酸，并帮助调节酸碱平衡。在远曲小管和集合管中，H^+的分泌是一个逆电化学梯度进行的主动转运过程。其他选项中，Na^+和K^+的转运主要受醛固酮调节，水的重吸收主要受血管升压素调节都是正确的。

9. B 因为正反馈控制系统是向着与原来活动相同的方向改变，因此和原来活动是一致的，所以可使功能活动按固有活动迅速完成（B 对）。由于负反馈是按照和原来活动相反的方向改变，因此当内环境稳态发生改变时，负反馈可将内环境调整至正常的水平，维持功能活动的稳态（D 错），所以改善受控部分的功能状态（C 错）与抑制控制部分的功能状态（A 错）是负反馈的特点。

10. D β 肾上腺素受体阻断药是一类用于治疗高血压的药物，可以抑制 β 肾上腺素受体的活性，从而减少交感神经对心脏的刺激，降低心率和血压。然而，这些药物也会导致支气管收缩，加重哮喘症状，并且可能引起呼吸困难。因此，在伴有支气管哮喘的高血压患者中，不宜应用 β 肾上腺素受体阻断药。

11. B 无尿是指 24 小时的尿量少于 100ml。

12. B 早期活动可以促进肺部通气和气体交换，防止肺部积液和感染，从而减少肺部并发症的发生。早期活动可以促进血液循环，增加氧气和营养物质的供应，有利于伤口的愈合。早期活动可以促进血液循环，防止静脉血栓的形成和蔓延。早期活动可以促进肠道蠕动和排气，预防肠道功能障碍和术后肠梗阻的发生，有利于肠道功能的恢复。早期活动对心力衰竭的预防作用有限，心力衰竭的治疗主要是通过药物和其他措施来进行。

13. D 患者术后出现呼吸困难、烦躁不安、发绀，以及心率和血压的增高。这些症状提示气道受阻或受限，导致气体交换障碍和组织缺氧。在巨大结节性甲状腺肿的手术中，可能会导致喉头周围的组织水肿，压迫气道，从而引起呼吸困难和喉头水肿。伤口渗血不多和颈部不肿大排除了伤口内出血压迫气管和甲状腺危象的可能性。双侧喉返神经损伤和气管塌陷的症状与患者的表现不符。

因此，最可能的诊断是喉头水肿。

14. C 滑动性疝是指腹内脏器通过腹壁缺损滑入腹股沟区域。在左侧腹股沟滑动性疝中，乙状结肠可以成为疝囊的一部分，因为乙状结肠位于左侧腹腔，可以滑入腹股沟区域。A 项，滑动性疝的疝内容物可以是腹腔内的各种器官，包括小肠、大肠、膀胱等。B 项，滑动性疝一旦形成，很少自行复位，通常需要手术修复。D 项，相比于其他类型的疝，如脐疝或腹股沟疝，滑动性疝的嵌顿风险较小。E 项，滑动性疝的疝块大小可以因个体差异而有所不同，但通常疝块较大，可以通过触摸或体格检查来确认。

15. E 根据病史描述，术后 3 天进食后出现上腹饱胀、呕吐食物与胆汁，最可能的并发症是输出段梗阻（E）。输出段梗阻是指胃大部切除术后，胃残余部分与空肠吻合的部位发生梗阻。这种梗阻导致食物和胆汁无法顺利通过吻合口进入空肠，引起上腹饱胀和呕吐。而输入段梗阻（A）、吻合口梗阻（B）、低血糖综合征（C）和倾倒综合征（D）在病史描述中并没有明显的线索，因此不太可能是最可能的并发症。

16. C 呼吸衰竭是各种原因引起的肺通气和（或）换气功能严重障碍，以致不能进行有效的气体交换，导致缺氧伴（或不伴）二氧化碳潴留，最早出现呼吸频率、节律和（或）幅度的改变，即呼吸困难。

17. A 补液是抢救糖尿病酮症酸中毒的首要和关键的措施。只有组织灌溉得到改善后，胰岛素的生物效应才得以发挥。

18. B 与系统性红斑狼疮（SLE）活动期间有关的自身抗体为抗双链 DNA（dsDNA）抗体。抗双链 DNA 抗体是 SLE 的特异性抗体，在 SLE 活动期间通常会升高。这种抗体的检测对于 SLE 的诊断和活动性监测具有重要意义。在其他选项中，抗核抗体（ANA）是 SLE 的常见自身抗体，但不具有特异性，也可能在其他自身免疫疾病中出现。抗 ENA 抗体包括多种自身抗体，如抗 Sm 抗体和抗 SSA 抗体，也可以在 SLE 中出现，但不是 SLE 活动期间的特异性抗体。

19. C 月经周期是从一个月经开始到下一个月经开始的时间间隔，通常为 28 天左右。月经周期的长短主要受排卵的时间点决定。排卵是指卵子从卵巢释放出来进入输卵管的过程，一般在月经周期中的第 14 天左右发生。在排卵后，卵巢开始分泌孕激素，如黄体酮，促使子宫内膜增厚，为受精卵的着床做准备。因此，排卵后孕激素的分泌量开始增加，这是月经周期中的分泌期。月经血的主要特点是非凝固性（A 错）。月经周期的长短主要由排卵期的时间决定（B、C 错）。月经周期中排卵是正常的生理过程，虽然有时可能会出现无排卵性月经，但这不是月经周期的常态（E 错）。

20. E 产褥感染是指在分娩后和产褥期间发生的感染。最常见的致病菌是厌氧链球菌，尤其是产气荚膜梭菌。这种菌可以引起产褥感染，特别是在分娩后的伤口感染、子宫内膜感染和乳腺感染等方面。

21. A Buerger 病是一种以小动脉和小静脉炎症为特征的疾病，常表现为下肢局部缺血症状，如间歇性跛行。

22. B 急性动脉栓塞是指动脉突发性血栓形成导致血液供应中断，常表现为 "6P" 征：疼痛、苍白、脉搏消失、感觉丧失、运动功能障碍和温度变化。

23. E 急性深静脉血栓形成通常伴随着肢体肿胀、疼痛和发绀。股青肿是指在血栓形成的局部出现静脉淤血导致皮肤呈现青紫色。

24. D 动脉瘤是血管壁的局部扩张，常见于主动脉和大动脉。动脉瘤可导致局部脉搏感增强，形成搏动性肿块，并且在听诊时可听到血液湍流所产生的杂音。

25. C 苯丙酮尿症是一种常染色体隐性遗传病，因苯丙氨酸羟化酶基因突变导致酶活性降低，导致苯丙氨酸及其代谢产物在体内积累。这种积累会导致尿液和汗液中出现特殊的鼠尿臭味。

26. E 先天性甲减是指甲状腺在胎儿期发育不全或功能异常，导致甲状腺激素的缺乏。患者的皮肤常常会出现粗糙、增厚的特点。

27. A 唐氏综合征即 21 - 三体综合征。患者最严重的临床表现是智能发育延迟和智力低下。

28. C 急性颅内压增高：见于急性颅脑损伤引起的颅内血肿、高血压性脑出血等。其病情发展快，颅内压增高所引起的症状和体征严重，生命体征（血压、呼吸、脉搏、体温）变化剧烈。

29. A 弥漫性颅内压增高由于颅腔狭小或脑实质的体积增大而引起，其特点是颅腔内各部位及各分腔之间压力均匀升高，不存在明显的压力差，因此脑组织无明显移位。

30. E 颅内静脉窦血栓形成是指颅内静脉窦中形成血栓，导致静脉回流受阻，进而引起颅内压增高。这种颅内压增高的表现通常是良性的，即不会引起明显的神经系统功能障碍。患者可能会出现头痛、视物模糊、眼球突出等症状，但通常不会出现严重的神经系统症状。

31. A 直肠损伤是指直肠的完整性受到破坏或损伤，常见于外伤或手术操作过程中。在直肠损伤的处理中，如果直肠无法进行原位缝合修复，可以选择进行乙状结肠造瘘。乙状结肠造瘘是一种将乙状结肠的一端与直肠连接起来，使粪便可以排出体外而不经过直肠的手术方法。

32. B 横结肠游离部损伤是指横结肠的一段完整的肠管受到损伤或缺血坏死，无法进行原位缝合修复。在这种情况下，可以选择进行横结肠造瘘，将横结肠的一端与其他部位的肠管连接起来，以恢复肠道的通畅。

33. B Torkildsen 分流术是一种手术治疗方法，用于减轻梗阻性脑积水的症状和压力。梗阻性脑积水是指颅内脑脊液无法正常排出导致积聚的情况，分流术通过建立一条新的通道来绕过梗阻，使脑脊液能够顺利流动。

34. B 第三脑室造瘘术是一种手术治疗方法，用于改善梗阻性脑积水的症状和压力。通过在第三脑室和脑室之间建立一个通道，使脑脊液能够绕过梗阻部位流动。

35. A Arnold - Chiari 畸形是一种颅内结构异常，其中脑干和小脑的一部分延伸到颅后窝。颅后窝减压术是一种手术治疗方法，通过减轻颅内压力，改善脑脊液流动，并减轻与 Arnold - Chiari 畸形相关的症状。

36. ACD A 项，镇静、安眠药可以影响脑电图的结果，因此在检查前需要停止使用。C 项，头发的清洁可以减少电极与头皮之间的阻抗，有利于脑电信号的检测。D 项，抗癫痫药可以抑制脑电活动，因此在检查前需要停用，具体时间根据医生的建议而定。B 项，通常情况下，脑电图检查并不需要禁食。E 项，脑电图检查时，穿衣质量并不会对结果产生影响，因此没有特殊要求。

37. ABCDE A 项，护士在护理过程中扮演教师的角色，向患者和家属提供健康和疾病管理方面的教育，并指导他们采取适当的自我护理措施。B 项，护士是病患身边的主要护理人员，负责提供基本的护理和照顾，关注患者的身体和心理需求。C 项，护士可以作为患者和家属的咨询者，回答他们的问题，提供健康相关的信息和建议。D 项，护士在护理过程中代表患者，为他们争取权益，确保患者的合法权益得到尊重和保护。E 项，护士促进患者和家属对于健康和疾病的认识和理解，鼓励他们积极参与护理决策和自我管理，以推动患者的积极康复。

38. ACDE 干扰素是一类细胞因子，参与机体的免疫应答，其中某些类型的干扰素能够诱导体温升高。白介素是一种细胞因子，参与机体的炎症反应，能够引起体温升高。肿瘤坏死因子是一种细胞因子，参与机体的炎症反应，能够引起体温升高。巨噬细胞炎症蛋白 - 1 是一种趋化因子，能够引起炎症反应，其中某些类型的巨噬细胞炎症蛋白 - 1 能够诱导体温升高。前列腺素 E 并不属于内源性致热原。前列腺素 E 是一种类脂质物质，参与机体的炎症反应，但并不直接引起体温升高。

39. ABC 某些菌株的葡萄球菌可产生一种称为肠毒素的毒素，摄入后可引起急性腹泻症状。霍乱弧菌是引起霍乱的病原体，其产生的霍乱毒素能够引起剧烈的腹泻，导致患者排水样便。某些菌株的大肠埃希菌产生一种称为肠毒素的毒素，摄入后可引起急性腹泻症状。肉毒杆菌产生的毒素主要引起神经肌肉疾病，而不会引起腹泻。幽门螺杆菌感染可引起胃炎、十二指肠炎等胃肠道疾病，但一般不会导致明显的腹泻症状。

40. ADE A 项，对于妊娠合并病毒性肝炎的患者，在分娩期时应尽量缩短产程，避免长时间的劳力，以减轻对肝脏的负荷，降低并发症的风险。D项，对于妊娠早期合并病毒性肝炎的患者，如果能及时积极治疗并控制病情，可以允许继续妊娠，但需要密切监测患者的肝功能和病情变化。E项，在哺乳期，应避免使用可能对肝脏有损害的药物，以保护患者的肝功能和宝宝的健康。B项，对于妊娠早期合并急性肝炎的患者，由于急性肝炎可能对胎儿产生不良影响，可能需要考虑终止妊娠，以保护患儿的身体健康和生命安全。C项，妊娠中晚期合并急性肝炎时，应避免使用对肝脏有损害的药物，以减少对胎儿和母亲的不良影响。

二、填空题

1. 卡介苗　乙型肝炎疫苗　脊髓灰质炎三价混合疫苗　百白破混合制剂。在中国已列入儿童计划免疫的免疫制剂是卡介苗、乙型肝炎疫苗、脊髓灰质炎三价混合疫苗和百白破混合制剂。

2. 医源性　非医源性。影响医疗安全的因素可以分为医源性因素和非医源性因素两种。医源性因素主要指与医疗机构、医务人员和医疗行为相关的因素，包括医疗技术的安全性、医务人员的专业水平和责任意识、医疗设备和药品的质量及使用等。医源性因素是医疗安全的内部因素，通过提高医疗机构和医务人员的管理水平、加强技术培训和质量控制，可以减少医疗事故的发生。非医源性因素主要指患者本身的因素，包括患者的疾病状况、个人行为习惯、遵医行为等。患者的疾病状况和生理状态会直接影响医疗结果和安全性，而患者的个人行为习惯和遵医行为也会对医疗安全产生影响。例如，患者自行停药、不按医嘱用药、不配合治疗等都可能导致医疗事故的发生。

3. 情感性精神障碍　神经症　应激相关障碍　心理生理障碍。与心理压力有密切关系的心理疾病包括情感性精神障碍、神经症、应激相关障碍和心理生理障碍。这些心理疾病在不同程度上与心理压力和心理负荷有关，并可能受到外界环境和个体应对能力的影响。

4. 子宫收缩乏力　胎盘因素　软产道裂伤　凝血功能障碍。产后出血的病因主要包括子宫收缩乏力、胎盘因素、软产道裂伤和凝血功能障碍。子宫收缩乏力是指产后子宫无法充分收缩，导致无法有效止血。这可能是由子宫肌肉失去弹性或受到某些药物的影响导致的。胎盘因素是指胎盘未剥离或剥离不完全，导致子宫无法收缩和止血。软产道裂伤是指阴道、会阴或产道组织的裂伤，造成出血。凝血功能障碍是指产后凝血机制紊乱，导致凝血过程异常，无法正常止血。

5. 晚婚　晚育　节育　提高人口素质。计划生育工作具体包括：晚婚、晚育、节育、提高人口素质。

6. 胎儿期　新生儿期　婴儿期　幼儿期　学龄前期　学龄期　青春期。儿童年龄分期为胎儿期、新生儿期、婴儿期、幼儿期、学龄前期、学龄期、青春期。

7. 从少到多　由稀到稠　从细到粗　从一种到多种。添加辅食的时候要按照由少到多、由一种到多种、从细到粗、由稀到稠的原则，循序渐进的添加。

8. 4~6天　4~6岁。中性粒细胞与淋巴细胞比例的变化，两次交叉：出生时中性粒细胞约占0.65，淋巴细胞约占0.30。随着白细胞总数的下降，中性粒细胞比例也就相应下降，生后4~6天时两者比例约相等；以后淋巴细胞约占0.60，中性粒细胞约占0.35，至4~6岁时两者又相等；7 岁后白细胞分类与成人相似。

9. 额叶 枕叶 顶叶 颞叶 岛叶。每侧大脑半球通常借一些主要的沟裂分为 5 叶。大脑外侧沟以上、中央沟以前的部分称为额叶；顶枕沟以后的部分为枕叶；中央沟与顶枕沟之间的部分为顶叶；大脑外侧沟以下、顶枕沟以前的部分为颞叶；大脑外侧沟的深部还有岛叶。

10. 核苷酸 碱基 戊糖 磷酸。核酸的结构单位是核苷酸，它由碱基、戊糖和磷酸三个亚单位组成。碱基可以是腺嘌呤（A）、胸腺嘧啶（T）、鸟嘌呤（G）、胞嘧啶（C）或尿嘧啶（U）。戊糖是五碳糖，对于 DNA，戊糖是脱氧核糖，对于 RNA，戊糖是核糖。磷酸是由磷酸基团组成的。

11. 苯妥英钠 乙琥胺 地西泮静脉注射。苯妥英钠是一种抗癫痫药物，常用于治疗各种类型的癫痫大发作，包括强直 - 阵挛性发作和失神发作。乙琥胺是另一种抗癫痫药物，作用于神经系统，通过调节神经传导来减少发作。常用于治疗失神发作（也称为小发作）和复杂部分性发作。静脉注射地西泮为治疗癫痫持续状态的首选药物。

12. 防止脑疝 改善脑血流（或脑灌注）。重型颅脑损伤后控制颅内压增高的主要目的是防止脑疝和改善脑血流（或脑灌注）。

13. 渗出期 纤维化脓期 机化期。脓胸的病理变化过程分为 3 个时期：渗出期、纤维脓性期、机化期。

14. 硝酸甘油 酚妥拉明 硝普钠。在体外循环过程中，为了维持适当的血流灌注和降低外周血管阻力，常常需要使用扩血管药物。硝酸甘油、酚妥拉明和硝普钠都是常用的扩血管药物。

15. 膀胱侧壁 后壁 三角区 顶部。膀胱肿瘤的好发部位最多为膀胱侧壁和后壁。这是因为膀胱侧壁和后壁的黏膜面积较大，容易受到刺激和损伤，使得肿瘤易于发生。其次，膀胱的三角区和顶部也是膀胱肿瘤的常见发生部位。然而，膀胱肿瘤也可以发生在其他部位，如前壁和颈部，但相对较少见。

三、判断题

1. √ 肝素为人体内正常抗凝物质之一，对已形成的血栓没有作用，但在 DIC 早期（高凝期或消耗性低凝期）应用肝素可避免新的微血栓形成，能够缓解病情及阻止疾病继续发展。但若 DIC 已处于继发性纤溶亢进期时则应慎用肝素。

2. √ 脂肪栓塞综合征是指骨折后脂肪组织中的脂肪栓子进入血液循环，引发一系列病理生理变化和临床表现。常见的症状包括呼吸困难、意识障碍和皮肤瘀点。脂肪栓塞综合征通常在骨盆和长骨骨折后的 24～48 小时内发生，但也可以在其他情况下出现。虽然脂肪栓塞综合征更常见于下肢骨折患者，但也有报道称上肢骨折患者发生该综合征的情况。因此，脂肪栓塞综合征的发生并不完全限于特定的骨折部位。

3. √ 在接受介入治疗之前，患者通常需要在术前 1～2 天进食少渣易消化的食物，以防止术后出现便秘。便秘可能导致排便困难和过度用力，增加穿刺部位出血的风险。因此，通过进食少渣易消化的食物，可以减少肠道负担，避免便秘的发生，并降低术后出血的风险。患者在术前应根据医生的建议进行饮食调整，以确保手术的顺利进行。

4. × 早期食管癌通常被定义为病变局限于食管黏膜和黏膜下层，无侵犯深层组织和淋巴结转移的食管癌。具体的定义可能会有所不同，但一般来说，早期食管癌的病变范围确实较小，并且没有淋巴结转移。然而，将早期食管癌的大小限定为小于 3cm 并不准确。病变大小并不是早期食管癌的唯一判断标准，其他因素如浸润深度、侵犯范围等也需要考虑。

5. × 骨软骨瘤是一种良性的骨肿瘤，通常不需要手术治疗。骨软骨瘤是由骨组织和软骨组织构成的，通常发生在长骨的生长区域，如股骨、胫骨、肱骨等。大多数骨软骨瘤是无症状的，不会引起明显的疼痛或功能障碍。如果骨软骨瘤没有明显的症状或影响到患者的生活质量，通常不需要特殊的治疗，只需要定期随访观察即可。然而，如果骨软骨瘤引起疼痛、肿胀、神经受压或限制关节活动等症状，或者骨软骨瘤出现恶变的迹象，如快速生长、明显变形等，可能需要进行手术治疗。

6. √ 近年来的研究表明，血液中高密度脂蛋白（HDL）及其亚组分 HDL2 的降低与冠心病的发生率升高相关。高密度脂蛋白是一种有益的脂蛋白，它具有多种抗动脉粥样硬化的作用。它可以通过促进胆固醇的逆向转运，将过多的胆固醇从动脉壁带回肝脏进行代谢和排泄，从而减少动脉粥样硬化的发生。HDL2 是 HDL 的一个亚组分，可通过多种机制，如促进胆固醇的逆向转运、抗氧化、抗炎等，发挥着抗动脉粥样硬化的作用。

7. × 胰腺癌早期一般没有明显的症状，随着病情的发展，胰腺癌的首发症状有可能是腹痛或者腹部不适感。如果是胰头癌，黄疸是首发症状。

8. × 肾病综合征是一种肾脏疾病，其主要特点是尿蛋白排泄增加（超过正常水平），而非血尿。尿蛋白量的增加可能导致体液潴留，从而引起水肿。因此，

水肿是肾病综合征的一个典型临床特点。然而，高血压并不是肾病综合征的必备特征。尽管高血压是一些肾病综合征的常见伴随症状，但并非所有患者都会出现高血压。其他可能的临床特点包括低蛋白血症、高胆固醇血症和肾功能异常。

9. √ 栓子种类包括固体栓子、液体栓子和气体栓子。其中，血栓是一种固体栓子，是由血液中的凝血因子和血小板在血管内形成的血块。血栓是最常见的固体栓子。

10. √ 心脏猝死是指突然发生的心脏停搏，导致患者在数分钟内意识丧失，不能自主呼吸，需要紧急进行心肺复苏和除颤。大多数心脏猝死发生在有器质性心脏病的人群中。器质性心脏病包括冠心病、心肌病、心脏瓣膜病等，它们会导致心脏功能异常、电生理异常和心律失常的增加，从而增加了心脏猝死的风险。

四、名词解释

1. 感染性结石：由尿路感染引起的结石在临床上被称为感染性结石。它的主要晶体成分是磷酸铵镁和碳酸磷灰石，其矿物学名称是"鸟粪石"。最常见的致病菌是变形杆菌。

2. 颈椎病：指颈椎间盘退行性变及其继发性椎间关节退行性变所致脊髓、血管、神经损害而表现的相应临床症状和体征。

3. 关节镜手术：是一项微创外科操作技术，医生通过关节镜检查关节内及其周围组织，并在镜下修复损伤的组织结构。

4. 内脏痛觉：内脏痛觉不同于躯体痛觉，其特点是：①缓慢持续，定位不精确。②伴随不安与恐惧感。③有牵涉痛（即放射痛）。④对牵拉、缺血、痉挛、炎症敏感，对切割、烧伤不敏感。

5. 肥胖症：当进食热量多于人体消耗量而以脂肪形式储存体内超过标准体重20%时，或体重指数［体重（kg）／身高^2（m^2）］>24 时称肥胖症。如无明显病因可寻者称为单纯性肥胖症；有明确病因者称为继发性肥胖症。

五、简答题

1. 气管导管插入过深或过浅的情况：若插入过深可误入一侧支气管内，导致单侧通气，造成通气不足、缺氧或术后肺不张。若插入过浅时，可由于患者体位变动而脱出，导致严重意外发生。

2. 锁骨下静脉穿刺过程中导丝使用的注意事项：J形导丝的弯曲方向应与预计的导管走向一致，以确保引导丝的顺利置入。如果在穿刺后导丝置入时遇到阻力大的情况，应拔出导丝并回抽穿刺针，以确认穿刺针是否在静脉内。在置入导管时，必须首先将导丝的尾端拉出，以防止引导丝随导管一起被送入血管而引起严重后果。导丝由钢芯外绕以弹簧钢丝组成。如果在置入静脉导管后拔出导丝时遇到困难，应将整个导管连同导丝一起拔出，而不是仅用蛮力拔出导丝。这是因为蛮力拔出导丝可能会导致导丝断裂或弹簧钢丝滞留在血管内，造成严重的后果。

3. 甲状腺危象的救治原则：（1）抑制甲状腺激素（TH）的合成：首选普通硫脲（PTU），口服首次剂量为 600 mg，随后口服 PTU 20 mg，每天 3 次，待症状缓解后逐渐减至一般治疗剂量。（2）抑制甲状腺激素（TH）释放：可加用复方碘口服溶液，口服首剂为 30～60 滴，之后每 6～8 小时口服 5～10 滴。（3）抑制组织中 T_4 转化为 T_3 以及抑制 T_3 与细胞受体结合：可使用 PTU、碘剂、受体阻断药物和糖皮质激素等。（4）降低血液中甲状腺激素（TH）浓度：当常规治疗

效果不满意时，可考虑血液透析、腹膜透析或血浆置换等治疗方法。（5）支持治疗：包括补充热量和维生素，纠正水、电解质和酸碱平衡紊乱。（6）对症治疗：如供氧、预防和治疗感染等。（7）在危象得到控制后，根据具体病情选择合适的治疗方案，并采取措施防止危象再次发生。

4. 周围性面神经麻痹和中枢性面神经麻痹的区别：（1）周围性面神经麻痹：面神经支配的全部面肌，包括额肌、眼轮匝肌、表情肌、颊肌和口轮匝肌，都会出现瘫痪症状。患侧面部表现为额部皱纹变浅或消失、眼裂变大、鼻唇沟变浅、口角下垂、口角偏向健侧。患者无法完成皱额、皱眉、闭眼、露齿、吹口哨、鼓腮等动作，表情完全丧失。这种症状常见于面神经炎。（2）中枢性面神经麻痹：仅病灶对侧眼裂以下面肌出现瘫痪，表现为鼻唇沟变浅、口角下垂、口角偏向健侧。因额支由两侧中枢支配，所以皱额、皱眉和闭眼动作不受影响。然而，中枢性面神经麻痹常伴有病灶对侧中枢性舌下瘫（因皮质延髓束损害）和偏瘫（因皮质脊髓束损害）的症状。这种症状多见于脑血管病、肿瘤等。

5. 功能性胃肠病又称为胃肠道功能紊乱，表现为慢性或复发性的胃肠症候群，多伴有精神因素。其主要临床表现有：（1）功能性消化不良：上腹痛、腹胀、早饱、嗳气以及纳差等。（2）肠易激综合征：包括腹痛、腹泻、便秘及其他消化道症状，分为腹泻型、便秘型和腹泻便秘交替型。（3）功能性便秘：除外器质性疾病而患者有排便困难或费力、排便不畅或便次太少等症状。

6. 支气管哮喘与心源性哮喘的鉴别要点：（1）病史：心源性哮喘有导致肺淤血、水肿的器质性心脏病，中年以上

发病，病史短，发作少；支气管哮喘常有反复发作的憋喘史，可有过敏史，病史长，发作多，多在青少年时期起病。（2）症状：心源性哮喘常在夜间突然发作，咳嗽，咳粉红色泡沫样痰，坐位时症状减轻；而支气管哮喘任何时候都可发作，坐位时症状无改善。（3）体征：支气管哮喘可闻及广泛哮鸣音；心源性哮喘表现为心脏扩大或心脏杂音，双肺底啰音。（4）X线检查：支气管哮喘显示心脏正常，可有肺气肿征象或肺纹理增多；心源性哮喘显示心脏扩大，肺淤血。（5）治疗：支气管哮喘应用肾上腺素、肾上腺皮质激素，支气管扩张药有效；心源性哮喘宜强心、利尿及扩血管，吗啡治疗有效，不宜用肾上腺素。

7. 胸壁反常呼吸运动的局部处理方法：（1）包扎固定法：适用于现场或者较小范围的胸壁软化。以厚敷料压盖于胸壁软化区，再粘贴胶布固定，或者用多头胸带包扎胸廓。（2）牵引固定法：适用于大块胸壁软化或者包扎固定不能奏效者。局部麻醉下，以无菌巾钳夹住中央处游离段肋骨，再用绳带吊起，借助滑轮做重力牵引，使浮动胸壁复位。牵引质量为 2~3kg。固定时间 1~2 周。此法不利于患者活动。另一种方法为在伤侧胸壁放置牵引支架，将巾钳固定在铁丝支架上，患者可起床活动。（3）内固定法：适用于错位较大、病情严重的患者。将胸壁切开，在肋骨两断端分别钻洞，贯穿不锈钢丝以固定。

8. 肺栓塞溶栓治疗的禁忌证：（1）绝对禁忌证包括：活动性内出血及近期自发性颅内出血。（2）相对禁忌证包括：2 周内的大手术、分娩、器官活检或者不能压迫止血部位的血管穿刺；2 个月内的缺血性脑卒中；10 天内的胃肠道出血；15 天内的严重创伤；1 个月内的

神经外科或眼科手术；近期曾行心肺复苏；难于控制的重度高血压（收缩压 > 180mmHg，舒张压 > 110mmHg）；血小板计数 < 100×10^9/L；细菌性心内膜炎；妊娠；严重肝、肾功能不全；糖尿病出血性视网膜病变等。对于致命性大面积肺血栓栓塞症（PTE），以上绝对禁忌证亦应被视为相对禁忌证。

9. 糖尿病酮症酸中毒的处理措施：（1）补液：是治疗的关键步骤。能够纠正脱水和电解质紊乱，恢复循环血容量。选择合适的液体种类和输液速度，根据患者的体液情况和临床表现进行调整。（2）胰岛素治疗：常采用小剂量（短效）胰岛素治疗方案。通过胰岛素的使用，促进葡萄糖进入细胞，抑制肝糖原的分解和新生葡萄糖的产生，降低血糖水平。根据患者的血糖水平和胰岛素敏感性，调整胰岛素的剂量和给药方式。（3）纠正电解质和酸碱平衡失调：酸中毒主要由酮体中的酸性代谢产物引起。输液和胰岛素治疗后，酮体水平下降，酸中毒可自行纠正，一般不需要补充碱性物质。但在血 pH < 7.1，HCO_3^- < 5mmol/L 的情况下，可以考虑使用等渗碳酸氢钠溶液（1.25%~1.4%）进行碱性补充。DKA 患者常伴有不同程度的低钾血症，补充钾应根据血钾水平和尿量进行调整。（4）处理诱发病和预防并发症：控制感染，纠正休克和酸中毒，纠正脑水肿和肺水肿，预防和治疗肾衰竭。（5）护理：定期清洁口腔和皮肤，预防压疮和继发感染。密切监测病情变化，准确记录生命体征和出入量。每 1~2 小时测量血糖水平，每 4~6 小时复查血酮体和电解质等指标。

10. 胰头癌最常见的临床表现：（1）上腹疼痛、不适：为常见的首发症状。早期胰头癌可导致胰管梗阻，引起上腹部不适、隐痛、钝痛或胀痛。（2）黄疸：

为胰头癌最常见的临床表现，呈进行性加重。癌肿距离胆总管越近，黄疸出现越早。胆道梗阻程度越严重，黄疸越明显。（3）消化道症状：如食欲不振、腹胀、消化不良、腹泻或便秘。部分患者可伴有恶心、呕吐。晚期胰头癌侵犯十二指肠时，可引起上消化道梗阻或消化道出血。（4）消瘦和乏力：由于食欲减少、消化不良、失眠以及癌肿消耗等原因可导致消瘦、乏力和体重减轻。晚期胰头癌可出现恶病质症状。（5）其他：少数患者可能表现为轻度糖尿病。晚期可以触及上腹部肿块，质硬，固定，并且腹水征阳性。少数患者可能出现左锁骨上淋巴结转移和通过直肠指诊可以触及盆腔转移。

模拟试卷（十七）全解

一、选择题

1. A 膈肌是位于胸腔和腹腔之间的肌肉，它在呼吸过程中起着重要的作用。通过膈肌的结构包括下腔静脉、主动脉、迷走神经和食管。这些结构从胸腔穿过膈肌，进入腹腔。然而，上腔静脉并不通过膈肌。上腔静脉是体循环的主要静脉之一，它收集来自上半身的静脉血液，并将其输送至右心房。上腔静脉位于胸腔内，穿过胸膜腔，但并不穿过膈肌进入腹腔。

2. D 喉腔黏膜易发生水肿的部位是声门下腔的黏膜。

3. D 当膜电位去极化达到某一临界值时，就出现膜上的 Na^+ 通道大量开放，Na^+ 大量内流而产生动作电位，膜电位的这个临界值称为阈电位。

4. C 流脑败血症期：多突发高热、头痛、呕吐等毒血症状，70%～90%的患者有皮疹，先为玫瑰疹，迅速发展为瘀点、瘀斑，渐成为暗紫色大疱，血培养可阳性。

5. E 抑制性突触后电位（IPSP）的产生过程是通过抑制性神经递质的释放和作用于突触后膜的效应。A项，在突触前轴突末梢去极化的过程中，电位变化会引起膜内 Ca^{2+} 离子的内流，从而促使抑制性神经递质的释放。B项，突触前轴突末梢释放抑制性神经递质时，会引起突触后膜的去极化，即细胞内外电位差减小。C项，突触小泡中的抑制性神经递质会释放到突触间隙，并与突触后膜上的相应受体结合，从而发挥抑制的效应。D项，抑制性神经递质的结合会导致突触后膜对 Cl^- 或 K^+ 通透性的增加，从而引起细胞内外电位差的增大。E项，抑制性突触后电位的产生会导致突触后膜的电位变化，但是这个变化是负向的，即细胞内外电位差减小，从而抑制突触后神经元的兴奋性，不会引起冲动的发放。

6. E 弥散性血管内凝血（DIC）是一种复杂的血液凝固和纤溶紊乱的疾病，其典型特征是血液过度凝固和纤溶的激活。在 DIC 的晚期阶段，由于广泛的血液凝固和纤溶的激活，纤溶系统会过度激活，导致继发性纤溶亢进。继发性纤溶亢进会导致纤维蛋白溶解增多，也就是纤维蛋白减少。其他选项中，凝血酶减少、血管壁通透性增高和血小板减少都可以是 DIC 的特征，但它们并不是引起 DIC 晚期出血的主要原因。在 DIC 的晚期阶段，继发性纤溶亢进是导致纤维蛋白减少和出血加重的主要原因。

7. E 生物利用度是指药物经血管外途径给药后吸收进入全身血液循环的相对量。

8. D 连续用药后，细菌对药物的敏感性降低甚至消失，这种现象称为耐药性。

9. D 休克代偿期是机体在休克状态下为了维持组织灌注而发生的一系列代偿性改变。A项，休克代偿期会导致直捷通路的开放，即通过毛细血管床直接连接动脉和静脉，绕过了毛细血管。B项，在休克代偿期，为了维持组织灌注，机体会通过开放动静脉短路，即动脉和静脉之间的直接通路，来提高有效血流量。C项，在休克代偿期，微动脉会发生收缩，以增加血管阻力，维持组织灌注。D项，在休克代偿期，由于交感神经系统的兴奋，微静脉会发生舒张，以减少静脉回流，增加前负荷。E项，在休克代偿期，由于微血管床内血液流速减慢，毛细血管内的血液会发生淤积，以增加血液滞留时间，提高氧供给。

10. C A项是错误的。结节性甲状腺肿继发甲亢是手术的常见适应证之一。手术可以通过切除甲状腺组织来减少甲状腺功能亢进的程度。B项是错误的。在早期妊娠的甲亢患者中，如果药物治疗无效或不能耐受，则可以考虑甲状腺大部切除术。C项是正确的。青少年原发性甲亢通常是由 Graves 病引起的，治疗首选为抗甲状腺药物（如甲巯咪唑）或放射性碘治疗，手术治疗一般不作为首选。D项是错误的。甲亢术前的碘准备剂量和方案根据患者的具体情况而定，一般需要在术前几周内使用碘制剂，剂量和给药频率由医生根据患者的甲亢严重程度和手术计划来决定。E项是错误的。典型症状包括易激动或烦躁、失眠、心悸、乏力、手震、怕热、多汗、消瘦、食欲亢进、大便次数增多或腹泻、女性月经稀少等。

11. C 在腹部损伤中，X 线片显示腹膜后积气可能是由十二指肠水平部的损伤引起的。十二指肠是位于腹膜后区域的一段消化道，当其发生损伤时，胃肠内容物和气体可以进入腹腔内，导致腹膜后积气。肾脏损伤、十二指肠球部损伤、胰腺损伤和结肠损伤在腹部损伤中也可能出现，但它们不太可能导致腹膜后积气。腹膜后积气通常与消化道的破裂或穿孔有关，因此最可能的原因是十二指肠水平部的损伤。

12. E A项，即使颅骨凹陷型骨折位于非功能区，如果凹陷深度超过10mm，可能会引起美容问题或给患者带来其他不适，因此手术治疗也可以考虑。

B项，当颅骨凹陷型骨折位于脑重要功能区时，凹陷深度超过 5mm 可能会对脑组织造成压迫或损伤，因此手术治疗可能是必要的。C项，粉碎性骨折通常伴有多个骨折片或碎片，这种情况下手术治疗可能更为合适，以重新恢复骨骼的正常形态和功能。D项，开发性凹陷骨折是指颅骨凹陷型骨折的一种类型，通常需要手术治疗来纠正凹陷并恢复颅骨的正常形态。综上所述，以上都是颅骨凹陷型骨折的手术指征。具体的手术决策应该根据患者的具体情况和临床判断来确定。

13. E 患者可能怀疑有梗阻性病变，X 线检查是确定梗阻的存在、特点及解剖形态，确定是否需要治疗，确定合适的治疗方法。KUB 平片是其中的一种。

14. B 在断肢再植手术中，血管吻合是非常关键的步骤。适当的动静脉比例可以确保足够的血液供应和循环。一般来说，动静脉的适宜比例为 1：2。这意味着在再植手术中，动脉的直径应该大于或等于静脉的两倍。这样可以确保足够的血液流量通过再植的血管，以维持组织的营养和氧气供应。如果动静脉比例太小，血流量可能不足，导致再植组织的缺血和坏死。相反，如果动静脉比例太大，可能会导致过多的血液流入再植组织，增加血管的负担，甚至可能导致血栓形成。

15. C 脐带血管通常包括两根脐动脉和一根脐静脉。脐动脉是将富含氧和营养物质的血液从胎盘输送到胎儿的血管，而脐静脉则将含有二氧化碳和废物的血液从胎儿输送回胎盘。这种结构使得胎儿能够通过脐带与母体进行气体交换和营养供应。在出生后，脐带会被剪断，形成脐瘤，而脐动脉和脐静脉则逐渐闭合，并在几天至几周内完全关闭。

16. D 从规律宫缩开始至宫口扩张

3cm 称为潜伏期。初产妇正常约 8 小时，最大时限 16 小时，超过 16 小时称为潜伏期延长。

17. A Apgar 评分是用来快速评估新生儿的健康状况和适应性的评分系统。它包括心率、呼吸、肌张力、刺激反应和皮肤颜色这五个指标，每个指标的评分范围为 0~2 分，总分为 0~10 分。对于新生儿重度窒息，通常会出现心率低或无心率、呼吸暂停、肌张力松弛、无刺激反应、全身苍白或发绀等症状，因此其 Apgar 评分往往较低，一般为 0~4 分。

18. B 老慢支（慢性阻塞性肺疾病）是一种慢性进行性的肺部疾病，主要由吸烟引起。它的主要特征是气道阻塞，导致呼吸困难和咳嗽。根据题目给出的选项，B 选项"长期反复咳嗽"是老慢支临床最常见的表现。咳痰、咯血、喘息和呼吸困难也是老慢支的常见症状，但长期反复咳嗽是老慢支的突出表现，是最具特征性的症状之一。咳嗽可能伴有痰液的产生，特别是在早晨或剧烈活动后。咳嗽和痰液是由于气道炎症和黏液过多引起的。

19. C 由于体表心电图不能显示窦房结电活动，因此无法确立一度窦房传导阻滞的诊断。

20. A 影像学检查是类风湿关节炎（RA）确定诊断的辅助检查之一。RA 是一种慢性的自身免疫性疾病，主要累及关节，导致关节炎和关节破坏。影像学检查可以帮助医生评估关节的炎症程度、关节结构的损害以及疾病的进展情况。常用的影像学检查包括 X 线检查、超声检查和磁共振成像（MRI）。这些检查可以显示关节间隙的变窄、骨质疏松、关节囊的增厚、软骨和骨骺的破坏等特征。然而，临床表现和实验室检查结果仍然是诊断 RA 的主要依据，影像学检查仅作

为辅助手段使用。

21. C Pratt 试验是一种用于评估下肢动脉供血情况的试验，其中通过压迫大腿根部的动脉，观察下肢血管充盈情况。如果试验阳性，即下肢血管充盈不良，可能提示下肢动脉供血不足。

22. D Buerger 试验是一种用于评估下肢血管功能的试验，其中通过抬高患者的下肢，观察是否出现下肢发绀和疼痛。如果试验阳性，即出现下肢发绀和疼痛，可能提示血栓闭塞性脉管炎。

23. B Perthes 试验是一种用于检测下肢深静脉血栓阻塞的临床检查方法。它通过压迫下肢的表浅静脉，观察血液回流情况来判断是否存在深静脉血栓阻塞。当存在下肢深静脉血栓阻塞时，Perthes 试验结果为阳性。此时，由于深静脉通畅性受到阻碍，血液无法通过深浅连接静脉回流到深静脉，导致 Perthes 反流现象缺失。

24. A 麻疹是由麻疹病毒所导致的一种急性呼吸道传染病。

25. C 幼儿急疹是人类疱疹病毒 6 型导致的婴幼儿期发疹性疾病。

26. E 水痘是由水痘 – 带状疱疹病毒感染引起的传染性皮肤病。

27. E 暴发：某种传染病病例发病时间的分布高度集中于一个短时间之内，多是同一传染源或传播途径导致的。

28. A 散发：某种传染病在某一地区的近几年发病率的一般水平。

29. C 流行：指某地区的某病在某时间的发病率显著超过历年该病的散发发病率水平。

30. D 大流行：某传染病流行范围广，甚至超过国界或洲界。

31. A 膝关节是由股骨、胫骨和髌骨组成的复杂关节。关节囊是包围和支持膝关节的结构之一。在关节囊内，有

前交叉韧带和后交叉韧带。这两个韧带负责稳定膝关节，防止股骨和胫骨之间的过度移动。

32. B 髋关节是连接髋骨和股骨的大关节。关节囊是包围和支持髋关节的结构之一。在关节囊内，有股骨头圆韧带，也称为髋关节囊韧带。股骨头圆韧带的主要功能是保持股骨头稳定在髋臼内，并帮助支持和稳定髋关节的运动。

33. B 肾上腺皮质能分泌性激素，包括雄激素和少量雌激素。

34. B 解析见33题。

35. A 生长激素由垂体分泌。垂体位于丘脑下部的腹侧，是人体的内分泌腺之一。

36. ABCE 在抑郁症患者中，常见的表现包括兴趣减退甚至丧失、无助感、精神疲劳萎靡和自责自罪。抑郁症是一种常见的心理疾病，患者常常感到沮丧、无助和无望，失去对生活的兴趣和乐趣。精神疲劳和萎靡感是抑郁症患者常见的症状，他们可能感到体力和精神上的疲惫。同时，抑郁症患者常常有自责自罪的思维，觉得自己是无用的、无价值的，常常责备和指责自己。易怒倾向虽然也可能出现在抑郁症患者中，但并不是其常见表现。

37. ABD 肾病综合征是一种肾脏疾病，其主要病理特征是肾小球滤过膜的损伤，导致蛋白尿和全身性水肿。因蛋白尿导致血浆中蛋白质的丢失，血浆胶体渗透压降低，使得水分从血管内部渗出至组织间隙，导致全身性水肿。肾病综合征患者常伴有肾小管功能异常，使得醛固酮的分泌增多。醛固酮是一种保钠激素，能够增加肾小管对钠离子的重吸收，导致体内钠潴留，进一步引起水分潴留和全身性水肿。肾病综合征患者常伴有抗利尿激素分泌增多。抗利尿激

素能够抑制尿液的排出，导致体内水分潴留，从而引起全身性水肿。

38. ABC 根据我国现行规定，应在高等院校、中等职业学校和普通中学中组织学生学习艾滋病防治知识。这些学校属于普及教育的不同阶段，学生的年龄和教育程度适合学习和了解有关艾滋病的预防和防治知识。然而，普通小学和军队院校并不在规定范围内，可能在其他课程或教育体系中有相关内容，但不是强制性的学习要求。

39. ABC A项，使用抗过敏药物。在输血过敏反应发生时，可以给予抗过敏药物，如抗组胺药物（如氯苯那敏）或糖皮质激素（如地塞米松），以减轻过敏反应的症状。B项，根据过敏反应的程度，考虑是否立刻终止输血。在发生输血过敏反应时，根据患者的症状和体征，需要评估过敏反应的严重程度。严重的过敏反应可能需要立即终止输血，并采取相应的抢救措施。C项，合并呼吸困难时作气管插管或切开。在严重的输血过敏反应中，可能出现严重的呼吸困难，需要及时采取气道管理措施，如进行气管插管或切开术，以保障患者的呼吸通畅。D项，碱化尿液。碱化尿液可以帮助减少一些血液成分对肾脏的损害，但在治疗输血过敏反应时并不是主要的治疗方法。E项，脱敏治疗。脱敏治疗主要适用于对某种特定成分过敏的患者，可以通过逐渐增加该成分的暴露来提高患者的耐受性。但对于输血过敏反应，脱敏治疗并不是常规的治疗方法。

40. BCDE 根据患者的临床表现和检查结果，可以考虑以下几种贫血病因：①恶性肿瘤骨髓转移：恶性肿瘤可以侵犯骨髓，干扰正常造血功能，导致贫血。②溶血性贫血：外周血红细胞计数减少和有核红细胞的出现可能与溶血有关。

溶血性贫血是由于红细胞过早破坏或破坏增加导致的贫血。③伴髓外造血的骨髓纤维化：外周血红细胞计数减少和有核红细胞的出现可能与骨髓纤维化有关。骨髓纤维化是一种骨髓组织的纤维化和瘢痕形成，会干扰正常造血功能。④珠蛋白生成障碍性贫血：低血红蛋白和有核红细胞的出现可能与珠蛋白生成障碍有关。珠蛋白生成障碍性贫血是一种遗传性疾病，由于珠蛋白生成受损导致红细胞无法正常合成血红蛋白。虽然外周血红细胞计数减少和低血红蛋白是再生障碍性贫血的特征，但其他临床和检查结果不支持这一诊断。综上所述，根据患者的临床表现和检查结果，可能的贫血病因包括恶性肿瘤骨髓转移、溶血性贫血、伴髓外造血的骨髓纤维化和珠蛋白生成障碍性贫血。

二、填空题

1. 血管内外水分交换　血容量。血浆胶体渗透压是血浆中胶体物质（如白蛋白）所产生的渗透压。它的主要作用是调节血管内外水分交换和维持血容量。血浆胶体渗透压通过渗透作用，使得血管内的胶体物质吸引水分进入血管内，从而维持血管内的血容量。同时，血浆胶体渗透压也能够阻止水分从血管内向组织间隙转移，起到调节血管内外水分交换的作用。当血浆胶体渗透压降低时，水分会从血管内向组织间隙转移，导致血容量下降，可能出现低血压和组织水肿等症状。而当血浆胶体渗透压增加时，会使血管内的水分增加，维持血容量的稳定。

2. 甲氧苄啶　抑制二氢叶酸还原酶。甲氧苄啶的作用原理是通过抑制细菌体内的二氢叶酸还原酶，从而阻断细菌的二氢叶酸合成途径，抑制细菌的生长和繁殖。

3. 癌前疾病　癌前病变。胃癌的癌前状态包括癌前疾病与癌前病变。

4. 急性淋巴细胞白血病　急性髓细胞白血病。急性白血病根据细胞来源分成急性髓细胞白血病和急性淋巴细胞白血病。

5. 支气管胸膜瘘　顽固性含气残腔　脓胸　结核播散。肺结核手术治疗通常用于顽固性肺结核或合并其他并发症的患者的治疗。然而，手术治疗后可能会出现一些术后合并症，包括：①支气管胸膜瘘：手术中切除结核病灶后，可能会导致支气管与胸膜之间的连接，形成支气管胸膜瘘。这会导致空气从支气管进入胸膜腔，引起胸腔积气和呼吸困难等症状。②顽固性含气残腔：手术后，可能会出现一个难以清除的含气残腔，即手术切除的结核病灶周围形成的空腔。这个残腔可能会导致感染、积液和复发的风险增加。③脓胸：手术后，可能会出现胸腔内脓液积聚，形成脓胸。脓胸是一种严重的并发症，需要及时处理。④结核播散：手术治疗过程中，可能会导致结核分枝杆菌的播散，使得结核病在其他部位发生或复发。

6. 100ml　400ml　2000ml。正常成人24h尿量为1000～2000ml。多尿是指24h尿量大于2000ml；无尿是指24h尿量小于100ml；少尿是指24h尿量小于400ml或每小时尿量小于17ml。

7. 前列腺特异性抗原（PSA）。前列腺特异性抗原（PSA）是一种由前列腺细胞分泌的蛋白质，也被称为前列腺癌的瘤标。PSA的检测可以用于早期筛查、诊断和监测前列腺癌的治疗效果。在正常情况下，前列腺细胞会分泌少量的PSA进入血液，但当前列腺发生异常，如发生前列腺癌时，PSA的分泌会增加。因此，通过检测血液中的PSA水平，可以帮助筛查和诊断前列腺癌。一般来说，PSA 水平越高，患前列腺癌的风险越高。

8. 脑震荡 脑挫裂伤 原发性脑干损伤（或弥漫性轴索损伤）。原发性脑损伤包括脑震荡，脑挫裂伤和弥漫性轴索损伤。

9. 急性心肌梗死 变异型心绞痛 急性心包炎 过早复极综合征。ST 段上移是心电图上一种常见的改变，可以出现在多种心血管疾病中。以下是几种可能引起 ST 段上移的疾病：①急性心肌梗死：ST 段上移是急性心肌梗死的典型心电图改变，通常伴随有特征性的胸痛症状和心肌酶学标志物的升高。②变异型心绞痛：是一种特殊类型的心绞痛，其心电图表现为 ST 段上移，而不是传统的 ST 段下移。这种心电图改变常常出现在安静休息或睡眠时，而非活动时。③急性心包炎：也可以导致 ST 段上移，这可能是由心包炎引起的心肌炎症反应导致。④过早复极综合征：是一种遗传性心脏疾病，其心电图表现为 ST 段上移和 T 波高耸。这种综合征可以引起心律失常和晕厥等症状。但需要注意的是，ST 段上移的具体原因还需要结合患者的临床症状、心肌酶学标志物、心脏超声等其他检查结果综合评估，以确定最可能的病因。

10. 48　7　死者近亲属。《医疗事故处理条例》第十八条规定：患者死亡，医患双方当事人不能确定死因或者对死因有异议的，应当在患者死亡后 48 小时内进行尸检，具备尸体冻存条件的，可以延长至 7 日。尸检应当经死者近亲属同意并签字。

11. 否认期 愤怒期 协议期 抑郁期 接受期。临终患者通常经历 5 个心理反应阶段：①否认期：患者的心理反应是拒绝接受事实。此反应是一种防卫机制，它可减少不良信息对患者的刺激，是心理表现第一期。②愤怒期：患者常表现为生气与激怒，往往将愤怒的情绪向医护人员、朋友、家属等接近他的人发泄，以弥补内心的不平。③协议期：患者接受临终事实。此期患者变得和善，能积极配合治疗。④忧郁期：患者产生很强烈的失落感。出现悲伤、情绪低落、沉默、哭泣等反应。⑤接受期：为临终的最后阶段。接受即将面临死亡的事实，患者喜欢独处，睡眠时间增加，静等死亡的到来。

12. ELISA 初筛试验 蛋白免疫印迹试验 固相放射免疫沉淀试验。艾滋病（AIDS）是由人类免疫缺陷病毒（HIV）引起的一种免疫系统疾病。对于疑似艾滋病患者或 HIV 感染者的确诊，通常需要进行特定的实验室检测。ELISA（酶联免疫吸附试验）是最常用的初筛试验，用于检测血液中是否存在 HIV 抗体。如果 ELISA 试验结果呈阳性，通常需要进行第二次 ELISA 测试以确认结果。为了进一步确诊，可以进行蛋白免疫印迹试验或固相放射免疫沉淀试验作为确认试验。这些试验可以检测 HIV 特定的抗体，并确定其是否存在。

13. 肺、心和膈肌运动起着去纤维蛋白作用。胸膜腔内积血多不凝固，其原因是肺、心和膈肌运动起着去纤维蛋白作用。

14. 开颅彻底清除颅内血肿 彻底止血 减压。治疗急性外伤性硬膜外血肿的主要治疗措施包括开颅彻底清除颅内血肿，彻底止血以及减压。开颅手术是为了直接暴露颅内，通过手术清除血肿并修复可能的颅内损伤。这是治疗急性外伤性硬膜外血肿最主要的治疗手段。彻底止血是指在手术过程中，通过止血措施如止血带、止血药物等，有效地控制出血点，防止继续出血。减压是指在清除血肿的同时，适当减轻颅内压力，以保护脑组织免受继续损伤。如通过脑室引流、减少脑脊液的产生等方法实施减压。

15.3 3。大面积烧伤患者应置于经彻底消毒的房间中，房间墙壁、家具、地板每天用消毒液抹拖 3 次，空气消毒 3 次。

三、判断题

1. × 二尖瓣狭窄容易并发心房颤动，出现心房颤动之后，观察是阵发性还是持续性，进行心房颤动抗凝评分。若为 1 分可不抗凝或口服阿司匹林；若≥2 分，就要抗凝治疗，口服包括华法林或新型抗凝血药，若阵发性心房颤动为 48 小时之内发作的且未服用抗凝血药，可以通过药物转律或者电转律；若超过 48 小时，不能转律时吃药控制心室率，减轻心悸。心房颤动也可以手术治疗，但是容易复发。

2. × 内源性凝血和外源性凝血是两个互相关联的过程，共同参与了血液凝固的调控。内源性凝血是指在血管内膜受损时，通过内源凝血系统激活的凝血过程。内源性凝血主要涉及凝血因子在血液中的相互作用，形成凝块以止血。外源性凝血是指在组织损伤时，通过外源凝血系统激活的凝血过程。外源性凝血主要涉及组织因子与凝血因子的相互作用，进而形成凝块。内源性凝血和外源性凝血是相互联系的，内源性凝血需要外源性凝血的参与。外源性凝血通过释放组织因子来启动内源性凝血，从而形成凝块。

3. × 阵发性睡眠性血红蛋白尿（PNH）的确诊试验通常是通过流式细胞术来检测 CD55 和 CD59 的缺乏。这是因为 PNH 是一种由于细胞膜上膜相关蛋白

（如 CD55 和 CD59）缺乏导致的遗传性血液疾病，这些蛋白在调节细胞对补体系统的敏感性中起到重要作用。抗人球蛋白试验（DAT）是一种用于检测自身免疫性溶血性贫血等溶血性贫血的试验，用于检测红细胞表面抗体或补体的存在。这与 PNH 的诊断无关。

4. × 肾脏是身体排出水分的主要器官，当肾脏患病时，导致水分不能排出体外，潴留在体内时称为肾性水肿，肾性水肿既是肾脏疾病的主要表现，又是诊断肾炎的重要线索。按发生机制可分为肾炎性水肿与肾病性水肿。肾病性水肿为肾病综合征的四大特征之一，主要由血浆白蛋白降低，血浆胶体渗透压降低，液体从血管内渗入组织间隙产生水肿。

5. √ 新冠肺炎与人感染高致病性禽流感按传染病分类应属乙类传染病，但是国家规定这两种病应按甲类传染病处理。

6. √ 开放性气胸的急救处理要点：立即将开放性气胸变为闭合性气胸，赢得挽救生命的时间，并且迅速转送至医院。使用无菌敷料如凡士林纱布、棉垫或者清洁器材如塑料袋、衣物、碗杯等制作不透气敷料及压迫物，在患者用力呼气末封盖吸吮伤口，并加压包扎。

7. × 休克患者宜取仰卧中凹位，有利于患者呼吸，而下肢抬高则有利于血液回流入心脏。

8. × 休克是一种严重的循环衰竭状态，其特征是有效循环血量不足，导致组织器官灌注不足。虽然低收缩压（收缩压低于 90mmHg）可以是休克的一个指标，但单凭收缩压低并不能单纯诊断为休克。

9. √ 食管胃底静脉曲张破裂出血是肝硬化患者的主要并发症，可导致严

重的出血和危险，甚至危及生命。因此，在肝硬化患者中，预防和治疗食管胃底静脉曲张破裂出血是非常重要的，包括药物治疗、内镜治疗和介入治疗等手段。

10. × 胆囊底的体表投影点通常位于右锁骨中线与前腋中线的交点处，而不是第5肋间交点的稍下方。

四、名词解释

1. 中心静脉压（CVP）：是指右心房或靠近右心房的上、下腔静脉的压力，正常值为 4~12cmH$_2$O。中心静脉压是反映右心功能和血容量的常用指标。

2. 全身性外科感染：为一感染性疾病，病因通常为致病菌数量多、毒力强和（或）机体抗感染能力低下。严重感染引起的全身反应包括体温、呼吸、心率及白细胞计数方面的改变。因感染引起的全身炎症反应综合征，统称为脓毒症；其中血培养检出病原菌者，称为菌血症。

3. 创伤：有广义和狭义之分，广义的是指机械、物理、化学或生物等因素造成的机体损伤；狭义的是指机械性致伤因素作用于机体所造成的组织结构完整性破坏或功能障碍。

4. 癌性疼痛阶梯疗法：癌性疼痛剧烈而持续，对个人、家庭和社会均有很大影响。为此，WHO 推荐将癌性疼痛患者根据疼痛程度分为 3 个阶梯，并推荐每个阶梯的治疗药物，此即癌痛三阶梯疗法。

5. 急腹症：是一类以急性腹痛为突出表现，需要早期诊断和及时处理的腹部疾病。其特点为发病急、进展快、变化多、病情重，一旦诊断延误，治疗方针不当，将会给患者带来严重危害甚至死亡。因此，急腹症的诊断和鉴别诊断是非常重要的。

五、简答题

1. 骨折即骨的完整性被破坏或连续性中断。骨折的局部表现可分为两类：（1）骨折的特有体征：畸形、异常活动、骨擦音或骨擦感。（2）骨折的其他表现：局部疼痛与压痛、局部肿胀与瘀斑、功能障碍。

2. 脑死亡的标准：自主呼吸停止；不可逆性深度昏迷；脑干神经反射消失；脑电波消失；脑血液循环完全停止。

3. 尿道球部断裂多为骑跨伤所致，主要有以下临床表现：外伤后尿道口滴血；排尿困难及急性尿潴留；会阴部肿胀及蝶形血肿；伤处疼痛，可放射到尿道外口；尿外渗、血肿并发感染，可出现脓毒症。

4. 甲状旁腺功能减退症简称甲旁减，指的是甲状旁腺素（PTH）分泌过少和（或）效应不足而引起的一组临床综合征。临床特点为手足搐搦、癫痫样发作、低钙血症以及高磷血症。临床常见类型有特发性甲旁减、继发性甲旁减、低血镁性甲旁减以及新生儿甲旁减，少见类型包括假性甲旁减等。长期口服钙剂和维生素 D 制剂可使病情得到控制。

5. 气管内插管的并发症：（1）插管操作技术不规范，可能导致口腔、咽喉部和鼻腔黏膜损伤，引起出血。过度用力或过度冲击可能导致牙齿损伤或脱落。不正确的插管方法可能引起下颌关节脱位。（2）在浅麻醉状态下行气管内插管可能导致剧烈的咳嗽、喉头和支气管痉挛。这可能导致心率加快和血压剧烈波动，进而导致心肌缺血。严重的迷走神经反射可能引发心律失常，甚至心搏骤停。（3）气管导管的内径过小可能增加呼吸阻力。内径过大或质地过硬可能损伤呼吸道黏膜，甚至引起急性喉头水肿或慢性肉芽肿。导管过软容易变形，或因压迫、扭折而引起呼吸道阻塞。（4）如果导管插入过深，可能误入一侧支气管内，导致通气不足、缺氧或术后肺不张。如果导管插入过浅，可能因患者体位变动而意外脱出，导致严重的意外事件发生。

6. 锁骨下静脉穿刺术的相对禁忌证：（1）已知或者怀疑与插管相关的感染：菌血症或败血症的迹象。（2）患者的身体条件不能承受插管操作者。（3）已知或者怀疑患者对导管所含成分过敏者。（4）既往在预定插管部位有放射治疗史。（5）既往在预定插管部位有静脉血栓形成史、外伤史或者血管外科手术史。（6）局部组织因素：影响导管稳定性或者通畅者（凝血障碍、免疫抑制者慎用）。（7）胸廓畸形或者锁骨和肩胛畸形。（8）锁骨及肩胛带外伤，局部有感染。（9）纵隔移位，横膈上升等胸腔疾病。（10）凝血机制障碍。（11）明显肺气肿。（12）极度衰竭患者。

7. 脑挫裂伤是指头颅受暴力伤后，脑组织出现肉眼可见的器质性损伤。在脑挫裂伤中，可观察到脑表面散在的点片状出血、脑水肿、软脑膜和脑实质破裂等病变。其主要临床表现包括：①明显的意识障碍：意识障碍在伤后立即出现，持续时间超过半小时以上或数日、数周甚至更长时间。昏迷的程度与脑外伤的严重程度呈正相关。②生命体征的明显波动：脑挫裂伤患者的生命体征变化明显，包括血压、心率等的波动。③蛛网膜下腔出血和脑膜刺激征：常出现蛛网膜下腔出血和脑膜刺激征的症状。④神经系统阳性体征：可能出现偏瘫、失语等神经系统阳性体征。⑤颅内压增高症状明显：头痛、呕吐等颅内压增高的症状明显，持续时间较长。⑥头部CT扫描结果：头部CT扫描显示脑挫裂伤灶区为低密度的水肿区，其中可见点片状高密度的出血灶，或伴有小的硬膜下或脑内高密度血肿。

8. 热力烧伤的治疗因创面面积、深度和病情严重程度而有所不同。对于小面积浅度烧伤，主要采用非手术创面处理方法，旨在创造适合创面愈合的环境，促进创面封闭和再生皮肤的形成。非手术处理方法包括冷疗、早期清创、包扎疗法、暴露疗法、半暴露疗法、湿敷、浸泡或浸浴等。对于小面积深度烧伤，手术创面处理被认为是主要方法。手术处理方法包括削痂切开减张、磨痂术、切痂术和剥痂术，以及自体和异体皮片、皮瓣移植术等。对于大面积热力烧伤，全身治疗除了创面处理外，还包括综合防治烧伤休克、抗感染、免疫治疗和营养支持等。全身治疗的目标是维持循环稳定、预防和控制感染、提高免疫功能并提供充分的营养。总之，热力烧伤的治疗需要根据创面大小、深度和病情严重程度来确定具体的处理方法。小面积浅度烧伤主要采用非手术处理，小面积深度烧伤则以手术处理为主，而大面积热力烧伤除了创面处理外还要进行全身的综合治疗。

9. 目前临床上评价心功能常用的方法有非创伤性及创伤性两大类。（1）非创伤性心功能检查法：超声心动图检查，通过心机械图做心动周期内心室各时相的测定，放射性核素心血管造影术，心电图负荷试验（包括双倍二级梯运动试验及极量与次极量运动试验，也就是活动平板运动试验与蹬车运动试验），及经食管心房调搏进行心脏负荷试验。（2）创伤性心功能检查法：左心导管检查，做左心室造影，测定左心室的射血分数，及行右心导管检查，插入漂浮导管至右侧心脏，通过热稀释法测定心排血量等。

10. 食管胃底静脉曲张破裂大出血的

止血措施：（1）药物止血：①血管加压素：通过收缩内脏血管来减少门脉血流量，降低门脉压力。②三甘氨酰赖氨酸加压素（又名特利加压素）：具有良好的止血效果，副作用相对较少，并且使用方便。③生长抑素及其类似物：是治疗食管胃底静脉曲张出血最常用的药物。它可以明显减少门脉及其侧支循环的血流量，具有肯定的止血效果，且短期使用几乎没有严重的不良反应。（2）气囊压迫止血：通过鼻腔或口腔插入三腔二囊管，将气囊充气压迫胃底以止血。如果未能止血，可以进一步将气囊充气压迫食管曲张静脉。气囊压迫止血的效果肯定，但缺点是患者痛苦大，存在较多并发症，且不能长期压迫，停用后早期再出血的风险较高。（3）内镜治疗：在内镜直视下，向曲张的静脉注射硬化剂或组织黏合剂，或使用皮圈套扎曲张静脉，以达到止血的目的。内镜治疗可有效止血并有效预防早期再出血，是目前治疗食管胃底静脉曲张破裂出血的重要手段。（4）外科手术或经颈静脉肝内门体静脉分流术：在一些严重情况下，可能需要进行外科手术或经颈静脉肝内门体静脉分流术来治疗。

模拟试卷（十八）全解

一、选择题

1. B 急性白血病（AL）是一种由于骨髓内白血病细胞异常增殖导致的恶性疾病。骨髓象检查是确定是否存在白血病细胞以及评估其形态、数量和分布的关键方法。在骨髓象检查中，可以观察到异常的白血病细胞，如原始幼稚细胞、幼稚细胞、原始细胞和异型细胞等，这些细胞的存在可以帮助确认 AL 的诊断。

2. B 手足口病的发病有一定季节性，主要在夏季，高峰期在 5 ~ 7 月份，主要是与引起手足口病的肠道病毒所需要的环境有关。

3. A 骨性关节炎是一种以关节软骨的退行性变、破坏和关节周围骨质增生为特征的慢性关节疾病。在骨性关节炎中，关节软骨逐渐磨损和破坏，导致关节间的摩擦增加，最终引起关节疼痛、僵硬和功能障碍。

4. D 系统性红斑狼疮（SLE）是一种自身免疫性疾病，可以累及多个器官和系统。肾脏是 SLE 最常受累的器官之一，50% ~ 70% 的 SLE 患者会出现肾脏损伤。SLE 引起的肾脏损伤称为系统性红斑狼疮肾炎，其特点是肾小球炎症和肾小管间质炎症，最终导致肾功能损害。

5. D COPD 是一种慢性进行性的肺部疾病，主要由吸烟引起，其特点是气道阻塞和呼吸气流受限。呼吸气流受限是 COPD 的核心特征，其表现为气流在呼气期间的阻力增加，导致呼气时间延长和呼气流速减慢。

6. A 主动脉弓是主动脉在胸腔中的一段，弯曲向左侧。与主动脉弓相连的结构包括左颈总动脉、头臂干、左锁骨下动脉和主动脉小球。右颈总动脉是一条动脉，起源于右锁骨下动脉，与主动脉弓不直接连接。

7. A 第一心音（S_1）是心脏收缩期开始时听到的心音。它由二尖瓣和三尖瓣关闭引起，表示心室开始收缩，血液被推出心室进入动脉。

8. E mRNA 的 3′ – ACC – 3′ 密码子对应的 tRNA 反密码子应为 5′ – UGG – 3′。

9. D 伯氨喹是一种抗疟药物，属于喹啉类化合物。它主要用于控制疟疾的复发和传播，包括对疟原虫生活周期不同阶段的抑制作用。伯氨喹可用于治疗疟疾的急性发作，并可作为长期预防性药物使用。

10. C 在颅内压升高的情况下，降低颅内压的首选药物是甘露醇（C）。甘露醇是一种渗透性利尿剂，通过增加尿液渗透浓度，从而减少脑组织的水分含量，降低颅内压。其他选项呋塞米（速尿）、氨苯蝶啶、氢氯噻嗪和米索前列醇并不是用于降低颅内压的首选药物。

11. D 食管癌最可靠的诊断方法是食管镜。食管镜是通过将光纤导入食管，直接观察食管黏膜的病变情况，可以获取组织活检，从而明确是否存在食管癌。其他选项钡餐、临床症状、食道超声和食道黏液涂片虽然在食管癌的诊断中也有一定的参考价值，但相比于食管镜，它们的可靠性较低。

12. D 室性心动过速是一种心律失常，其起源于心室，心室搏动速率增快，常伴有宽大的 QRS 波群。器质性心脏病包括冠心病、心肌炎、心肌病、心脏瓣膜病变等，这些疾病可以导致心室结构和功能的异常，进而引发室性心动过速。糖尿病、甲状腺功能亢进、低血钾和洋地黄中毒也可以引起心律失常，但它们不是室性心动过速的最常见病因。

13. B 脓性指头炎切开引流术一般采用指根神经阻滞麻醉。

14. C A 项，乳腺癌的淋巴转移最常见的部位是腋窝区域。淋巴结肿大是乳腺癌常见的症状之一。B 项，当乳腺癌侵犯皮下淋巴管并引起堵塞时，皮肤可能会出现"橘皮样"改变，即皮肤表面出现凹凸不平的外观，类似于橘子皮。C 项，乳腺癌累及 Cooper 韧带通常会导致乳房形态的改变，但并不会导致乳头回缩、凹陷。乳头回缩、凹陷可能是其他乳腺疾病（如乳腺增生、乳腺炎等）的症状。D 项，大部分的乳腺癌早期无疼痛表现，只有少部分的人会出现疼痛症状。E 项，乳腺癌的主要症状之一是乳房内的单发或多发肿块。肿块的质地、大小和可触性可能会有所不同，但乳房包块是乳腺癌常见的症状之一。

15. C 原发性腹膜炎与继发性腹膜炎的主要区别为原发性腹膜炎较少见，腹腔内无原发病灶，由血液或淋巴传播引起；继发性腹膜炎是在腹腔内某些疾病或损伤的基础上发生的腹膜炎，约占腹膜炎的 98%。故两者的主要区别在于腹腔内是否有原发病灶。

16. B 内痔是指发生在肛门上段黏膜下的静脉曲张，根据痔核脱出的程度，可分为四期：①一期内痔：痔核仅在肛门内脱出，但不会自行回纳。②二期内痔：痔核在排便时脱出肛门，但便后可以自行回纳。③三期内痔：痔核在排便时脱出肛门，但需要手动回纳。④四期内痔：痔核脱出后无法回纳，常伴有明显的疼痛。⑤血栓性外痔是指发生在肛

门外的痔核，常伴有血栓形成，疼痛明显。根据描述，病情符合二期内痔的特征，即痔核在排便时脱出肛门，但便后可以自行回纳。

17. C 产褥期是指从胎盘娩出到产妇的全身多个脏器（除了乳腺以外）恢复到正常未孕状态所需要的一段时间。一般需要 6 周。

18. A 产褥感染是指在分娩后产妇发生的感染。子宫内膜炎是产褥感染中最常见的炎症类型之一。它是指子宫内膜的感染和炎症，常常发生在分娩后的几天或几周内。常见症状包括发热、腹痛、恶露异常、子宫压痛等。

19. A 判断婴幼儿骨骼发育年龄最有临床意义的 X 线拍片部位是膝部。膝关节是骨骼发育的一个重要指标，通过膝关节的 X 线片可以观察到骨骼的生长和骨骼发育的情况，进而判断婴幼儿的骨骼发育年龄。其他选项左手指、踝部、左手腕和肘关节在判断婴幼儿骨骼发育年龄方面的临床意义相对较低。

20. D 一般情况下，新生儿出生后动脉导管数月至 1 年内就会闭合。

21. B 浅低温体外循环是一种较低温度的体外循环技术，常用在心脏手术中。在浅低温体外循环中，鼻咽温度通常会维持在 30℃～35℃之间，以减少机体的代谢需求和保护组织器官。

22. E 深度低温体外循环常用在心脏手术中。在深度低温体外循环中，鼻咽温度通常维持在 <20℃，以减少机体的代谢需求和保护组组织器官。

23. C 中度低温体外循环常用在心脏手术中。在中度低温体外循环中，鼻咽温度通常维持在 25℃～30℃之间，以减少机体的代谢需求和保护组组织器官。

24. A 常温体外循环是一种体外循环技术。在常温体外循环中，鼻咽温度

通常会维持在 35℃ 以上，以维持正常的代谢和生理功能。

25. D 中深度低温体外循环是一种较低温度的体外循环技术，常用在心脏手术中。在中深度低温体外循环中，鼻咽温度通常维持在 20℃～25℃ 之间，以减少机体的代谢需求和保护组织器官。

26. B 室间隔缺损可见左右室肥厚。

27. D 肺动脉狭窄可见右室右房大和肺血减少，P_2 减弱。

28. C 思维具有间接性和概括性。概括性是指通过归纳和概括的方式将信息整合和理解，间接性是指通过推理和间接的方式进行思考和分析。

29. B 知觉具有选择性和组织性。选择性是指注意力选择性地对特定刺激进行感知，组织性是指将感知到的刺激有条理地组织起来。

30. D 指向性和集中性是注意的两大特性。指向性是指注意力的指向和集中，即将注意力集中在特定的刺激或任务上。

31. A 昏迷患者由于失去意识和自主调节能力，常常无法主动摄取足够的水分，导致体内水分不足，从而出现脱水。而在昏迷状态下，尿液排出减少，出汗减少，呼吸水分损失增加，导致体内水分浓缩，出现高渗性脱水。

32. A 大汗患者由于大量出汗，持续失去体内水分，导致体内水分不足，从而出现脱水。同时，大汗患者的尿液排出量也会减少，进一步加重高渗性脱水的发生。

33. B 大面积烧伤患者由于皮肤大面积破坏，导致皮肤失去保护功能，大量水分通过伤口蒸发散失，同时烧伤区域也会发生大量渗出液，导致体液丧失。这种情况下，体内水分和电解质的丧失比例相近，体内水分和电解质的浓度保持相对平衡，称为等渗性脱水。

34. A 亚硝酸盐中毒会导致血红蛋白中的铁离子与亚硝酸盐结合，形成亚硝血红蛋白，使其无法有效地携带氧气，导致氧障碍性缺氧。

35. B 低张性缺氧与室间隔缺损伴肺动脉狭窄有关。室间隔缺损伴肺动脉狭窄会导致血液在右心室和左心室之间发生分流，血液回流至肺动脉减少，导致肺动脉内血液容量减少，进而导致低张性缺氧。

36. BCD A 项，HAV（甲型肝炎病毒）通常引起急性肝炎，但不会导致慢性感染或慢性病毒携带。B 项，HBV（乙型肝炎病毒）是一种 DNA 病毒，可引起急性肝炎，并且在一部分感染者中会出现慢性感染或慢性病毒携带状态。C 项，HCV（丙型肝炎病毒）是一种 RNA 病毒，通常引起急性肝炎，并且在大多数感染者中会出现慢性感染或慢性病毒携带状态。D 项，HDV（丁型肝炎病毒）是一种依赖 HBV 存在的 RNA 病毒，只能在 HBV 感染者中存在。HDV 感染通常会导致重度肝炎和慢性肝炎。E 项，HEV（戊型肝炎病毒）通常引起急性肝炎，但不会导致慢性感染或慢性病毒携带。

37. ADE 小儿支气管肺炎的常见并发症包括脓胸（A）、脓气胸（D）和肺大疱（E）。脓胸是指在肺脓肿或肺化脓性炎症时，脓液积聚在胸腔内；脓气胸是指胸腔内同时存在脓液和气体；肺大疱是指肺组织中出现大的气体囊泡。血胸与肺气肿虽然在其他肺部疾病中可以出现，但在小儿支气管肺炎中并不是常见的并发症。

38. ABCDE 子宫收缩乏力常见的原因包括头盆不称、子宫畸形、子宫发育不良、大剂量使用镇静剂和高龄产妇。头盆不称是指胎儿大小与产妇盆腔大小不匹配，导致子宫收缩乏力；子宫畸形和子宫发育不良会影响子宫的正常收缩能力；大剂量使用镇静剂会抑制子宫收缩；高龄产妇由于子宫肌肉弹性减弱，也容易出现子宫收缩乏力。

39. ABCD A项，使用广谱抗生素：产褥感染一般由多种病原体引起，因此需要使用广谱抗生素来抑制多种细菌感染。B项，短期内可用肾上腺皮质激素：在严重感染的情况下，可能需要使用肾上腺皮质激素来减少炎症反应并改善病情。C项，体质虚弱者，可加强营养，必要时少量多次输血：对于体质虚弱的患者，需要加强营养以提高机体免疫力。在出血较多的情况下，可能需要进行少量多次输血来补充失血。D项，高热者可物理降温：对于高热的患者，可以采取物理降温措施，如使用冰毛巾或冷敷物降低体温。E项，平卧位，使炎症局限：平卧位可以减少感染的扩散，在某些情况下可能有助于减轻症状和促进康复。然而，平卧位并不是所有产褥感染患者的必要治疗措施。

40. ABCDE 慢性肺源性心脏病是由慢性肺部疾病导致的心脏病变。正性肌力药物被用于改善心脏收缩力，增加心输出量，在感染得到控制之后，正性肌力药物可以用于支持心脏功能，提高心输出量。当患者的呼吸功能得到改善时，正性肌力药物可以帮助心脏适应和应对身体的氧需求。在肺源性心脏病中，右心衰竭是常见的表现，正性肌力药物可以帮助改善右心室功能，减轻右心衰竭的症状。正性肌力药物可以用于急性左心衰竭的治疗，提高心脏收缩力，增加心输出量。正性肌力药物可以用于心力衰竭患者，特别是在利尿药物治疗后仍然存在水肿的情况下，以增加心脏收缩力和减轻症状。

二、填空题

1. 中央前回　中央旁小叶的前部　中央后回　中央旁小叶的后部　距状沟的两侧皮质　颞横回。第Ⅰ躯体运动区位于大脑皮层的中央前回和中央旁小叶的前部，负责控制身体的运动。第Ⅰ躯体感觉区位于大脑皮层的中央后回和中央旁小叶的后部，接收和处理身体的触觉、温度和疼痛等感觉信息。视区位于距状沟的两侧皮质，负责接收和处理视觉信息。听区位于大脑皮层的颞横回，负责接收和处理听觉信息。

2. 血红蛋白　DNA。缺铁会导致血红蛋白形成减少，因为铁是血红蛋白的重要组成成分，缺铁会影响血红蛋白的合成和功能。缺乏叶酸和维生素 B_{12} 会影响 DNA 合成，因为叶酸和维生素 B_{12} 在 DNA 合成过程中起着重要的作用。叶酸和维生素 B_{12} 参与 DNA 的合成和修复，进而影响细胞的正常功能。

3. 手术开始　2。术前预防性抗菌药物的应用不仅限于手术开始时静脉滴注，还可以在术前 2 小时进行肌内注射。

4. 休息 15 分钟或 20 分钟。测定肺功能之前，受检者需要进行一定的休息以确保准确的测试结果。通常情况下，受检者需要休息 15 分钟到 20 分钟。在进行肺功能测试之前，受检者需要适应测试环境，放松身体和呼吸。这样可以确保测试结果准确可靠，并避免因为活动或紧张导致测试结果出现偏差。

5. 7　书面报告。《医疗事故处理条例》第四十三条　医疗事故争议由双方当事人自行协商解决的，医疗机构应当自协商解决之日起 7 日内向所在地卫生行政部门作出书面报告，并附具协议书。

6. 治愈　对症。安宁疗护，是指为疾病终末期或老年患者在临终前提供身体、心理、精神等方面的照料和人文关怀等服务，控制痛苦和不适症状，提高生命质量，帮助患者舒适、安详、有尊严的离世。

7. 人工授精 体外授精 克隆技术。现代生殖技术在目前阶段可有以下3类，即人工授精、体外授精和克隆技术。

8. 少尿或无尿 水中毒 高钾血症与高镁血症 代谢性酸中毒 氮质血症 高钾血症。急性肾衰竭少尿期的主要功能代谢变化包括少尿或无尿、水中毒、高钾血症与高镁血症、代谢性酸中毒、氮质血症。急性肾衰竭少尿期患者常见的死因为高钾血症。因为高钾血症可引起心脏传导阻滞和心律失常，严重时可导致心室颤动或心脏停搏。

9. HBeAg HBcAg HBV DNA HBV DNA。HBV（乙型肝炎病毒）复制和传染性的指标包括：①HBeAg（乙肝 e 抗原）是 HBV 感染者血液中的一个蛋白质标志物。HBeAg 阳性表示 HBV 正在活跃复制，具有高传染性。②HBcAg（乙肝 c 抗原）是 HBV 核心抗原，存在于感染者的肝脏细胞中。HBcAg 的检测主要通过组织活检来进行，它反映了病毒的存在和活跃性。③HBV DNA 是 HBV 的遗传物质。检测 HBV DNA 水平可以确定病毒复制的程度，高水平的 HBV DNA 表明病毒复制活跃，具有高传染性。除此之外，HBV DNA 的检测也是评估抗病毒药物治疗效果的重要指标。抗病毒治疗的目标之一是抑制病毒复制，减少 HBV DNA 的浓度。通过监测 HBV DNA 的变化，可以评估治疗的有效性和病情的改善程度。

10. $70 \sim 200mmH_2O$（$0.7 \sim 2.0$ kPa）。颅内压的正常值：①成人颅内压为 $70 \sim 200mmH_2O$；②儿童颅内压为 $50 \sim 100mmH_2O$。

11. 非萎缩性（浅表性） 萎缩性 特殊类型。慢性胃炎是由各种病因引起的胃黏膜慢性炎症。慢性胃炎的分类方法很多，根据病理组织学改变和病变在胃的分布部位，结合可能病因，将慢性胃炎分成浅表性（又称非萎缩性）、萎缩性和特殊类型三大类。

12. 以关节炎为主的风湿性疾病 与感染相关的风湿性疾病 弥漫性结缔组织病。风湿性疾病根据疾病特点和临床表现可以分为以下几类：①以关节炎为主的风湿性疾病：包括风湿性关节炎（RA）、强直性脊柱炎（AS）等，这些疾病以关节炎为主要表现，常伴有关节疼痛、肿胀、活动受限等症状。②与感染相关的风湿性疾病：包括风湿热和感染性关节炎，这些疾病是由细菌感染引起的，常伴有关节炎、发热和其他全身症状。③弥漫性结缔组织病：包括系统性红斑狼疮（SLE）、系统性硬化病（SSc）等，这些疾病主要累及多个系统和器官，表现为免疫系统失调和结缔组织的炎症和纤维化。

13. 2000ml 300ml。羊水过多指凡在妊娠任何时期羊水量超过2000ml者，羊水过少指妊娠晚期羊水量少于300ml。

14. 胎头位置异常 肩先露 臀先露。胎位异常一般指妊娠30周后，胎儿在子宫体内的位置不正，较常见于腹壁松弛的孕妇和经产妇，包括胎头位置异常、臀先露及肩先露等。

15. 腹部 躯干 臀部 四肢 面颊。皮下脂肪消耗的顺序依次是腹部、躯干、臀部、四肢，最后是面部，表现为额部出现皱褶，两颊下陷，颧骨突出，形如"老人"。

三、判断题

1. × 眼球的屈光系统是由角膜、房水、晶状体、玻璃体所组成的。

2. √ 氨基酸脱羧酶是一类酶，在细胞中催化氨基酸的脱羧反应。通常情况下，一种氨基酸脱羧酶只对特定的一种氨基酸起作用。氨基酸脱羧酶的专一性是由其特定的结构和催化机制决定的。每种氨基酸脱羧酶通常具有与其对应氨基酸相互作用的特定结构要求，这使得其只能催化特定氨基酸的脱羧反应。

3. × 金黄色葡萄球菌是一种常见的细菌，广泛存在于人体和环境中。在过去几十年里，金黄色葡萄球菌对青霉素类抗生素的耐药性逐渐增加。青霉素 G 是一种窄谱抗生素，而氨苄西林是一种青霉素类广谱抗生素。

4. × 发热是恶性肿瘤中晚期阶段常见的症状。恶性肿瘤引起发热有多种原因。如：癌组织生长过速，血液供应不足；在癌组织刺激下，机体发生白细胞向肿瘤组织浸润等的免疫反应；癌灶及周围组织合并细胞感染，或者癌组织阻塞空腔器官；使用某些抗癌药物；以及癌症患者长期营养不良、过度消耗等等，都会引起发热。

5. √ 与过敏反应相关的白细胞主要是嗜酸性粒细胞和嗜碱性粒细胞。嗜酸性粒细胞是一种白细胞亚群，其特点是细胞内含有大量嗜酸性颗粒，这些颗粒含有生物活性物质，如组胺、白三烯等。在过敏反应中，嗜酸性粒细胞起到重要的作用，它们能够释放这些生物活性物质，导致局部组织的炎症反应和症状，如皮肤红肿、瘙痒、呼吸困难等。嗜碱性粒细胞也是一种白细胞亚群，其表面含有嗜碱性颗粒，这些颗粒含有组胺、血小板激活因子等物质。在过敏反应中，嗜碱性粒细胞也会释放这些物质，引起炎症反应和过敏症状。

6. × 干燥综合征，是一种以侵犯泪腺、唾液腺等外分泌腺体，具有高度淋巴细胞浸润为特征的弥漫性结缔组织病。

7. × 甲亢是甲状腺功能亢进的疾病，通常伴随着血清中甲状腺激素（T_3 和 T_4）的增加。甲状腺对 ^{131}I 的摄取能力在甲亢时通常是增加的，而不是下降的。甲状腺对 ^{131}I 的摄取能力是由于甲状腺功能亢进导致甲状腺细胞对碘的摄取和激素合成增加。这是甲亢治疗中使用放射性碘治疗的基础，通过摄取和聚集放射性碘，甲状腺细胞受到放射性碘的辐射破坏，从而降低甲状腺的功能。

8. √ 黄疸是胰头癌最主要的临床表现（占90%），常呈进行性加重，多数可触及肿大胆囊。

9. × CT（计算机断层扫描）是一种常用的影像学检查方法，可用于评估颅内肿瘤。然而，诊断颅内肿瘤并不完全依靠直接征象，而是需要结合临床病史、症状和其他影像学检查来综合判断。

10. √ 异位妊娠就是受精卵在子宫腔以外任何部位的妊娠，也称宫外孕。在宫外孕里最常发生的部位是输卵管，有90%～95%的异位妊娠发生在输卵管的不同部位。

四、名词解释

1. 丹毒：是皮肤淋巴管网的急性炎症感染，为乙型溶血性链球菌侵袭所致。好发部位是下肢与面部。患者常先有皮肤或黏膜的某种病损，如皮肤损伤、足癣、口腔溃疡、鼻窦炎等，发病后淋巴管网分布区域的皮肤出现炎症反应，引流区淋巴结也常累及，病变蔓延很快，全身反应较剧，但很少有组织坏死或化脓。治愈后容易复发。

2. 颅内动脉瘤：系颅内动脉壁的囊性膨出，是造成蛛网膜下腔出血的首位病因。在脑血管意外中，仅次于脑血栓和高血压脑出血，位居第三。本病好发于40～60岁中老年人，青少年少见。

3. 开放性气胸：刀刃锐器或弹片火

器等穿破全层胸壁造成胸膜腔与外界出现相通的开口，导致空气可随呼吸而自由出入胸膜腔。

4. 前尿道和后尿道：前尿道起于尿道口，止于尿道膜部；后尿道自尿道膜部起，至膀胱颈部为止，长约4cm。

5. 浅度烧伤：是指创面在伤后21天内自行愈合的烧伤，包括Ⅰ度烧伤和浅Ⅱ度及部分较浅的深Ⅱ度烧伤。

五、简答题

1. 脓肿切开引流术的禁忌证：急性化脓性蜂窝织炎，未形成脓肿者；合并全身脓毒血症处在休克期者；血液系统疾病或凝血机制严重不全者；唇、面部疖痈虽有脓栓形成亦不宜广泛切开引流者。

2. 动脉穿刺及置管的并发症：疼痛、肿胀，血栓形成（有症状或无症状），栓塞（冲洗等操作可导致血液逆流或气体进入，造成其他非穿刺动脉远端梗死，甚至导致脑梗死），血肿，肢体缺血，出血，导管相关感染（局部或全身），假性动脉瘤，诊断性血液丢失（反复多次抽血），肝素相关血小板减少（为维持导管通畅，持续高压低剂量注入肝素），相关动脉附近神经损伤；股动脉穿刺可造成腹膜后出血、肠穿孔、动静脉瘘。

3. 肝门静脉的组成、特点和重要属支：肝门静脉主要由肠系膜上静脉合脾静脉在胰头和胰体交界处的后方汇合而成，相当于第2腰椎的高度。斜向右上方行走，入肝、十二指肠韧带内，通过肝固有动脉及胆总管的后方上行至肝门，入肝门前左、右叶，在肝内反复分支，最后再汇入肝血窦。肝门静脉的属支主要有肠系膜上静脉、脾静脉、胃左静脉、肠系膜下静脉、胃右静脉、附脐静脉以及胆囊静脉。

4. 预防接种是根据小儿的免疫特点和传染病发生情况而制定的免疫计划，但是具有以下四种情况时，预防接种应慎重：有急性传染病接触史且未过检疫期者；有急性传染病者；有发热或严重的慢性疾病者，如心、肝、肾疾病或活动期肺结核等；有过敏及变态反应性疾病或免疫缺陷病者。

5. 麻疹目前尚无特效的治疗方式，主要是对症治疗、加强护理及预防相关的并发症：（1）一般治疗：隔离、休息以及加强护理。注意室内空气交换，但是不能让患儿直接吹风。（2）对症治疗：高热可酌情用小剂量退热药，应当避免急骤退热致虚脱；咳嗽选用止咳剂；烦躁选用镇静剂；对于体弱患儿可早期应用丙种球蛋白。（3）并发症的治疗：选用青霉素治疗支气管肺炎。

6. 胸腔积液的治疗：（1）病因治疗：最基本的是治疗原发病。（2）胸腔穿刺抽液：中等量以上的胸腔积液需给予治疗性胸腔穿刺抽液，以能够减轻心肺的受压状况，降低或者避免肺功能受损。抽液速度不宜过快，且抽液量不宜过多，首次抽液不宜超过700ml，之后每次抽液不宜超过1000ml，以免导致胸腔压力骤降，造成复张性肺水肿。抽液过程中若出现头晕、心悸、面色苍白以及出汗等症状，可能为胸膜反应，应当立即停止抽液，使患者平卧，密切关注血压等生命体征，以免休克。（3）糖皮质激素：可降低炎症反应，加快胸腔积液吸收，减少胸膜增厚、粘连的机会。

7. 长期大量应用糖皮质激素，会使血中糖皮质激素含量迅速增高，对下丘脑及腺垂体的负反馈抑制作用增强，导致促肾上腺皮质激素释放激素和ACTH分泌减少，造成患者肾上腺皮质萎缩，自身分泌的糖皮质激素明显减少。如果突然停药，血中糖皮质激素含量下降，患者会出现一系列皮质功能不足的症状，因此在临床应用上，应采用逐渐减少剂量的方法。同时糖皮质激素长期应用时可以间断给予 ACTH，以预防肾上腺皮质萎缩，维持肾上腺皮质束状带自身分泌功能。

8. 妊娠剧吐通常发生于早期妊娠至妊娠 16 周之间，多见于年轻初孕妇。一般在停经 40 日左右出现早孕反应，后来逐渐加重，直到频繁呕吐，不能进食。严重呕吐可引起失水及电解质紊乱及代谢性酸中毒，维生素缺乏患者体重明显减轻、皮肤干燥、面色苍白、脉搏弱、尿量减少，严重时可出现血压下降，导致肾前性急性肾衰竭。此时应根据情况，积极予以处理：（1）给予安慰，注意精神状态，了解思想情绪，解除顾虑。（2）一般应住院治疗，先禁食 2~3 日，每日静脉滴注葡萄糖溶液和葡萄糖盐水共 3000ml。输液时加入氯化钾、维生素 C 及维生素 B_6，同时肌内注射维生素 B_1。（3）合并有代谢性酸中毒者，应当静脉滴注碳酸氢钠溶液。（4）经治疗病情不见好转，体温增高达 38℃ 以上，心率每分钟超过 120 次或出现黄疸时，应当考虑终止妊娠。

9. 霍乱是由霍乱弧菌所致的烈性传染病，在我国被列为甲类传染病，主要表现为剧烈的呕吐和腹泻，导致大量水、电解质丢失，可能引起酸碱失衡、肌肉痉挛，严重者可出现循环衰竭和肾功能衰竭。霍乱的治疗措施包括：（1）按照肠道传染病的隔离标准，患者需要隔离治疗，直至症状消失后 6 天，并连续三次粪便培养阴性后才能解除隔离。（2）根据呕吐情况，可以进行适量的进食，必要时通过静脉或口服给予补液治疗。（3）补液和纠正电解质紊乱是治疗霍乱的重要措施。补液原则是早期、快速、足量，首先补充盐分，然后是糖分，补液速度先快后慢，适时补充碱性物质，及时补充钾离子。补液总量应包括正常的脱水量和维持量。（4）针对症状进行治疗，辅以抗生素和抑制分泌药物。抗生素的首选药物是复方磺胺甲唑和多西环素。（5）对于并发症的治疗，需要纠正酸中毒、休克、心衰、低钾等问题，并进行抗肠毒素治疗。

10. 骨髓象检查是诊断急性白血病（AL）的主要依据及必做检查。FAB 分型将原始细胞≥骨髓有核细胞的 30% 定义为 AL 的诊断标准，WHO 分型则将这一比例下降至≥20%，并提出原始细胞比例 <20%，但伴有 t（15；17）、t（8；21）或 inv（16）/t（16；16）者亦应诊断为 AML。多数 AL 骨髓象有核细胞显著增生，以原始细胞为主；少数 AL 骨髓象增生低下，称为低增生性 AL。

模拟试卷（十九）全解

一、选择题

1. D 经通道易化扩散是指溶液中的 Na^+、Cl^-、Ca^{2+}、K^+ 等带电离子，借助通道蛋白的介导，顺浓度梯度或电位梯度跨膜转运的过程。

2. B 生糖兼生酮氨基酸指在体内既能转变成糖又能转变酮体的一类氨基酸。包括色氨酸、异亮氨酸、苏氨酸、苯丙氨酸、酪氨酸。

3. B 与地西泮具有相同作用但结构母核不同的药物是苯妥英钠（选项 B）。地西泮是一种苯二氮䓬类药物，主要用于治疗焦虑和抗惊厥作用。苯妥英钠属于苯妥类药物，也具有类似的抗惊厥作用，但其化学结构与苯二氮䓬类药物不同。其他选项中的氯丙嗪是抗精神病药物，碳酸锂是用于治疗躁郁症和抑郁症的药物，左旋多巴是用于治疗帕金森病的药物，三唑仑是一种催眠药物，这些药物的作用机制和地西泮不同，且结构母核也不相同。

4. A 食管内镜检查是诊断反流性食管炎最准确的方法，不但可以确定诊断，并能判断反流性食管炎的严重程度和有无并发症。

5. B 克罗恩病是一种慢性炎症性肠病，常见的症状包括腹痛、腹泻和腹部包块及瘘管形成。腹胀是一种常见的症状，但它并不是克罗恩病的主要症状。

6. E 心肌梗死是由于冠状动脉阻塞导致心肌血液供应不足而引起的心肌损伤。最早出现的症状通常是心绞痛，也称为胸痛或心绞痛发作。心绞痛是一种剧烈的胸部疼痛，常常伴随着胸闷、压迫感或窒息感。这是由于冠状动脉血流受阻，心肌缺氧所导致的症状。

7. D 原发性肾小球病是指起源于肾小球的病变，包括多种病理类型。在给出的选项中，局灶性节段性病变、轻微性肾小球病变、膜性肾病和系膜增生性肾小球肾炎都是原发性肾小球病的病理分型。而肾病综合征不是具体的病理类型，而是一种临床综合征，指伴有蛋白尿、低蛋白血症和水肿等症状的肾脏疾病。

8. C 甲状腺毒症高代谢综合征是甲状腺功能亢进引起的一系列症状和体征。典型的症状包括疲乏无力、怕热多汗、皮肤潮湿、多食善饥。这些症状都与代谢率的增加有关。少言好静并不是甲状腺毒症高代谢综合征的典型症状。实际上，甲状腺毒症常常伴随着神经兴奋性增加，患者常常表现出活跃、焦虑、易激动等症状，而不是少言好静。

9. A 破伤风发病主要表现是进行性、肌紧张性收缩，首先是咀嚼肌、其次是面部表情肌，逐渐出现颈部、背部、腹部以及四肢肌的紧张性收缩，最后为膈肌。

10. B 刺伤是指尖锐物体猛力刺穿皮肤及皮下组织导致的创伤。刺伤看起来就是皮肤上的一个小洞，而且血流的也很少，但伤口通常较深，有时会伤及内脏。刺伤可能会带来严重后果，由于伤道很可能被血凝块堵塞，或因伤口中有污染物残留，容易引发感染，特别是厌氧菌感染。

11. A 功能性甲状旁腺腺瘤通常是良性和单发的。功能性甲状旁腺腺瘤是指甲状旁腺细胞增生并分泌过多的甲状旁腺激素（PTH），导致血钙水平升高。这种类型的腺瘤通常是单个的，且大多为良性，不会扩散到其他部位。

12. D 治疗门静脉高压食管静脉曲张破裂出血的常用方法是使用三腔二囊管进行压迫止血。使用前首先检查三腔二囊管，保证完好无漏气，将液状石蜡涂抹于管壁上；自鼻腔逐渐将管置入胃腔，后拔出导丝，胃囊充气，固定牵拉三腔二囊管，若仍有活动性出血，可再将食管囊充气，进行固定牵拉止血。该方法可以迅速停止出血，减少出血量，同时减少并发症的发生。

13. E 动脉造影可以在屏幕上直接显示病变的部位，很准确直观。

14. E 开放性颅脑损伤原则上须尽早行清创缝合术，使之成为闭合性脑损伤。如无明显颅内渗血，也无明显脑水肿或感染征象存在，应争取缝合或修复硬脑膜，以减少颅内感染和癫痫的发生率。

15. B 静脉肾盂造影是一种常用的影像学检查方法，需要使用含有碘的造影剂。因此，在进行静脉肾盂造影前，应该进行碘过敏试验。碘过敏试验是用来评估患者对碘过敏的敏感性和耐受性，以避免发生严重的过敏反应。其他选项中的普鲁卡因皮试、青霉素皮试、头孢类皮试和红霉素皮试是针对其他药物的皮试，不适用于评估对碘过敏的情况。

16. C 胸腔闭式引流是一种常见的治疗胸腔积液或气胸的方法。在进行胸腔闭式引流时，患者通常应采取半卧位。半卧位可以帮助排除胸腔内的积液或气体，并减少胸腔引流管的压力，有利于引流的顺利进行。

17. C 胎儿通过母体骨盆各平面中点的连线称为胎产式。胎产式是一种描述胎儿在母体骨盆内的方向和位置的术语。它通过连接骨盆入口、骨盆中腔和骨盆出口的中点来确定胎儿的位置和朝向。

18. A 阴道流血可能是由胎盘早剥或胎盘前置等情况引起的，这些情况可能会对胎儿和母亲的健康造成危险。因此，剖宫产通常被认为是最安全的选择，以确保及时救治和保护母婴安全。

19. A 根据题目中提到的婴儿年龄为 8 个月，将其代入公式计算：体重（kg）= 8/2 + 4 = 4 + 4 = 8。因此，根据体重计算公式，这名 8 个月且生长发育正常的婴儿的体重为 8kg。

20. C 诊断先天性心脏病最常用的辅助检查是心脏超声。心脏超声是一种无创的检查方法，通过超声波来观察和评估心脏结构和功能。它可以提供有关心脏结构的详细信息，包括心腔大小、心脏壁厚度、瓣膜形态和功能等。此外，心脏超声还可以评估心脏功能，包括心室收缩和舒张功能、血流速度和方向等。

21. C 如果输血速度过快，会导致血容量迅速增加，进而增加左心室的负荷，可能引起左心衰竭。

22. A 当输入不符合受者血型的异型血时，会发生溶血反应，导致红细胞破裂和溶血，出现一系列的溶血症状，包括发热、寒战、黄疸等。这种反应通常是立即发生的。

23. E 多次接受输血的人可能会出现发热反应，这是由于输血引起的免疫反应或细菌污染引起的感染反应。

24. C 病毒性脑膜炎通常是由病毒感染引起的，脑脊液检查时蛋白含量正常，而白细胞计数可能轻度升高。

25. D 隐球菌性脑膜炎是由隐球菌引起的脑膜炎，脑脊液涂片进行墨汁染色后，隐球菌会呈现出墨汁样的颗粒。培养也可以获得阳性结果。

26. B 结核性脑膜炎是由结核分枝杆菌引起的脑膜炎，脑脊液涂片进行抗酸染色后，可以发现结核分枝杆菌的存在。培养也可以获得阳性结果。

27. A 化脓性脑膜炎是由细菌感染引起的脑膜炎，脑脊液检查时白细胞总数明显升高，外观呈米汤样浑浊。

28. C 社交恐怖是一种特定的恐怖症状，患者会对社交场合中的表现和评价表现出过度的恐惧和回避行为。

29. E 单纯恐怖是一种特定的恐怖症状，患者会对某种特定的动物表现出过度的恐惧和回避行为。

30. A 广泛性焦虑是一种常见的焦虑障碍，患者会出现无法控制的、持久的、无特定对象的焦虑和担忧。

31. B 应激时，胰岛素的分泌减少，这是为了增加血糖水平，以供应应激时期的能量需求。

32. A 儿茶酚胺包括肾上腺素和去甲肾上腺素，它们在应激时分泌增加，可以提高心率、血压和血糖等。

33. B Colles 骨折的特征之一是桡骨下端背侧骨折，导致手腕关节背侧凸出，形成"银叉"或"枪刺"样的畸形。

34. A Smith 骨折是指桡骨下端屈曲骨折，通常是由于腕关节屈曲、手背着地受伤引起的。

35. B Colles 骨折是指桡骨下端背侧骨折，导致腕关节向背侧移位。这种骨折较为常见。

36. ACDE 法洛四联症是一种先天性心脏病，由室间隔缺损、肺动脉狭窄、右心室肥厚和主动脉骑跨四个主要病症组成。①室间隔缺损：指心脏室间隔的缺陷，使得左右心室之间存在通道。②主动脉骑跨：主动脉的主动脉瓣和肺动脉瓣之间存在异常的位置关系，导致主动脉从两个心室上方跨过。③肺动脉狭窄：肺动脉瓣口狭窄，阻碍血液流入肺动脉。④右心室肥厚：因为肺动脉狭窄，右心室需要增加收缩力来推动血液

通过狭窄的肺动脉，导致右心室肥厚。

37. ACDE 先天性甲状腺功能减退症的典型临床表现包括：①特殊面容：毛发稀少，皮肤粗糙发黄，面部黏液水肿、眼睑浮肿，鼻梁宽平，眼距宽，舌大而宽厚，常伸出口外；②生长发育障碍：身材矮小，躯干长而四肢短小，动作发育迟缓；③智能低下：表情呆板，神经反射迟钝；④各种生理功能低下：安静少哭，嗜睡，进食少，体温低而怕冷；脉搏及呼吸缓慢，心音低钝，腹胀和便秘。

38. ABCD 缺血缺氧性脑病可能引起新生儿惊厥，苯巴比妥是一种常用的解痉药物，可用于控制惊厥发作。缺血缺氧性脑病可导致脑水肿，甘露醇是一种渗透性利尿剂，可通过渗透作用降低脑组织的水肿。早期康复治疗包括物理治疗、言语治疗和职业治疗等，旨在促进患儿的神经功能恢复和发展。缺血缺氧性脑病需要给予足够的氧气供应，以维持正常的氧合和代谢。

39. ABCDE A 项，尿失禁：围绝经期综合征可能导致盆底肌肉松弛和尿道括约肌功能下降，从而出现尿失禁的症状。B 项，月经紊乱：围绝经期常伴有月经周期的变化，如经量的增多或减少、经期的延长或缩短、经间期的变化等。C 项，反复发作膀胱炎：围绝经期综合征患者由于泌尿系统的改变，可能易于发生膀胱炎，并出现反复发作的情况。D 项，潮热：围绝经期综合征中最常见的症状之一是潮热，即阵发性的身体发热和出汗，常伴有面部潮红和心悸等症状。E 项，激动易怒：围绝经期综合征患者可能出现情绪波动、易怒、焦虑、抑郁等情绪和心理症状。

40. ABCDE A 项，脓液稠厚可能会导致胸腔积液无法顺利引流，闭式引流

可以更好地清除积液。B项，如果患者经过胸穿抽脓治疗后没有明显好转，可行闭式引流。C项，小儿脓胸的治疗常常需要闭式引流，以便更好地控制感染。D项，脓气胸是胸腔内同时存在脓液和气体，闭式引流可以有效地清除积液和气体。E项，对于存在食道瘘的患者，闭式引流可以帮助引流胸腔内的脓液，减少胸腔感染的风险。

二、填空题

1. $PaCO_2$。$PaCO_2$ 表示动脉血二氧化碳分压，它反映了呼吸系统的功能。当呼吸功能正常时，$PaCO_2$ 的水平也会保持在正常范围内。如果呼吸功能发生异常，例如呼吸抑制或呼吸过度，会导致 $PaCO_2$ 水平升高或降低，从而引起呼吸性酸碱平衡紊乱。因此，$PaCO_2$ 是评估呼吸性酸碱平衡的重要指标。

2. 三羧酸循环。三羧酸循环（也称为柠檬酸循环或Krebs循环）是糖、脂肪和蛋白质三大营养物质最终氧化的共同途径。在三羧酸循环中，糖类、脂肪和蛋白质中的营养物质被分解为乙酰辅酶A，然后进入三羧酸循环进行氧化反应，最终生成二氧化碳、水和能量（ATP）。这个循环在细胞线粒体中进行，并且是细胞呼吸的关键步骤之一。

3. 肾 输尿管 膀胱 尿道。泌尿系统是由肾脏、输尿管、膀胱和尿道组成的。

4. 肝静脉回流受阻 门静脉高压 继发性钠水潴留 清蛋白合成减少。肝硬化产生腹水的机制：（1）肝静脉回流受阻，导致肝淋巴生成增多，过多淋巴经肝表面及肝门溢至腹腔，形成腹水。（2）门静脉高压导致所属毛细血管血压升高，肠壁和肠系膜水肿，继而水肿液漏入腹腔内。（3）大量腹水形成之后，有效循环血量减少，醛固酮和抗利尿激素分泌增多，造成继发性钠水潴留，加重腹水形成。（4）肝硬化时，肝功能障碍造成清蛋白合成减少，发生低蛋白血症，也能促进腹水形成。

5. 静脉给药 气管内给药 心腔内给药 静脉给药。静脉给药是通过静脉通路将药物直接输注到静脉循环中，使药物迅速达到有效浓度。这种给药途径具有快速、直接、可控性强等优点，能够更快地提供药物救治效果。气管内给药是将药物通过气管插管或气管切开管道直接输注到气管内，但相对于静脉给药，气管内给药的吸收和分布较为不稳定，因此不是首选给药途径。心腔内给药是将药物注射到心脏内部的特定区域，如心室或心包腔内，但这种给药途径需要特殊的技术和条件，适应证相对较少，一般情况下不是常规的心肺复苏药物给药途径。因此，目前主张首选心肺复苏时的药物给药途径是静脉给药。

6. 预防接种史 手术外伤史 药物过敏史。既往史包括患者既往的健康状况和过去曾经患过的疾病（包括各种传染病）、外伤手术史、预防接种史、过敏史，尤其是与目前所患疾病有密切关系的情况。

7. 左第5肋间隙锁骨中线内侧0.5～1cm。左侧锁骨中线第5肋间为心脏查体的一个重要标志，心尖搏动的最强点通常位于左侧锁骨中线第5肋间，一般在锁中线内0.5～1cm 的位置，如果这个搏动点向外移动则提示心界扩大。

8. 4～6 L/min。护理休克患者时，应间歇给氧，流量一般为4～6 L/min。

9. 20 kΩ 5 kΩ 重新清洗头皮去脂。虽然没有统一的标准，但一般认为头皮电阻在20 kΩ 以下是可接受的，而在5 kΩ 以下更好。如果头皮电阻过高，可能会导致信号质量下降，降低脑电图的准确性。因此，如果头皮电阻过高，可以考虑重新清洗头皮去脂，以降低电阻。

10. 一次性　医疗机构。依照法律的规定，医疗事故赔偿费用实行一次性结算，由承担医疗事故责任的医疗机构支付。

11. 观察　访谈　心理测验。临床心理评估的主要方法包括：①观察：通过观察患者的行为、言语、面部表情、姿态等非言语性的表现，获取有关患者情绪、行为、思维、动作等方面的信息。观察可以帮助评估者了解患者的外在表现和行为模式，提供对患者症状和功能的初步了解。②访谈：通过与患者进行面对面的交流，评估者可以直接获取患者的主观经验、内心感受、思维过程和意识状态等信息。访谈可以用于详细了解患者的病史、症状、心理和生活背景等，以及评估患者的认知、情绪、人际关系等方面的功能。③心理测验：心理测验是通过标准化的测验工具，对患者的心理特征、个性特点、认知能力、情绪状态等进行客观评定。常用的心理测验包括智力测验、人格测验、情绪量表等，通过测验结果可以提供更客观的量化数据，辅助临床评估和诊断。

12. 胚胎干细胞　组织干细胞。干细胞按其来源可以分为胚胎干细胞和组织干细胞。①胚胎干细胞：胚胎干细胞来源于早期胚胎的内细胞团，具有多能性，可以分化为各种类型的细胞。胚胎干细胞具有较高的分化潜能和自我更新能力，被广泛应用于生物医学研究和再生医学领域。②组织干细胞：组织干细胞又被称为成体干细胞或后生干细胞，存在于成体组织中，具有一定的分化潜能。组织干细胞可以分化为特定类型的细胞，

但其分化潜能相对较低，主要用于组织修复和再生。

13. 轻度前倾前屈位　宫底　宫体　宫颈。子宫位于盆腔中央，前为膀胱，后为直肠，下端接阴道，两侧有输卵管和卵巢。当膀胱空虚时，成人子宫的正常位置呈轻度前倾前屈位。子宫具体分为宫底、宫体和宫颈三个部分。宫底位于子宫的上部，是子宫内膜薄弱的部分，也是胚胎着床的地方。宫体是子宫的主体部分，呈倒置的梨形，具有肌肉层和内膜层。宫颈是连接宫体与阴道的狭窄部分，具有黏液腺和纤毛，起到保护子宫内膜和卵巢功能的作用。

14. 发热　疼痛　异常恶露。产褥感染的三大主要症状包括：发热、疼痛、异常恶露。

15. 睾丸鞘膜积液　精索鞘膜积液　睾丸、精索鞘膜积液。鞘膜积液是指在睾丸和精索的鞘膜内积聚的液体。根据积液的具体位置和范围，鞘膜积液可以分为以下几种类型：①睾丸鞘膜积液：积液仅存在于睾丸的鞘膜内，没有扩散到精索。②精索鞘膜积液：积液仅存在于精索的鞘膜内，没有扩散到睾丸。③睾丸、精索鞘膜积液：积液同时存在于睾丸和精索的鞘膜内，涉及两个区域。

三、判断题

1. √　心身疾病是一组发生发展同心理社会因素密切相关，但以躯体症状表现为主的疾病，高血压患者易产生焦虑、抑郁、睡眠障碍等社会心理因素，导致高血压与负性心理因素相互影响，互为因果，使病情加重。应属心身疾病，在药物治疗的同时应给予适当的心理治疗。

2. ×　《中华人民共和国器官移植条例》明确规定：任何组织或者个人不得以任何形式非法买卖人体器官，不得

3. ×　应用皮质类固醇治疗严重休克时,通常主张应用大剂量,但只用1~2次。

4. √　颈椎病分为神经根型颈椎病、脊髓型颈椎病、椎动脉型颈椎病、交感神经型颈椎病。

5. √　张力性气胸是指气体在胸腔中不能自由排出,导致胸腔内压力不断增加,进而压迫心脏和肺组织,造成呼吸困难、血流受限等严重情况。当开放性气胸患者在转运途中出现张力性气胸的表现时,需要立即采取措施以减轻胸腔内的压力。给予高压气体是一种常见的处理方法,通常通过胸腔穿刺或胸腔导管插入来进行。这样可以迅速释放胸腔内的积气,并恢复正常的胸腔压力,有效减轻张力性气胸的症状,改善患者的呼吸困难,并防止进一步的心肺功能损害。

6. ×　子宫峡部的上端因在解剖上较狭窄,又称为解剖学内口;峡部的下端,因黏膜组织在此处由子宫腔内膜转变成子宫颈黏膜,又称组织学内口。

7. √　胎盘早剥主要的病理变化是底蜕膜出血并形成血肿,使胎盘从附着处分离。

8. √　风湿性舞蹈病是由椎体外系受累导致的,为风湿热后期的表现。

9. √　麻疹一般在出疹的3~4天开始消退,它的消退顺序与出疹顺序是相同的。

10. ×　激素避孕的主要机制是通过调节女性内分泌系统来抑制排卵,阻止受精卵的形成。它主要通过合成的激素(如雌激素和孕激素)抑制卵巢的排卵过程,从而阻止卵子与精子结合受精。此外,激素避孕还通过使子宫内膜变得不适宜受精卵着床,从而进一步增加避孕效果。

四、名词解释

1. 应激性溃疡:是继发于创伤、烧伤、休克和其他严重的全身病变如心肌梗死等的一种胃、十二指肠黏膜病变,病变过程可出现黏膜急性炎症、糜烂或溃疡,主要表现为消化道大出血或穿孔。此病可单独发生,也可作为多器官功能障碍综合征(MODS)其中的一种病变。

2. 上消化道出血:指 Treitz 韧带以上的消化道,包括食管、胃、十二指肠或胰胆等病变引起的出血;胃空肠吻合术后的空肠病变出血亦属此范围。大量出血一般指在短期内的失血量超过1000mL或循环血容量的20%。

3. 正常呼吸音:包括肺泡呼吸音、支气管呼吸音和支气管肺泡呼吸音,这3种呼吸音各有特点,并分布于不同的区域。

正常呼吸音的特点与分布

呼吸音	特点	正常分布
肺泡呼吸音	①类似用口向内吸气时发出的"夫"音 ②吸气期长于呼气期 ③吸气期较呼气期调高且强	除支气管呼吸音及混合性呼吸音分布区,均为肺泡呼吸音
支气管呼吸音	①类似舌头抬高用口呼气时发出的"哈"音 ②吸气期较呼气期短 ③吸气期较呼气期调低且弱	喉部、胸骨上窝、背部第6~7颈椎及第1~2胸椎附近
支气管肺泡呼吸音	具有上述两种呼吸音的特点	胸骨角、肩胛间区的第3~4胸椎水平、肺尖前后

4. 肺功能检查：包括肺容积、通气、换气、血流和呼吸动力等项目的检查。通过肺功能检查可对受检查者呼吸生理功能的基本状况作出质和量的评价，明确肺功能障碍的程度和类型。肺功能检查对研究疾病的发病机制、病理生理、明确诊断、指导治疗、判断疗效和疾病的康复、劳动力的鉴定以及评估胸腹部大手术的耐受性等都有重要意义。

5. 肺大疱：是因肺泡内压力升高，肺泡壁破裂互相融合，最后形成巨大的囊泡状改变。

五、简答题

1. 简述胸腔穿刺的目的：①诊断作用：抽取少量胸腔内液体标本检测，以明确胸腔积液的病因。②治疗作用：抽出胸腔内液体，促进肺复张；③胸膜腔内给药，以达到治疗作用。

2. 切除体表肿物后的并发症和处理方案：（1）出血：若出血少，可加压包扎；若出血多，需重新打开止血。（2）感染：局部热敷，更换敷料，有时需要伤口引流和使用抗生素。（3）复发：了解病变性质后，再次手术治疗。

3. 急性梗阻性化脓性胆管炎的临床表现：急性梗阻性化脓性胆管炎除了一般胆道感染的 Charcot 三联征（腹痛、寒战高热、黄疸）外，还可出现休克、神经中枢系统受抑制表现（神志淡漠、嗜睡、昏迷等），即 Reynolds 五联征。

4. 雌孕激素的周期性变化：（1）雌激素的周期性变化：在卵泡开始发育时，雌激素分泌量较低，随着卵泡的成熟，雌激素分泌逐渐增加。在排卵前形成一个高峰，随后在排卵后分泌稍有减少。在排卵后的 7～8 天，黄体形成并逐渐成熟，形成另一个高峰，但第二个高峰相对较平坦，峰值低于第一个高峰。随着

黄体的萎缩，雌激素水平急剧下降，在月经来潮前达到最低水平。（2）孕激素的周期性变化：在排卵后，孕激素分泌量开始增加。在排卵后的 7～8 天，黄体逐渐成熟，孕激素分泌达到最高峰。之后，孕激素分泌逐渐下降，直到月经来潮前恢复到排卵前的水平。

5. 新生儿（尤其是早产儿）出生后多在最初几天内发生轻度的非酯型高胆红素血症及一过性黄疸，1～2 周后逐渐消退，这种黄疸称为新生儿生理性黄疸。发病机制包括：（1）新生儿肝细胞合成胆红素葡萄糖醛酸转移酶的功能不成熟，造成肝脏不能充分酯化胆红素。（2）在新生儿期，肝细胞合成 Y 蛋白相对不足，导致肝细胞对胆红素的摄取运载过程减慢。（3）新生儿期都有一时性红细胞急速破坏，造成肝细胞的胆红素负荷增加。

6. 为了预防和控制手足口病在托幼机构和小学等集体单位的传播，可以采取以下措施：①保持良好通风：在手足口病流行季节，教室和宿舍等场所要保持良好通风，以减少病毒在空气中的传播。②清洗消毒：每天对玩具、个人卫生用具、餐具等物品进行清洗消毒，以减少病毒在物品表面的存活。③戴手套并洗手：进行清扫或消毒工作（尤其清扫厕所）时，工作人员应戴手套，并在清洗工作结束后立即洗手，以防止交叉感染。④表面消毒：每天对门把手、楼梯扶手、桌面等物体表面进行擦拭消毒，以减少病毒的传播。⑤教育儿童正确洗手：教育指导儿童养成正确洗手的习惯，特别是在接触食物、玩耍后或使用卫生间后。⑥及时发现和处理患儿：每天进行晨检，发现可疑患儿时，要及时送诊并让其居家休息。对患儿所用的物品要立即进行消毒处理。⑦及时报告疫情：

当患儿增多时，要及时向卫生和教育部门报告，根据疫情控制需要，教育和卫生部门可决定采取托幼机构或小学放假等措施。

7. 处理水、电解质及酸碱平衡失调的基本原则：（1）充分了解患者的病史，详细检查患者的体征，以了解是否存在可能导致水、电解质和酸碱平衡失调的原发疾病，并观察是否存在水、电解质和酸碱平衡失调的症状和体征。（2）及时进行实验室检查，包括血液和尿液常规检查，肝肾功能检查，血糖检查，血清钾、钠、氯、钙、镁、磷检查以及动脉血气分析等。必要时，还可以进行血液和尿液渗透压的测定。（3）综合病史和实验室检查结果，确定水、电解质和酸碱平衡失调的类型和程度。（4）在积极治疗原发病的同时，制定纠正水、电解质和酸碱平衡失调的治疗方案。首先应处理血容量不足、缺氧、严重的酸中毒或碱中毒、重度高血钾等问题。（5）治疗过程中不仅依靠计算来补充液体和电解质，还应根据实验室指标的变化进行及时调整。

8. 腹部损伤剖腹探查的指征：（1）腹痛和腹膜刺激征有进行性加重或者范围扩大者。（2）肠蠕动音逐渐减弱、消失或者出现明显腹胀者。（3）红细胞计数进行性下降者。（4）胃肠出血者。（5）血压由稳定转为不稳定甚至下降者。（6）全身情况有恶化趋势，出现烦躁、口渴、脉率增快或者体温及白细胞计数上升者。（7）积极救治休克但情况不见好转或继续恶化者。

9. 肺外胸内扩展引起的症状和体征：（1）胸痛：大约30%的肿瘤可以直接侵犯胸膜、肋骨和胸壁，导致胸痛的症状。（2）声音嘶哑：肿瘤直接压迫或转移至纵隔淋巴结压迫喉返神经时，可能导致声音嘶哑。（3）吞咽困难：肿瘤侵犯或压迫食管时，可能引起吞咽困难。严重情况下，还可能导致气管食管瘘，进而引发肺部感染。（4）胸腔积液：约10%的患者可能出现不同程度的胸腔积液，这通常是肿瘤转移累及胸膜或肺淋巴受阻的表现。（5）上腔静脉压迫综合征：由于附近肿大的转移性淋巴结或原发性肺癌侵犯，上腔静脉回流受阻，导致头面部、颈部和上半身水肿，颈静脉扩张等症状。（6）Homer 综合征：肺尖部肺癌（也称为肺上沟瘤）易压迫颈部交感神经，引起同侧眼睑下垂、瞳孔缩小、眼球内陷，同侧额部与胸壁少汗或无汗，以及感觉异常等症状。

10. 妊娠期糖尿病指的是妊娠期间发现或者发病的糖耐量异常、空腹血糖异常和糖尿病的总称，妊娠期糖尿病的控制不良可以导致严重的母体和胎儿近期和远期并发症和合并症。对胎儿的影响可包括：（1）先天性畸形：糖尿病孕妇的胎儿先天性畸形的发病率比一般孕妇高，多见心血管畸形。（2）胎儿发育异常：巨大儿的发生率增加，可导致宫内（胎儿）生长迟缓。（3）死产、死胎率增加。（4）新生儿患病率、死亡率增加。（5）低血钙症。（6）远期影响：儿童期肥胖、2 型糖尿病发生率增加，智力及精神行为发育受影响等。

模拟试卷（二十）全解

一、选择题

1. B 骨盆以下包括入口平面、中骨盆平面和出口平面。入口平面的前后径≤横径。出口平面由两个不同平面的三角形组成。中骨盆平面是骨盆最小平面。中骨盆平面的前后径≥横径。骨盆出口平面的横径是坐骨结节间径。

2. B 新生儿最重要的处置是清理呼吸道，因为孩子降生后的第一件事是呼吸，呼吸的前提条件是呼吸道通畅。

3. E 协调性子宫收缩乏力是指子宫在分娩过程中收缩力量不足或协调性差，无法有效推动胎儿下降和宫颈扩张。处理协调性子宫收缩乏力的手段包括：①补充能量，如输液或口服补充葡萄糖等。②镇静，通过给予镇静药物来减轻患者的焦虑和紧张情绪，促进子宫平滑肌的松弛。③预防感染，保持产道的清洁，避免感染的发生。④排空膀胱，确保膀胱没有充盈，避免对子宫收缩的干扰。但纠正酸中毒不是处理协调性子宫收缩乏力的手段，因此不包括在内。

4. C 葡萄胎术后常规避孕 2 年，宜选安全套避孕。因为宫内节育器易混淆出血原因，含雌激素的药物可刺激滋养细胞生长。

5. E 根据中国疫苗接种规划，一名刚满周岁的儿童此时应接种乙脑疫苗。乙脑是一种由乙脑病毒引起的脑部疾病，对儿童的危害较大。因此，在儿童满周岁时，应接种乙脑疫苗来提供保护。其他选项中，乙肝疫苗在出生后立即接种，卡介苗在出生后数周内接种，百白破疫苗在 2 个月龄时开始接种，麻疹疫苗一般在 8 月龄时接种。

6. B 苯丙酮尿症是一种遗传代谢性疾病，由于酪氨酸、异亮氨酸和缬氨酸的代谢障碍导致苯丙酮酸积聚，引起严重的神经系统损害。在苯丙酮尿症患者中，神经系统最为突出的临床表现是智能发育落后。患者的智力发育受到严重影响，表现为智商低下、学习困难等。其他选项中，特殊面容、行为异常、癫痫发作和生长发育迟缓也可见于苯丙酮尿症患者，但智能发育落后是最为突出和典型的表现。

7. C 水痘出疹的特点是皮疹呈离心性分布，即从中心向四周扩散。其他选项的描述与水痘出疹的特点不符。

8. E 在缺铁性贫血的治疗中，铁剂通常需要持续服用一段时间来纠正缺铁状态和恢复正常的血红蛋白水平。一般情况下，当血红蛋白恢复到正常范围后，仍需要继续服用铁剂 6~8 周，以确保铁储备得到充分补充并稳定。这样可以防止缺铁再次发生，同时确保血红蛋白水平的持续稳定。具体情况需要根据医生的具体建议和处方来确定铁剂的使用时间和剂量。

9. E 根据患者的症状和体检所述的表现，左下肢短缩 2cm、极度外旋畸形，最可能的诊断是髋关节后脱位。髋关节后脱位常常导致下肢外旋和短缩，而其他选项不太可能出现这些特点。股骨颈骨折通常会导致疼痛和行走困难，不会出现明显的外旋畸形和下肢短缩。股骨转子间骨折通常会引起股骨周围疼痛和肌肉功能障碍，不会出现明显的外旋畸形和下肢短缩。髋关节前脱位通常会导致疼痛和行走困难，不会出现明显的外旋畸形和下肢短缩。骨盆骨折通常会引起盆部疼痛和行走困难，不会出现明显的外旋畸形和下肢短缩。

10. A 前列腺癌最准确的诊断方法是穿刺活检。穿刺活检是通过取得前列腺组织样本，并进行病理学检查来确定是否存在癌细胞。这是目前确诊前列腺癌最可靠的方法。

11. B 血栓闭塞性脉管炎的主要特征是游走性血栓性浅静脉炎，表现为多发的浅静脉血栓形成，可导致肢体疼痛、肿胀和溃疡。

12. E 对于10个月大的患有腹股沟疝的婴儿，一般的处理方式是暂不手术。腹股沟疝在婴儿时期比较常见，大多数情况下可以自行闭合。因为婴儿的腹股沟环较大，腹股沟疝囊内的肠道可以自由进出，不会引发严重的并发症。而且，在婴儿时期手术可能带来许多风险和并发症。需定期复查和观察疝囊的大小和症状变化，如果出现疝囊梗阻、肠套叠等并发症或疝囊无法自行回缩时，则考虑手术治疗。所以，E选项"暂不手术"是最合适的处理方式。其他选项中，尽早手术、择期手术、限期手术和紧急手术都不适用于10个月大的婴儿腹股沟疝的处理。

13. C 0.1%苯扎溴铵是一种常用的皮肤消毒剂，适用于婴儿、面部皮肤以及外生殖器等部位的消毒。

14. E 系统性红斑狼疮是一种自身免疫性疾病，目前尚无治愈该病的方法，治疗的主要目标是减轻和缓解症状，控制疾病的活动性，预防和减少疾病的复发。

15. B 急性尿路梗阻是临床上最常见的诱发肾后性急性肾功能衰竭的原因。

16. B 硫脲类抗甲状腺药物的作用主要是抑制新的甲状腺激素合成，主要在于抑制碘化酪氨酸的过程，对已经合成的甲状腺激素是没有效果的。

17. A 肺通气指的是气体经过气管及肺泡进出肺的过程，肺通气的原动力是呼吸肌的收缩和舒张。

18. C 动脉粥样硬化是一种慢性、进行性的血管病变，最常发生于冠状动脉。冠状动脉是心脏供血的主要血管，当冠状动脉发生动脉粥样硬化时，会导致冠状动脉狭窄或阻塞，从而引起心肌缺血、心绞痛和心肌梗死等病变。

19. D 椎管内麻醉（腰麻或硬膜外麻醉）是一种通过将麻醉药物注入脊髓周围空间来实现麻醉效果的方法。在进行椎管内麻醉前，常常需要应用阿托品来抑制迷走神经反射。迷走神经反射是指迷走神经（第X对脑神经）兴奋引起的一系列生理反应，包括心率减慢、血压下降、呕吐等。椎管内麻醉药物的使用会对迷走神经产生兴奋作用，从而引发迷走神经反射。为了预防和减轻这些不良反应，常常在椎管内麻醉前使用阿托品，通过抑制迷走神经的兴奋，达到平衡自主神经系统的效果。

20. B 胃、十二指肠溃疡的病理生理基础是胃酸分泌过多。胃酸分泌过多会导致胃内酸性环境增强，损伤胃黏膜的屏障功能，从而使其易受到胃酸和胃液的腐蚀和刺激，形成溃疡。胃酸分泌过多可以由多种原因引起，包括胃酸分泌的调节异常、幽门螺杆菌（HP）感染、应激和药物等因素。但在胃、十二指肠溃疡的发病机制中，胃酸分泌过多是最主要的因素。其他选项中，如饮食不调、胃黏膜屏障破坏、精神过于紧张和HP感染，虽然也可能与溃疡发生有关，但不是其主要的病理生理基础。

21. B 脑震荡是一种短暂的脑功能障碍，多由于头部受到外力冲击而引起，导致脑组织短暂的功能紊乱。原发性昏迷时间短暂且少有神经系统阳性体征是脑震荡的典型表现。

22. A 慢性硬膜下血肿是头部外伤后数周至数月内出现的一种颅内血肿。在 CT 扫描上，慢性硬膜下血肿呈现为颅内新月形低密度影，这是由于血液在硬膜下腔中慢慢积聚和吸收所致。

23. C 急性硬膜外血肿在伤后 24 小时的 CT 扫描上呈现为颅内梭形高密度影，这是由于血液在硬膜外腔中聚集而形成的。

24. D 脑挫裂伤是一种严重的颅脑损伤，常常伴随头部外伤后的昏迷状态。原发性昏迷时间较长且腰穿抽取的脑脊液呈血性是脑挫裂伤的典型表现。

25. C 中间清醒期是指头部外伤后，患者在短暂的昏迷后突然恢复清醒，并表现出正常的意识状态。这是由于急性硬膜外血肿在头部外伤后血液聚集的过程中，造成的颅内压力增高，导致脑组织受压受损，患者出现短暂的昏迷，然后由于血液压力停止，脑组织得以暂时解压，患者恢复清醒。但随着血肿的继续扩大，再次压迫脑组织，患者会再次进入昏迷状态。

26. B 昏睡：是较嗜睡更深的意识障碍，表现为意识范围明显缩小，精神活动极迟钝，对较强刺激有反应。不易唤醒，醒时睁眼，但缺乏表情，对反复问话仅作简单回答，回答时含混不清，常答非所问，各种反射活动存在。

27. A 嗜睡：是程度最浅的一种意识障碍，患者经常处于睡眠状态，给予较轻微的刺激即可被唤醒，醒后意识活动接近正常，但对周围环境的鉴别能力较差，反应迟钝，刺激停止后很快入睡。

28. E 深昏迷：随意活动完全消失，对各种刺激皆无反应，各种生理反射消失，可有呼吸不规则、血压下降、大小便失禁、全身肌肉松弛以及去大脑强直等。

29. C 浅昏迷：随意活动消失，对疼痛刺激有反应，各种生理反射（吞咽、咳嗽、角膜反射、瞳孔对光反应等）存在，体温、脉搏、呼吸多无明显改变，可伴谵妄或躁动。

30. D 中昏迷是指意识丧失程度更深的状态，患者对外界刺激的反应非常少或没有。在中昏迷状态下，四肢通常完全处于瘫痪状态，疼痛感觉可能会消失。

31. D 桡神经浅支是桡神经的一个分支，主要供应手背的皮肤和指肌肉。当桡神经浅支损伤时，主要表现为手背和腕背区域的感觉减退或丧失，但不会影响手指的运动功能。因此，损伤桡神经浅支不会导致腕下垂和掌指关节不能主动伸直，拇指不能外展的症状。

32. C 桡神经深支是桡神经的一个分支，主要供应前臂和手部的肌肉。当桡神经深支损伤时，会导致腕下垂，即手腕无法主动背屈。同时，桡神经深支还供应拇指外展肌和掌指关节伸肌，因此损伤会导致掌指关节不能主动伸直，拇指不能外展。

33. A 畸胎瘤是一种起源于胚胎组织的肿瘤，其中包含多种细胞类型，如骨骼、毛发、牙齿、脂肪等。因此，瘤体内含有骨骼及毛发的肿瘤最可能是畸胎瘤。畸胎瘤可以发生在多个部位，如卵巢、睾丸、中线纵隔等。

34. B 后纵隔是位于胸腔中的一个解剖区域，包含了许多结构，包括神经、血管、淋巴结等。在后纵隔中，神经源性肿瘤是最常见的肿瘤类型，如神经鞘瘤和神经纤维瘤等。

35. B 神经源性肿瘤是起源于神经

组织的肿瘤，包括神经鞘瘤和神经纤维瘤等。根据题目提到的肿大影位于胸腔第6胸椎旁，最有可能是神经源性肿瘤。

36. ABCDE 过敏性紫癜局限于四肢，尤其是下肢及臀部，躯干极少累及。紫癜常成批反复发生、对称分布，可同时伴发皮肤水肿、荨麻疹。过敏性紫癜的紫癜初呈深红色，按之不褪色，这是由紫癜形成时血管壁发生炎症反应导致的。过敏性紫癜的紫癜可以融合成片形成瘀斑，数日内逐渐变成紫色、黄褐色、淡黄色，这是紫癜的典型演变过程。

37. ABCDE 为了防止心搏骤停后缺氧性脑损伤所采取的措施称为脑复苏。脑复苏的主要任务是改善脑的氧供需平衡，防止脑水肿和颅内压升高，减轻或避免脑组织再灌注损伤，恢复脑细胞功能。主要的脑复苏方法有：低温治疗，改善脑血流灌注，药物治疗。低温治疗是脑复苏综合治疗的重要组成部分。因为低温可使脑细胞的氧需量降低，从而维持脑的氧供需平衡，有利于脑细胞功能的恢复。临床常用的防治急性脑水肿和降低颅内压的措施包括脱水利尿。肾上腺皮质激素可预防神经胶质细胞的水肿，降低颅内压，有利于保护脑组织。肌肉松弛减少肌肉氧耗，同等情况下增加重要组织如脑组织的氧耗，有利于脑组织的保护。在颅内压增高的情况下，过度通气可降低颅内压而暂时性地抑制脑疝形成。

38. ABCD 连续性心脏杂音是指在心脏收缩和舒张期都能听到的持续性杂音。A项，动脉导管未闭（PDA）是肺动脉与主动脉之间的血管通道未关闭，导致动脉血与静脉血的连续性混合，产生连续性心脏杂音。B项，冠状动静脉瘘是冠状动脉与心脏静脉之间的异常通道，导致动脉血与静脉血的连续性混合，产

生连续性心脏杂音。C项，主动脉-左室异常通路是主动脉与左室之间的异常通道，导致动脉血与静脉血的连续性混合，产生连续性心脏杂音。D项，Valsalva窦瘤是窦房结周围的囊状扩张，破裂时导致动脉血与静脉血的连续性混合，产生连续性心脏杂音。E项，室间隔缺损+主动脉瓣关闭不全（VSD+AI）虽然可以产生杂音，但不是连续性杂音，而是收缩期杂音和舒张期杂音的组合。

39. ABD 渗出液是指胸腔、腹腔或其他腔隙中的液体，其成分在化学分析上具有一定的特征。渗出液的相对密度通常高于1.018，这是因为渗出液中含有较高浓度的溶质。渗出液的蛋白质含量通常较高，超过30g/L，这是由渗出液中存在炎症反应或病理情况导致的。渗出液中的细胞数通常较高，超过200个/μl。黏蛋白试验是一种检测胸腔积液中胸腔腺癌的方法，与渗出液的改变无直接关系，所以不符合渗出液改变的特征。胸腔积液蛋白/血清蛋白比值通常大于0.5，这是由于渗出液中的蛋白质含量较高，超过了血清中的蛋白质含量。

40. ACDE 卵巢上皮性肿瘤发病的高危因素有持续排卵、遗传和家族因素、环境因素（工业发达国家的发病率高）以及内分泌因素。

二、填空题

1. 闭经 泌乳 性功能障碍。泌乳素腺瘤是一种垂体腺瘤，可产生过多的泌乳素。泌乳素是一种调节乳腺发育和乳汁分泌的激素，但它也会对性激素的分泌产生抑制作用。因此，泌乳素腺瘤的主要临床表现通常包括：①非妊娠期乳汁分泌（泌乳）：女性患者可能出现乳腺分泌物的增多，甚至会有乳汁溢出乳头的情况。男性患者也可能出现乳汁分泌。②闭经（女性患者）：泌乳素的过度

分泌会抑制卵巢的功能，导致月经周期紊乱，最终可能导致闭经。③性功能障碍：过度分泌的泌乳素可以抑制性激素的分泌，影响性欲和性功能，导致性功能障碍，包括阳痿、性欲降低等。

2. 结石性胆囊炎 非结石性胆囊炎。结石性胆囊炎是由胆囊管梗阻和细菌感染引起的胆囊炎症。大部分患者（约95%以上）有胆囊结石，称为结石性胆囊炎。当胆囊结石阻塞了胆囊管，导致胆汁积聚和细菌繁殖，最终引起胆囊的炎症反应。然而，约5%的患者没有胆囊结石，却仍然发生胆囊炎症，这被称为非结石性胆囊炎。非结石性胆囊炎可能由其他原因引起，如胆囊管的炎症或感染，胆囊壁的损伤等。

3. 5cm 5～10cm 10cm。从外科治疗的角度分析，临床上可将直肠癌分为低位直肠癌（距齿状线5cm以内）；中位直肠癌（距齿状线5～10cm）；高位直肠癌（距齿状线10cm以上）。这种分类对直肠癌根治手术方式的选择有重要的参考价值。

4. 贯通 盲管。腹部损伤时，如果投射物在腹部穿入并穿出，形成入口和出口，被称为贯通伤。贯通伤意味着投射物在腹部穿透了身体组织，从而导致腹部内外有连续的通道形成。这种损伤可能会引起严重的内脏损伤和出血，需要紧急的医疗处理。腹部损伤时，如果有投射物在腹部产生了一个入口，但没有形成出口，被称为盲管伤。在这种情况下，投射物在腹部内部停留，没有穿透身体组织并穿出。盲管伤可能会导致内脏损伤、组织破裂和内出血等严重后果。与贯通伤不同，盲管伤在内部形成了一个封闭的空腔，可能需要手术干预来修复损伤并处理内脏损伤。

5. 声音嘶哑 发音困难。喉返神经是支配喉部肌肉的神经，它的主要功能是控制声带的张紧和松弛，从而产生声音。当一侧喉返神经损伤时，受损喉返神经支配的声带肌肉无法正常收缩和松弛，导致声带无法充分闭合和张开，从而引起声音嘶哑。而当双侧喉返神经损伤时，双侧声带肌肉无法正常工作，造成声带无法张开和闭合，从而导致发音困难或呼吸困难。严重的情况下，双侧喉返神经损伤可能会导致气道完全闭塞，引起窒息。

6. 利尿药 钙通道阻滞药 β受体阻断药 血管紧张素Ⅰ转换酶抑制药 血管紧张素Ⅱ受体阻断药。目前治疗高血压常用的5类药物包括：①利尿药：通过增加尿液排出量来降低血压，如噻嗪类利尿药、袢利尿药等。②钙通道阻滞药：通过阻断细胞膜上的钙通道，减少钙离子进入血管平滑肌和心肌细胞，从而扩张血管，降低血压，如二氢吡啶类钙通道阻滞药。③β受体阻断药：通过阻断肾上腺素β受体，减慢心率、降低心输出量和血压，如选择性 β_1 受体阻断药。④血管紧张素Ⅰ转换酶抑制药（ACEI）：通过抑制血管紧张素Ⅰ转化为血管紧张素Ⅱ，从而扩张血管，减少血管紧张素Ⅱ对血管的收缩作用，降低血压。⑤血管紧张素Ⅱ受体阻断药（ARB）：通过阻断血管紧张素Ⅱ与其受体的结合，达到降低血压的作用。这5类药物常被用于高血压的治疗，并根据患者的具体情况和病情选择合适的药物进行组合应用。

7. 手术。手术治疗是目前治疗切口疝的首选方法。手术的目的是修复腹壁缺陷，重新固定腹腔器官，恢复正常的腹壁结构和功能。手术可以采用不同的方法，如缝合修复、腹壁网修复等，具体方法根据疝的类型、大小和患者的情况来决定。

8. 头痛 出血 癫痫。脑动静脉畸形（AVM）是一种先天性异常，涉及脑部血管系统。它由异常的血管连接形成，导致动脉和静脉之间的直接连接，绕过了正常的毛细血管床。脑动静脉畸形的主要临床表现包括：①头痛：患者可能出现剧烈的头痛，尤其是在出血或血栓形成后。②出血：脑动静脉畸形容易导致脑出血。这种出血可能是突发的、严重的，并且可能导致神经功能缺陷或危及生命。③癫痫：脑动静脉畸形可以引起癫痫发作，这是由于异常的血流和神经组织的兴奋性增加所致。

9. α β θ δ。脑电波按频率可分为：①α（阿尔法）波：频率为 8～13 赫兹（Hz），通常在闭眼、放松、静息状态下出现。α 波在大脑皮层表面呈现出较为规律的波动，与大脑的放松状态和注意力不集中有关。②β（贝塔）波：频率为13～30 赫兹（Hz），通常在大脑皮层表面呈现出较快的、不规则的波动。β 波与大脑的警觉状态、专注和认知活动有关。③θ（西塔）波：频率为 4～8 赫兹（Hz），通常在睡眠、深度放松、冥想状态下出现。θ 波与潜意识、创造力和直觉等活动相关。④δ（德尔塔）波：频率为0.5～4 赫兹（Hz），通常在深度睡眠和昏迷状态下出现。δ 波与大脑的修复和恢复过程有关，也是在疾病状态下出现的波动。这 4 种脑电波在不同的脑活动状态下出现，对了解大脑的功能和状态具有重要意义。

10. 伪造 隐匿 销毁或抢夺。《医疗事故处理条例》第 9 条规定：严禁涂改、伪造、隐匿、销毁或者抢夺病历资料。

11. 高血压 低肾素血症 低血钾。原发性醛固酮增多症是一种内分泌疾病，主要由于肾上腺醛固酮分泌过多导致。高血压是该疾病最常见的临床表现，且多数病例难以控制。低肾素血症是由于醛固酮抑制了肾素的分泌，导致血液中肾素水平较低。低血钾是因为醛固酮的作用，使肾小管排钾增加，从而导致血液中钾离子的浓度下降。除了高血压、低肾素血症和低血钾外，原发性醛固酮增多症还可能伴随其他症状，如多尿、疲劳、肌无力和心律失常等。诊断原发性醛固酮增多症通常需要进行血液和尿液检查，包括醛固酮/肾素比值、24 小时尿液醛固酮测定和醛固酮负荷试验。

12. 股骨下端 胫骨上端。临床中骨肉瘤的好发部位通常有股骨下端、胫骨上端。

13. 生殖功能 内分泌功能。卵巢的功能主要有内分泌功能及生殖功能，内分泌功能主要是产生雌激素、孕激素等激素类物质，生殖功能是产生卵子，有利于正常的受孕。

14. 完全性子宫破裂 不完全性子宫破裂。子宫破裂可分为完全性子宫破裂和不完全性子宫破裂。完全性子宫破裂是指子宫壁在一定区域完全破裂，导致子宫腔与腹腔相通，使胎儿和胎盘完全进入腹腔。这种破裂通常是由于子宫壁的强力收缩和扩张不充分，或者是由于子宫壁的结构异常导致的。不完全性子宫破裂是指子宫壁在某一区域部分破裂，但并未导致子宫腔与腹腔完全相通。这种破裂通常是由于子宫壁的局部薄弱或结构异常导致的。

15. 原发型肺结核 血行播散型肺结核 继发型肺结核 结核性胸膜炎 肺外结核。我国目前采用国际通用的肺结核分型，将肺结核分为原发型肺结核、血行播散型肺结核、继发型肺结核、结核性胸膜炎、肺外结核 5 种。

三、判断题

1. ×　IgG 是唯一能通过胎盘的免疫球蛋白。

2. ×　全世界所有国家都严格禁止"克隆人"和"克隆人"的研究。

3. ×　在儿童时期患过麻疹并成功康复后，通常不会再次患麻疹。患过麻疹后，人体会产生持久的免疫力，使其对麻疹病毒产生抗体，从而在再次感染麻疹时起到免疫作用。

4. ×　宫颈癌最常见的转移途径是直接蔓延和淋巴转移，血行转移比较少见。

5. ×　胎儿下降是指胎儿头部或臀部进入盆腔，移动至子宫颈口以下的位置。这是分娩前期的一个重要阶段，通常发生在分娩前几周或几天。当胎儿下降时，产妇可能会感到腹部轻松、呼吸变得更加舒适，同时会感觉到盆腔和骨盆有压迫感或沉重感。产妇自感胎儿下降的征象不仅是产妇对自身身体变化的感知，同时也是胎儿头部进入产道的一个征兆。这表明子宫颈正在准备开放，子宫收缩将会更加有力，从而引发分娩的进程。然而，需要注意的是，产妇自感胎儿下降并不是分娩即将开始的唯一指标，也不是一定发生在分娩前。每个产妇的分娩过程可能会有所不同，其他征象如宫缩的频率和强度、宫颈扩张等也是评估分娩即将开始的重要指标。最好在有资质的医务人员的监护下进行分娩判断和决策。

6. √　脑疝是指颅内压力增高导致脑组织向颅内腔或颅外腔移位的情况。脑疝患者存在颅内压力增高的情况，腰椎穿刺可能会导致以下风险和并发症：①脑疝加重：脑疝时，脑组织已经被挤压移位，腰椎穿刺可能会引起更严重的脑疝。②脑疝的复发：腰椎穿刺可能导致脑脊液流动不畅，进而导致脑疝的复发或加重。

7. ×　前尿道损伤多见于会阴部骑跨伤所致的球部尿道损伤，伤情轻，处理也较容易。

8. √　原则上，失血量在 30% 以下时，不输全血；超过 30% 时，可输全血与浓缩红细胞各半，再配合晶体和胶体液及血浆以补充血容量。因晶体液维持血容量作用短暂，需求量大，因此应增加胶体液或血浆蛋白量比例，以维持胶体渗透压。当失血量超过 50% 且大量输入库存血时，还应及时监测某些特殊成分如清蛋白（白蛋白）、血小板及凝血因子有无缺乏，并给予补充。

9. √　血栓性血小板减少性紫癜的治疗方法首选血浆置换。

10. ×　硝酸甘油抗心绞痛的作用机制主要是通过扩张冠状动脉，从而降低冠脉循环的阻力，增加冠脉循环的血流量，改善心肌供血。另外硝酸甘油还对周围血管有扩张作用，可以减少静脉回流心脏的血量，从而降低心室的容量、减小心腔内的压力、降低心排血量及血压，减低心脏的前、后负荷以及心肌的需氧量，进而能缓解疼痛。

四、名词解释

1. 膀胱原位癌：是指已发生癌变的细胞波及上皮的全层，但尚未浸润到基底膜以外者。原位癌可发生在尿路上皮的任何部位，属于早期癌变，具有潜在侵袭性。

2. 心肌缺血再灌注损伤：缺血心脏恢复血供后，心肌缺血性损伤在一定程度上和一段时间内将有所加重或出现新的病变，严重时可导致心肌细胞的不可逆损伤。

3. Pancoast 肿瘤：又称肺尖肿瘤综合征，是指因肺尖部的肿瘤浸润、压迫而引起上肢顽固性疼痛和同侧 Horner 综合征的一组病症。

4. 自发性蛛网膜下腔出血：是指多种原因引起的脑血管突然破裂，血液流至蛛网膜下腔而引起的综合征。

5. 医疗风险：是指存在于整个医疗服务过程中，可能会导致损害或伤残事件的不确定风险，以及可能发生的一切不安全事情。

五、简答题

1. 胸腔穿刺术的并发症：气胸，出血甚至血胸，肝脏等腹腔脏器损伤，膈肌损伤，胸腔内感染以及复张性肺水肿。

2. 清创缝合术中缝合的注意事项：①无菌操作。②缝合时进针、出针同皮肤尽量垂直。皮肤要对合，不可有歪斜和皱襞，缝针刺入点与刺出点要与创缘距离相等。防止内翻或外翻，缝线打结在创口的一侧。③缝合层次清晰。④缝合时针距与边距适宜：针距通常为 1.0～1.5cm，边距 0.5～1.0cm。⑤缝合后创口松紧适宜。

3. 急性肾小球肾炎产生全身性水肿的机制：发生急性肾小球肾炎时，因肾小球毛细血管内皮细胞与系膜细胞发生肿胀和增生、炎性细胞渗出、纤维蛋白的堆积和充塞囊腔，导致管腔变窄，造成肾小球钠水滤过量显著下降，导致钠水潴留而出现全身性水肿。

4. 肝脏疾病患者出现蜘蛛痣的原因：蜘蛛痣为肝功能衰竭的警示灯，蜘蛛痣常见于急、慢性肝炎或肝硬化。正常情况下，雌激素在肝内同葡萄糖醛酸结合，灭活后从尿和胆汁排出。出现肝病时，肝脏对雌激素的灭活能力降低，体内雌激素水平升高，扩张小动脉，出现蜘蛛状血管痣。

5. 大量出汗、严重呕吐及腹泻时，因水分丢失过多，血浆晶体渗透压上升，刺激血浆晶体渗透压感受器，导致神经垂体合成、抗利尿激素（ADH）增加。远曲小管、集合管对水的通透性增加，对水的重吸收增加，导致尿量减少。

6. 风湿性二尖瓣狭窄的手术适应证：①二尖瓣狭窄中度至重度，并伴有逐渐加重的呼吸困难和其他心力衰竭症状，或者肺动脉压力逐渐升高，这时候需要考虑进行手术治疗。②如果二尖瓣存在严重的器质性损害，如纤维化、钙化和畸形等，也需要考虑手术治疗。③如果患者同时患有二尖瓣狭窄和明显的二尖瓣关闭不全，在手术之前应该控制好风湿活动。在风湿活动发作期间，不宜进行手术。此外，如果患者存在严重的肺动脉高压，手术的风险会明显增加。因此，最好在没有严重肺动脉高压的情况下进行手术治疗。

7. 低血容量性休克是体内或血管内大量丢失血液、体液等引起有效血容量急剧减少所致的血压降低和微循环障碍。低血容量性休克的常见病因包括：（1）失血性休克：由于大量失血，迅速引起有效循环血量锐减而导致周围循环衰竭的一种综合征。一般 15 分钟内失血少于全血量的 10% 时，机体可代偿；如果快速失血量超过全血量的 20% 左右时，即可造成休克。（2）烧伤性休克：大面积烧伤伴有血浆大量丢失时，可导致烧伤性休克。休克早期同疼痛及低血容量有关，晚期可继发感染，发展为感染性休克。（3）创伤性休克：发生与疼痛和失血有关。

8. 脑室持续引流的适应证及其应用中的注意事项：（1）适应证：①通过脑室手术或脑室内肿瘤切除，术后应引流 3～5 天者。②脑室内出血或者脑出血破入脑室不宜手术者。③开颅术或脊膜膨出修补术后脑脊液漏者。④颅后窝肿瘤病情严重（脑疝），需改善病情，为手术创造条件者。⑤脑室系统内脑脊液循环通路梗阻者。（2）注意事项：①严格遵守无菌操作。放置脑室引流管时应位置准确、深度适中并固定好，以免脱出，并保持通畅。②预防感染，常规应用抗生素，每天更换引流瓶。③引流管通常高于脑室平面10～15 cm，并注意引流液色泽变化，记录每天的引流量。宜根据患者颅内压高低来选择高、中、低压型引流管。④引流时间通常不宜超过1～2周。⑤停止引流前可夹闭观察24～48小时，若颅内压仍高，可改行分流术。⑥要始终观察病情变化。主张采用闭式持续性控制性脑室外引流装置。

9. 医院获得性肺炎（HAP）又称为院内感染性肺炎，指的是患者入院时不存在，也不处于感染潜伏期，在入院48小时后于医院内（包括老年护理院、康复院等）发生的肺炎。感染病原菌与机体状态有关。对于无感染高危因素患者，常见病原体依次有肺炎链球菌、流感嗜血杆菌、金黄色葡萄球菌、大肠埃希菌、肺炎克雷伯菌以及不动杆菌等；有感染高危因素者的常见病原体为铜绿假单胞菌、肠杆菌属以及金黄色葡萄球菌等。

10. 骨折的并发症：（1）早期并发症：休克；脂肪栓塞综合征；骨筋膜室综合征；重要内脏器官如肝、脾、肺、膀胱、尿道、直肠等损伤；重要血管如动、静脉，胫后动、静脉，腘动、静脉等损伤；重要周围神经如腓总神经、桡神经等损伤；脊髓损伤。（2）晚期并发症：坠积性肺炎；压疮；深静脉血栓形成；感染；创伤性关节炎；损伤性骨化；关节僵硬；骨萎缩；缺血性骨坏死；缺血性肌挛缩。